DETLEF SOOST

BE
DEIN STARKER KÖRPER
YOUR
DEIN KLARER KOPF
BEST
DEIN HAMMERLEBEN

INHALT

Wusstest du ...   4

Mach das Beste aus dir!   6

Dein Kopf macht deinen Körper   8
Der Weg zu deinem besten Ich   14

Deine Basic-Übungen   44

Alles, was du für dein Training wissen musst   46
Beine & Po   50
Rücken & Schultern   68
Brust & oberer Rücken   88
Bauch & Core   100
Unterer Rücken   132
Arme   142

Deine Work-outs 152

Einsteiger: Woche 1 bis 3 156

Advanced: Woche 4 bis 6 162

Professionals: Woche 7 bis 9 166

Core-Work-out 168

Bauch-Beine-Po-Work-out 170

Sixpack-Work-out 176

Oberkörper-Work-out 180

Danke 187

Alle Übungen auf einen Blick 188

Buchempfehlungen, die weiterhelfen 189

WUSSTEST DU...

... dass es nur zwei Dinge in deinem Leben gibt, die darüber entscheiden, ob du das bekommst, was du dir wünschst? **Es sind deine Gedanken und deine Handlungen.**

Deswegen sind **dein Kopf und dein Körper** so wichtig: In deinem Kopf entwickelst du die Gedanken, die du mit deinem Körper ausführst, um all deine Ziele zu erreichen.

Dein klarer Kopf und dein starker Körper formen **deine Erfolge, dein Glück und damit dein Leben.** Und der einzige Mensch, der deinen Kopf klar und deinen Körper stark machen kann, bist **DU SELBST** – niemand sonst.

Das ist eine **unglaubliche Chance** und ich möchte dir nun helfen, sie zu nutzen.

Viel Spaß und vor allem viel Erfolg

wünscht dir dein

Detlef

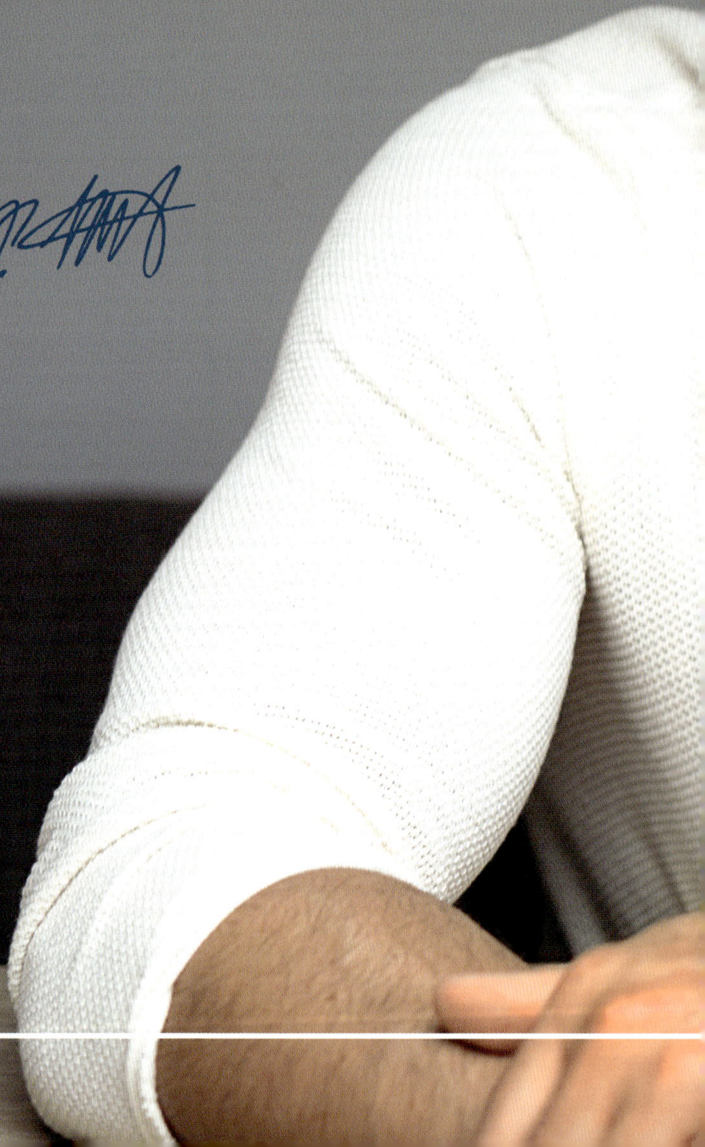

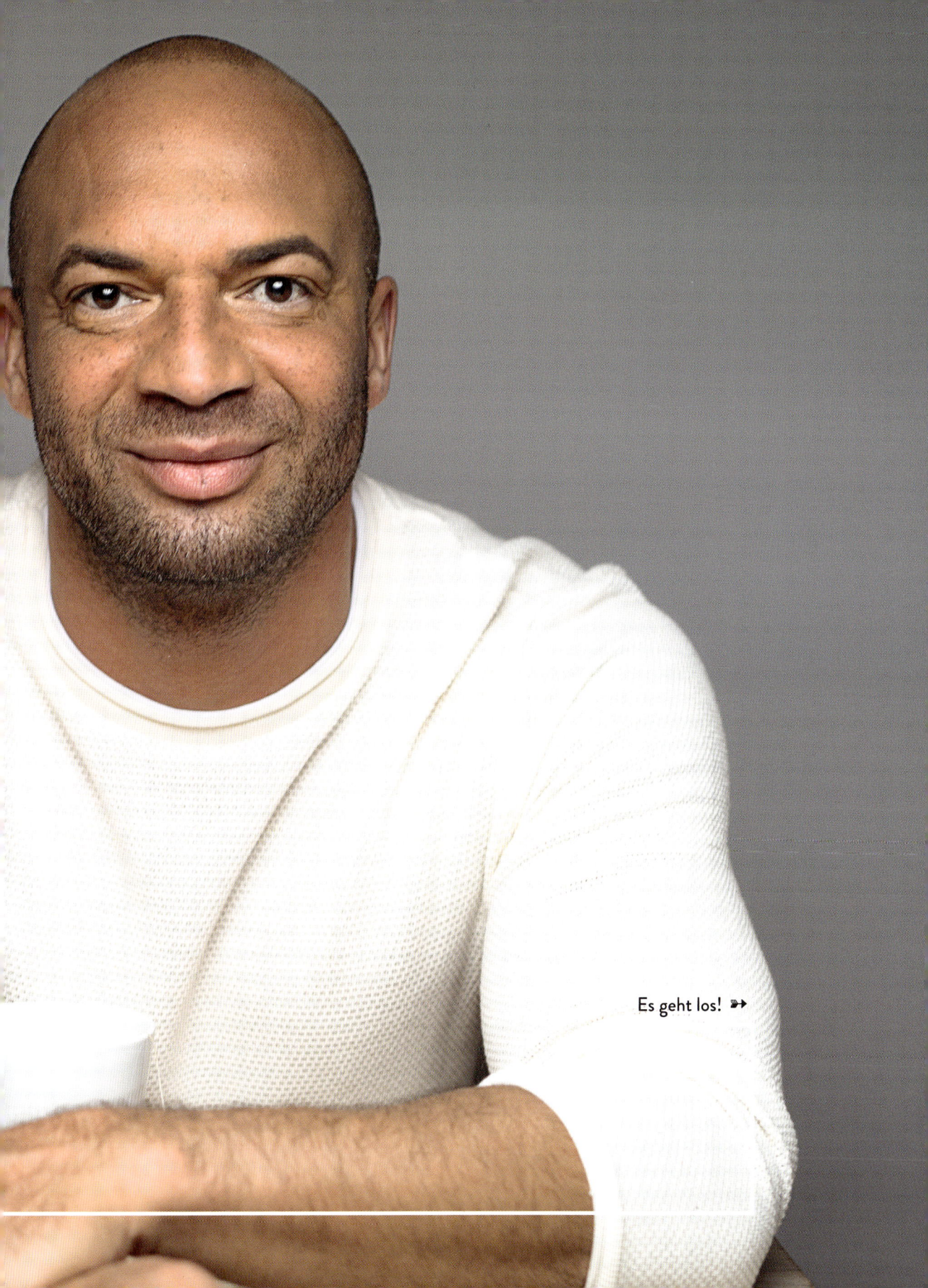

Es geht los! ▶▶

MACH DAS BESTE AUS DIR!

Mit diesem Buch hast du den ultimativen Guide zu deinem Hammerleben in der Hand. Wie das funktioniert? Ganz einfach: Ich zeige dir, wie du mit meinem ganzheitlichen Übungskonzept aus mentalem und körperlichem Training so arbeiten kannst, dass du auf allen Ebenen das Beste aus dir herausholst. **Denn nur das Beste ist gut genug für dich und dieses Leben!**

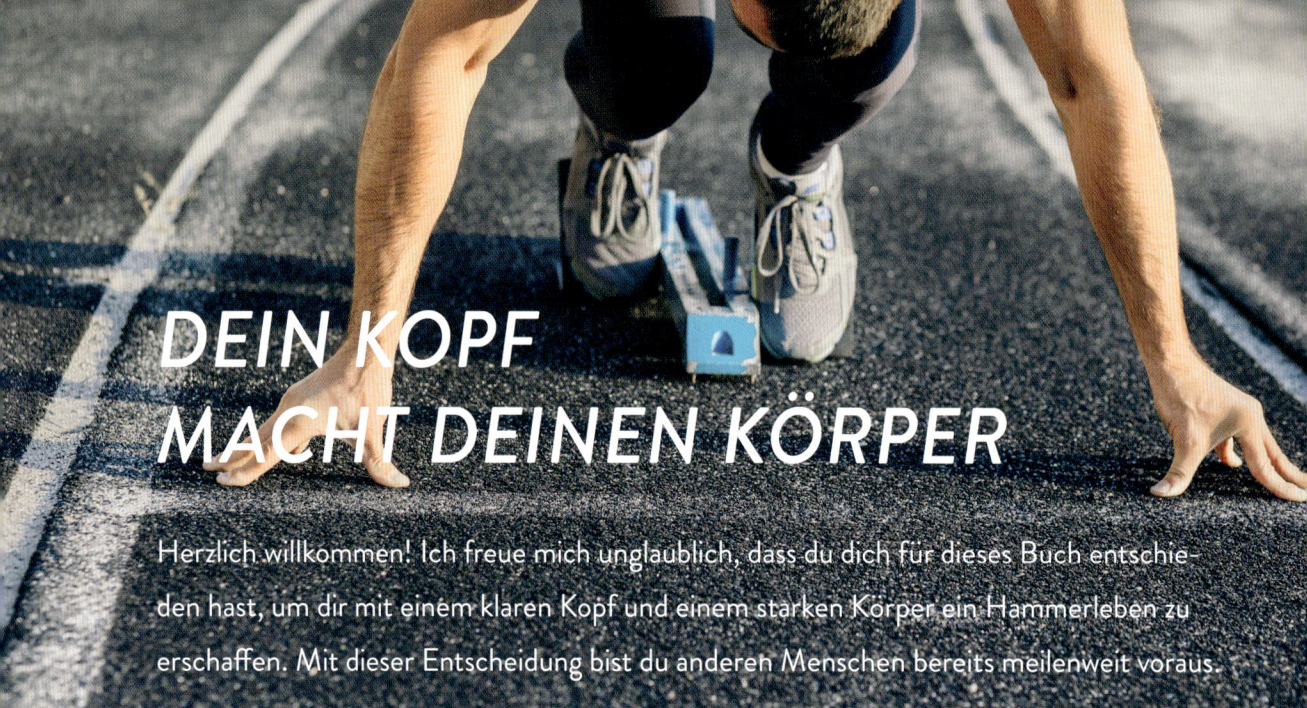

DEIN KOPF MACHT DEINEN KÖRPER

Herzlich willkommen! Ich freue mich unglaublich, dass du dich für dieses Buch entschieden hast, um dir mit einem klaren Kopf und einem starken Körper ein Hammerleben zu erschaffen. Mit dieser Entscheidung bist du anderen Menschen bereits meilenweit voraus.

Es ist dein Leben!

Viele Menschen reden immer nur davon, ihr Leben ändern zu wollen, aber sie handeln nicht entsprechend. Deswegen möchte ich dir an dieser Stelle gratulieren, denn mit deiner Entscheidung für dieses Buch hast du gleichzeitig auch entschieden, wirklich aktiv zu werden und dein Leben und deinen Körper nicht dem Zufall zu überlassen.

»Du, – und nur du allein – hast dein Leben in der Hand.«

Eine wichtige Sache möchte ich dir direkt ganz zu Anfang klarmachen:
Es gibt nur einen einzigen Menschen, der für das verantwortlich ist, was in deinem Leben passiert … und das ist der Mensch, den du jedes Mal siehst, wenn du in den Spiegel schaust. Auch ich musste diese Erkenntnis erst im Lauf meines Lebens entwickeln. Letztlich hat sie dafür gesorgt, dass ich nun das Leben habe, von dem ich früher immer geträumt habe.

Meine Geschichte

Wie du vielleicht weißt, hatte ich nicht immer das Leben, das ich heute habe. Meine Mutter ist früh gestorben, ich wuchs in einem Heim in der DDR auf und schon in jungen Jahren hatte ich jede Menge Schulden. Damals sah es nicht so aus, als könnte ich aus meinem Leben noch etwas machen. Aber irgendwann kam der Punkt, an dem ich mich entschied, dass es so nicht weitergehen konnte, und ab dem ich mein Leben immens veränderte.

Heute bin ich Tänzer und Choreograf, Unternehmer und ein glücklicher Familienvater. Ich habe also in meinem Leben meine Entscheidung zur Veränderung umgesetzt und dabei möchte ich jetzt auch anderen Menschen helfen.

Mit Fleiß, Ausdauer und Disziplin ist alles möglich – auch für dich. Wenn ich es mit meinem schwierigen Hintergrund geschafft habe, meinem Leben eine neue Richtung zu geben, dann schaffst du das auch!

Wie lautet deine Geschichte?

Wie du dir sicher vorstellen kannst, habe ich in den fast zwei Jahrzehnten meiner Karriere mit den unterschiedlichsten Menschen gesprochen und zusammengearbeitet, doch eine Sache hatten die meisten von ihnen gemeinsam: den Willen, etwas in ihrem Leben oder an ihrem Körper ändern zu wollen.

> *»Du selbst bist der wertvollste Mensch in deinem Leben.«*

Dies ist wie ein roter Faden, der sich durch das Leben fast aller Menschen zieht – und zwar unabhängig von ihrem Geschlecht oder Alter. Ich bin mir sicher, dass es auch in deinem Leben Dinge und Bereiche gibt, die du verändern möchtest, weil du jeden Tag merkst (bewusst oder auch unbewusst), dass du noch viel mehr erreichen kannst und möchtest.

Dieses Buch ist deine Chance, aktiv die Veränderungen anzustoßen und umzusetzen, die deinen Körper stark, deinen Kopf klar und dein Leben zu deinem ganz individuellen Erfolgserlebnis machen.

Das Erfolgsgeheimnis für deinen Wunschkörper

Die meisten Menschen, die mich ansprechen, möchten etwas an ihrem eigenen Körper ändern. Dieser Wunsch ist absolut nachvollziehbar, denn wenn du dich wohl in deinem Körper fühlst, fühlst du dich auch wohl in deinem Leben. Viele Menschen gehen die Sache allerdings schon von Beginn an falsch an. Sie überlegen, was sie essen, wie sie sich bewegen und auf was sie am besten verzichten sollen. Diese Überlegungen sind zwar nicht falsch, aber sie sind nicht alles.

Erfolg beginnt im Kopf!

Wenn du dir wirklich den Körper aufbauen möchtest, den du dir wünschst, dann musst du an einer anderen Stelle ansetzen: **in deinem Kopf**.

Die amerikanische Neurowissenschaftlerin Candace Pert fand beispielsweise heraus, dass unser Denken nicht nur in unserem Kopf verankert ist, sondern in unserem Körper über sogenannte Signalmoleküle verteilt wird. Diese senden Informationen aus dem

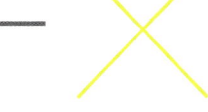

DEINE WÜNSCHE, DEINE ZIELE

Sie zu erkennen, ist der erste Schritt.

Du möchtest endlich abnehmen?

Du möchtest besser aussehen?

Du möchtest energiegeladener sein?

Vielleicht möchtest du aber auch Veränderungen in anderen Bereichen deines Lebens hervorrufen, zum Beispiel in deinem Beruf, in deinen Finanzen oder in deinen Beziehungen zu anderen Menschen?

Organismus an unser Gehirn. Umgekehrt kann jenes Informationen in andere Bereiche schicken. Es besteht ein permanenter Austausch zwischen deiner Steuerzentrale im Kopf und deinem restlichen Körper.

Dein Gehirn steuert

Etwas wissenschaftlicher ausgedrückt heißt das: Bewegungen, Gedanken und Gefühle sind das Ergebnis elektrischer Impulse, mittels derer unsere Nervenzellen miteinander kommunizieren. Stell dir einfach dein Gehirn als Puppenspieler vor und deinen Körper als die Puppe, die dazugehört. Nur durch die Impulse und Signale, die dein Gehirn aussendet, werden deine Gedanken, deine Emotionen und deine Bewegungen in Gang gesetzt.

Dein Erfolg basiert daher immer auf deinem Denken, wirklich immer. Du wirst dein Leben und deinen Körper nur dann verändern und verbessern, wenn du dein Denken veränderst und verbesserst. Denn Erfolg basiert auf einer einfachen Formel: **Dein Denken bestimmt deine Handlungen, deine Handlungen bestimmen deine Resultate**, deine Resultate bestimmen, ob du glücklich bist oder nicht. In deinem Kopf beginnt also alles.

Alles in deiner Welt wird zweimal erschaffen: zuerst in deinem Kopf, also in deiner Fantasie, und danach in deiner echten Welt, also in deiner Realität. Was bedeutet das? Wenn du deinen Wunschkörper erreichen möchtest, dann musst du schon jetzt so denken. Du musst so fühlen und dich so verhalten, als hättest du deinen Wunschkörper schon.

Das ist enorm wichtig. Du wirst nicht abnehmen, energiegeladener oder gesünder sein, wenn du nicht sofort damit anfängst, so zu denken. Das ist von nun an deine Aufgabe – und dabei möchte ich dich unterstützen.

Dein Gehirn ist die Hardware und Software für dein Leben

Wie ein Computer besteht dein Gehirn im übertragenen Sinn aus Hardware und Software. Die Hardware beinhaltet deine Vorstellung der Realität, also deine Glaubenssätze über alle Bereiche des Lebens. Die Software hingegen enthält deine Lebensweise – also zum Beispiel deine täglichen Handlungen und Angewohnheiten.

Wenn du also langfristige Veränderungen in deinem Leben und an deinem Körper erreichen willst, dann musst du deine Hardware und die Software regelmäßig updaten, auf dem aktuellsten Stand halten, immer wieder einmal Modifizierungen vornehmen und aufeinander abstimmen.

Lautet einer deiner Glaubenssätze beispielsweise, dass du nur abnimmst, wenn du dich gesund und in Maßen ernährst, dann solltest du dich auch nur gesund und in Maßen ernähren, damit sich das Ergebnis einstellt, das du haben möchtest.

»*Stimme dein Leben und dein Handeln auf deine Ziele ab.*«

Schärfe dein Denken!

Genau darum geht es in diesem Buch. Es geht darum, eine Denkweise zu entwickeln, die zu den Handlungen führt, die dich deinem starken Körper, deinem klaren Kopf und damit deinem Hammerleben näherbringen. Da ich möchte, dass du schnell Veränderungen und Verbesserungen in deinem Leben hast (und ich denke, das möchtest du auch), ist dieses Buch auch genau darauf ausgelegt. Es enthält nicht irgendwelche langweiligen Theorien, mit denen du nichts anfangen kannst, sondern es geht ausschließlich um die Praxis.

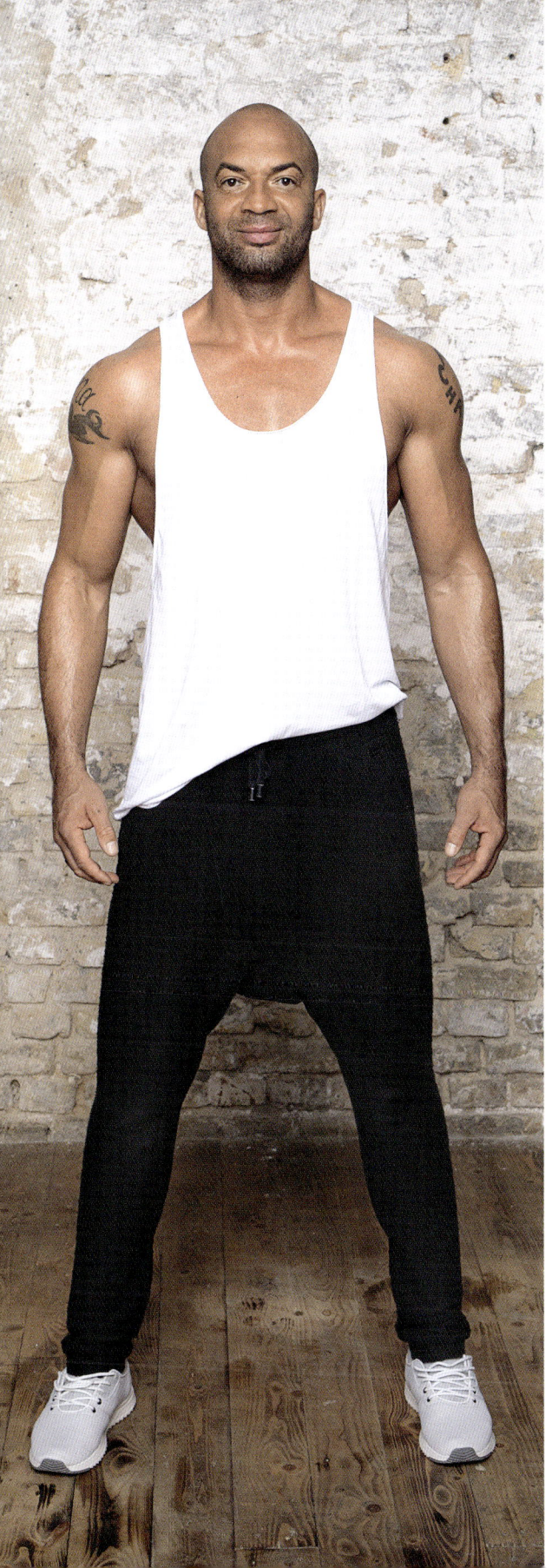

Denn wenn du dich dazu entscheidest, etwas zu verändern, und damit beginnst, Veränderungen umzusetzen, dann möchtest du die Ergebnisse daraus nicht erst in einem halben, in einem Jahr oder in zwei Jahren sehen. Du möchtest sie möglichst schnell sehen, spüren und erleben. Deswegen bekommst du in diesem Buch die wichtigsten, effektivsten und nachhaltigsten Prinzipien, die dich deinem Wunschkörper und deinem Wunschleben so schnell wie möglich näherbringen.

Es funktioniert – immer!

Und weißt du, was das Schöne daran ist? Sobald du die wichtigsten Erfolgsprinzipien einmal verstanden hast und weißt, wie sie funktionieren, kannst du sie immer wieder anwenden – dein ganzes Leben lang und in jedem Lebensbereich. Das muss nicht zwangsläufig nur dein Körper sein. Du kannst sie auch für deinen Beruf, deine Finanzen, deine Beziehungen zu anderen Menschen oder die Entwicklung deiner eigenen Persönlichkeit einsetzen. **Denn es geht in diesem Buch nicht um kurzfristigen Erfolg, sondern um einen langfristigen, dauerhaften und nachhaltigen Wandel.**

Deine Aufgabe in diesem Moment

Du hast gerade gelesen, dass dein Denken deinen Erfolg bestimmt. Und daher möchte ich dich nun bitten, offen für die Inhalte dieses Buches zu sein, positiv zu denken und motiviert unsere gemeinsame Reise anzutreten.

Ich freue mich sehr darauf, dich auf deinem Weg zu deinem Hammerleben begleiten zu dürfen, und wünsche dir schon jetzt viel Erfolg und vor allem viel Spaß dabei!

Alles Liebe,
Dein Detlef

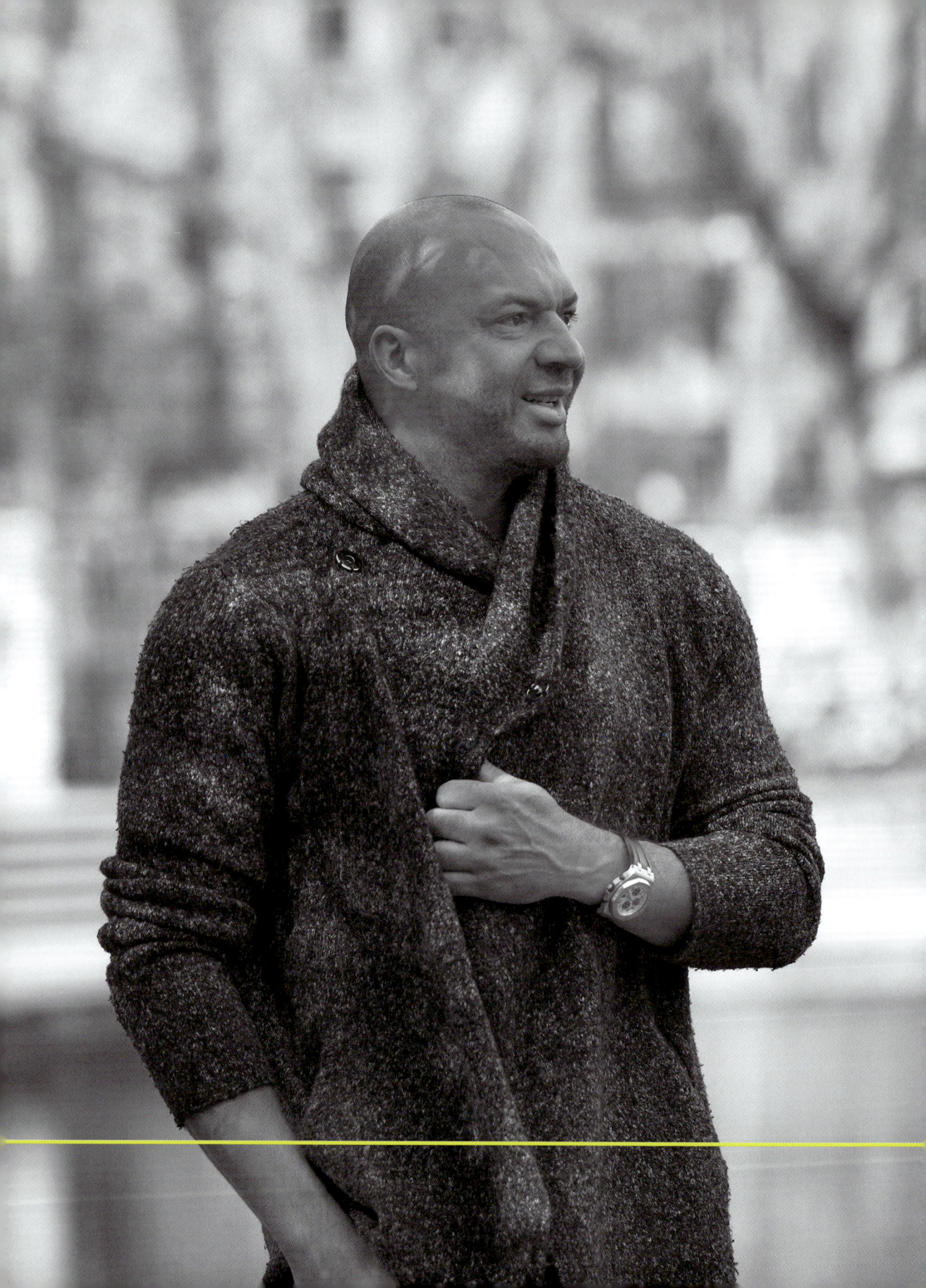

»ALLES IN DEINEM LEBEN
WIRD ZWEIMAL ERSCHAFFEN:
ZUERST IN DEINEM KOPF,
DANN MIT DEINEM KÖRPER.«

DER WEG ZU DEINEM BESTEN ICH

Dein Körper ist die Basis für alles andere. Er ist das, was deine Erfolge in anderen Bereichen erst möglich macht. Und ein starker Körper sorgt für einen klaren Kopf und für ein erfolgreiches Leben.

Was sind deine Ziele?

Doch jetzt verstehe mich bitte nicht falsch. Natürlich ist es wichtig, dass du wertvolle Charaktereigenschaften hast, deine Mitmenschen mit Respekt behandelst und Menschen nicht nur nach ihrem Aussehen oder ihrem Gewicht beurteilst! Aber:

»*Wenn du dich in deinem Körper nicht wohlfühlst, dann wirst du dich auch in deinem Leben nicht wohl fühlen.*«

Bevor du anfängst, mit diesem Buch zu arbeiten, frage dich einmal, was für dich Erfolg im körperlichen Bereich genau bedeutet. Für den einen ist es eine schlanke Figur, für den anderen ist es mehr Muskelmasse oder mehr Energie oder Gesundheit.

Denn jeder Mensch hat ein eigenes optimales inneres Bild von sich. Und genau dieses Bild werden wir beide zusammen mit diesem Buch für dich in der Realität erarbeiten.

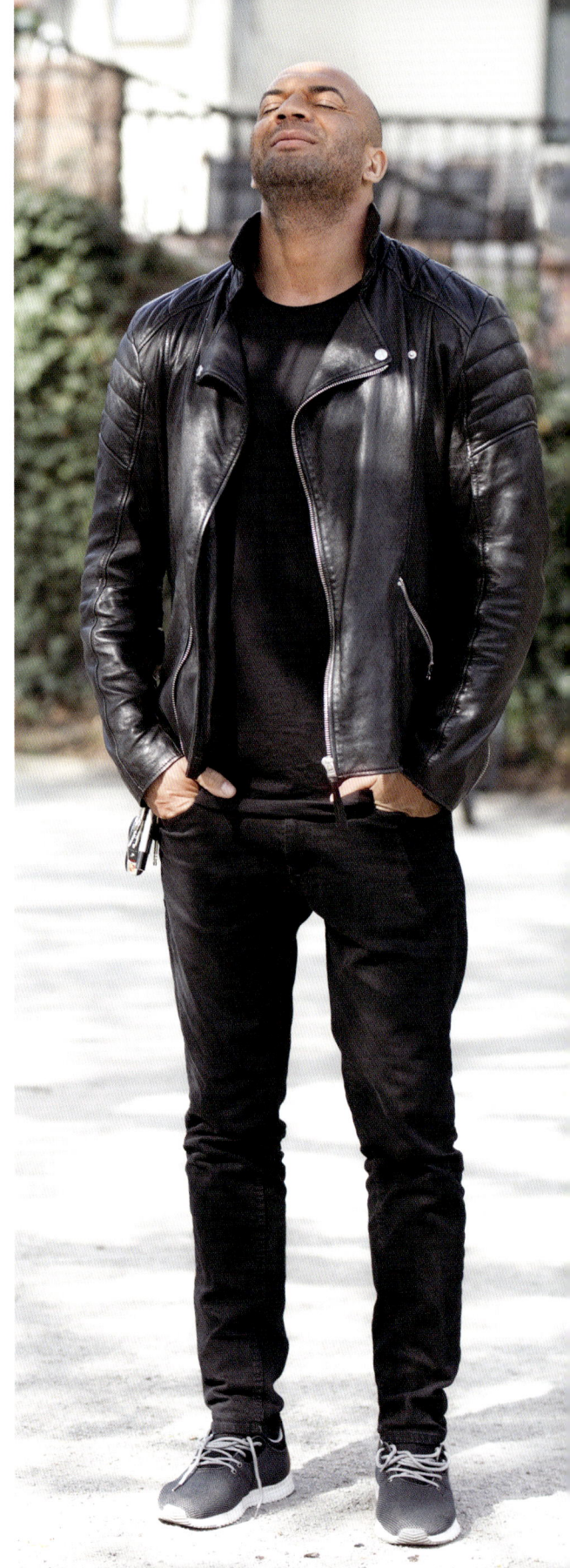

Wie du dieses Buch für dich nutzen kannst

Ich freue mich wirklich sehr, dass du mein Buch in den Händen hältst und diese Zeilen liest. Denn das gibt dir die Möglichkeit, das Beste aus deinem Leben herauszuholen – das Beste, was du dir für dich wünschst!

Ich habe mich ganz bewusst für *Be your Best* als Titel entschieden, denn er enthält genau das, worum es mir auf den nächsten Seiten für dich geht: dass du mit einem starken Körper und einem klaren Kopf alle Ziele erreichst, die du erreichen möchtest.

Ich weiß natürlich nicht, wo du gerade stehst oder in welcher Situation du bist. Und ich weiß auch nicht, was genau du an deinem Leben ändern und verbessern möchtest. Was ich aber weiß, ist, dass es ganz bestimmte Erfolgsprinzipien gibt, die die Grundlage für ein erfülltes und glückliches Leben bilden.

Bitte mache dir eine Sache bewusst: Erfolgreich zu sein, ist überhaupt nicht so schwierig, wie du vielleicht gerade noch denkst. Du musst nur wissen, auf welchen Schritten echter Erfolg basiert.

Ich möchte dich im symbolischen Sinn an die Hand nehmen und mit dir gemeinsam die fünf Schritte eines jeden Erfolgsprozesses gehen. Aus diesem Grund steht im ersten Teil dieses Buches **dein klarer Kopf** im Vordergrund. Jedem der fünf Erfolgsschritte ist dabei ein eigenes Kapitel gewidmet.

Im zweiten Teil geht es dann um **deinen starken Körper**. Ich zeige dir die effizientesten Übungen und Work-outs, mit denen du dich in Form bringst und fit machst. Dazwischen findest du immer wieder Tipps und Gedanken, die mir sehr oft geholfen haben und die auch dir helfen können.

DIE FÜNF SCHRITTE

Schritt 1: Deine Vision
Wie du dein Ziel findest, für das du brennst und das dich glücklich und erfolgreich macht (mehr dazu ab Seite 16).

Schritt 2: Dein Glaube
Wie du die Überzeugung entwickelst, dass du in der Lage bist, dieses Ziel zu erreichen (mehr dazu ab Seite 22).

Schritt 3: Deine Entscheidung
Wie du dich deinem Ziel gegenüber verpflichtest, damit Ausreden keine Chance mehr haben (mehr dazu ab Seite 26).

Schritt 4: Dein Weg
Wie du deinem Ziel immer näherkommst, auch wenn Herausforderungen und Probleme auf dich warten (mehr dazu ab Seite 32).

Schritt 5: Dein Erfolg
Wie du dein erreichtes Ziel dazu nutzen kannst, um weitere Erfolge in deinem Leben anzustoßen (mehr dazu ab Seite 38).

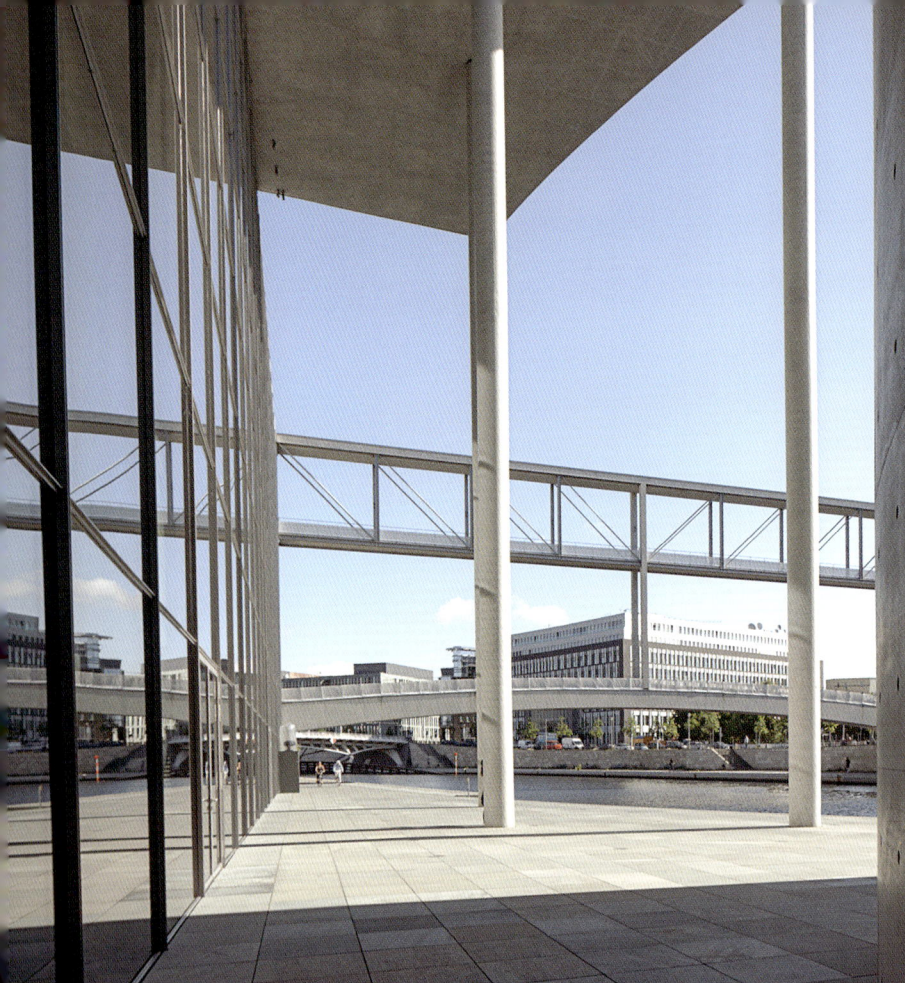

Schritt 1: Deine Vision

Jeder Erfolg beginnt mit einem Traum. Das kennst du bestimmt selber. Aber damit daraus Realität wird, sind noch einige Schritte und Handlungen erforderlich.

Für mich gibt es zwei verschiedene Formen von Träumen: einerseits solche, bei denen ich am nächsten Tag nicht mehr weiß, was geschehen ist, und solche an die ich mich nur noch bruchstückhaft erinnern kann.

Andererseits gibt es Träume, da fühlt es sich an, als hättest du es wirklich erlebt. Diese sind für mich immer – vor allem, wenn sie mit möglichen Ergebnissen verbunden sind – ein Zeichen, dass ich mich mehr mit diesem Traum und dem, was er mir eigentlich sagen will, beschäfti-

gen sollte. Danach entscheide ich auch, ob mein Traum für mich einer bleibt oder ob er zur Vision wird, die später zu einem konkreten Ziel werden kann.

Ich persönlich empfehle dir, solche Träume direkt aufzuschreiben, damit dir im Laufe des Tages die Details nicht verloren gehen.

Dein inneres Bild entscheidet

Wenn du etwas visuell vor Augen hast, wenn du es fühlst, wenn es dich den ganzen Tag und darüber hinaus begleitet, dann höre auf dein inneres Gefühl und folge dieser Vision. Denn:

»Jeder Erfolg beginnt im Kopf!«

Dein inneres Bild entscheidet!

Was nicht in deinem Kopf startet, kann in deinem Alltag und in deinem Leben nicht erfolgreich werden. Wenn du kein inneres Bild von dem hast, was du erreichen willst, brauchst du dich nicht zu wundern, wenn du irgendwo ankommst, wo du eigentlich nie hinwolltest. Alles wird zweimal erschaffen: zuerst in deinem Kopf und dann in deiner Welt.

Das bedeutet aber auch: Wenn du nur Schlechtes über dich selbst und die Welt denkst, dann kommt nur Negatives in dein Leben. Genauso andersherum: **Wenn du positiv über dich und deine Welt denkst, wird sich die Welt um dich herum zum Guten hin verändern.**

Du gestaltest dich!

Und jetzt kommt das Wichtigste: Du entscheidest jeden Morgen und jeden Moment erneut darüber, welche Gedanken du in deinen Kopf und somit in dein Leben lässt. Die gute Nachricht ist: Auch, wenn du nun feststellst, dass deine Gedanken in der Vergangenheit eher negativ waren, dann hast du ab sofort und jetzt in diesem Augenblick die Chance, dein Leben zu verändern und deine Zukunft neu zu schreiben.

»Ich werde – ich bin …«

Aber: Du musst das, was du erreichen willst, auch fühlen und entsprechend formulieren. Wenn du zum Beispiel sagst: »Ich würde so gerne erfolgreich sein«, dann ist diese Formulierung und das, was bei dir ankommt – bewusst oder unbewusst –, ganz weit voneinander entfernt und du kannst es nicht wirklich fühlen.

Wenn du es aber änderst und sagst: »Ich werde erfolgreich«, oder sogar: »Ich bin erfolgreich«, dann ist das Gefühl dazu sofort in dir. Es ist greifbar. Es ist physisch. Es ist real. Allerdings reicht das allein noch nicht.

Wie Stephen Covey in seinem Buch *Die 7 Wege zur Effektivität* erklärt, muss eine Vision anhand von fünf bestimmten Prinzipien formuliert sein:

persönlich

positiv

in der Gegenwart

visuell

emotional

Du machst deinen Traum zu deiner Vision, indem du ihn zuerst konkret formulierst und dich dann entsprechend verhältst.

Deine Vision muss groß sein

Sie sollte auf eine gewisse Art und Weise sogar unrealistisch sein. Das klingt erst einmal komisch, denn »unrealistisch« klingt so, als wäre es nicht zu schaffen. Doch gerade wenn deine Idee groß ist, wirst du auch die Kräfte mobilisieren, um diese so fantastische Vision zu erreichen. Ist sie zu klein, mobilisierst du keine Energie oder viel zu wenig. Wenn deine Vision nicht stark genug ist, dann werden die Hürden, die auf jeden Fall kommen werden, dir zu mächtig erscheinen. Sie werden dich aus der Bahn werfen, weil du durch die Größe deiner Probleme deine Vision aus den Augen verlierst. Es ist also alles eine Frage der Haltung.

Trotzdem musst du natürlich für dich feststellen: Kann ich mein inneres Bild von mir wirklich erreichen, auch wenn es ein großer Aufwand ist? Bin ich dazu grundsätzlich in der Lage – und zwar physisch und mental –, wenn ich alles dafür gebe?

Wie du dein wichtigstes Ziel festlegst

Ein Traum alleine bringt dich nicht auf den Weg. Aber ein Ziel schon, denn es ist viel mehr als ein Traum. Es geht also darum, eine Vorstellung davon zu entwickeln, wie deine großartige Vision wirklich wahr wird.
Das ist ein großer Unterschied. Dein Traum ist ein Punkt auf der Landkarte. Ein Ziel ist konkreter. Es beinhaltet schon zum größten Teil den Weg, wie du dahin kommst. Es ist der Unterschied zwischen Theorie und Praxis. **Und es kommt nur von dir selber.**

Wie ich meinen eigenen großen Traum wahr gemacht habe

Ich möchte dir ein Beispiel aus meinem eigenen Leben geben. Vor vielen Jahren habe ich davon geträumt, mit einem Sixpack auf dem Cover einer Fitnesszeitschrift zu sein. Es gab nur ein Problem: Am Morgen nach diesem Traum bin ich aufgewacht, habe mich auf die Waage gestellt und habe dort die Zahl 123 gesehen. Ich hatte 123 Kilo Körpergewicht bei einer Größe von 190 Zentimetern – und zwar größtenteils in Form von Fett.

Mein Traum und meine Realität waren also weit voneinander entfernt. Danach ist meine Vision entstanden, wie genial sich das anfühlen wird, wenn ich wirklich mit einem Sixpack auf das Cover einer Fitnesszeitschrift komme.

Daraus ist für mich dieses konkrete Ziel entstanden und ich habe mich entschieden: Ich mache das wahr. Ich ziehe das durch. Also habe ich mit dem begonnen, was dazu nötig war: Ich habe meine Ernährung umgestellt und einem gezielten Muskelaufbau mit den Übungen und Work-outs aus diesem Buch trainiert. Und ich habe meinen Traum wahr gemacht! Ich war auf dem Cover einer Fitnesszeitschrift. Das alles in einem Zeitraum von nur wenigen Monaten.

Und wenn ich mein Ziel erreicht habe, dann schaffst du das auch!

WARUM EIN ZIEL SO WICHTIG IST

Wenn du etwas Bestimmtes erreichen möchtest, dann musst du wissen, was genau das ist. Denn nur dann kannst du auch in Erfahrung bringen, was genau du tun musst, um dorthin zu kommen, wo du sein möchtest. Viele Menschen machen ihre Träume nicht wahr, weil es unklare Ideen bleiben. Aber nur, wenn du deinen Traum (also deine Gedanken) in ein Ziel (also die Realität) umwandelst, wirst du da ankommen, wo du hingehen wolltest. Ein Ziel ist also quasi der Weg von der Theorie in die Praxis.

ÜBUNG 1:
DIE ENTWICKLUNG DEINER VISION

Du hast gerade gelesen, wie wichtig es ist, eine Vision für deinen Körper und damit für dein Leben zu entwickeln. Genau das machen wir beide jetzt zusammen. Bitte stelle dir folgende Frage: »**Welche persönliche Vision möchte ich in meinem Leben umsetzen und wahr werden lassen?**«.

Dabei ist es prinzipiell völlig egal, aus welchem Lebensbereich sie stammt. Wichtig sind dabei nur zwei Dinge:

Erstens: Die Vision muss eine solche Bedeutung für dich haben, dass sie automatisch deine Motivation ist.

Zweitens: Die Vision muss anhand der fünf wichtigen Prinzipien formuliert sein, die eine gute Vision ausmachen. Du siehst sie rechts hervorgehoben.

Schreibe deine Vision mit Blick auf diese Prinzipien auf ein Blatt Papier und hänge es dir über den Schreibtisch. So ist sie immer präsent und wird verpflichtend für dich. Warum ist das so wichtig? Ganz einfach: Dein Traum kann nur dann zu deiner Vision und daraus zu deiner Realität werden, wenn du ihn konkret formulierst und dich entsprechend verhältst.

Wenn du zum Beispiel sagst: »Ich werde in sechs Monaten zehn Kilo Gewicht verlieren und zwei Kleidergrößen kleiner tragen«, dann ist das eine klare Aussage, mit der dein Kopf, dein Körper und dein Geist sich identifizieren können.

Genau dafür ist deine formulierte Vision deine ganz persönliche Handlungsanleitung!

- **persönlich:** Formuliere sie in der ersten Person, weil sie nur dadurch zu *deiner* Vision wird, also: »Ich« und »Ich werde«.

- **positiv:** Formuliere sie positiv, weil sie dich sonst nicht genügend motiviert, also: »Ich möchte genügend Zeit haben, um mindestens einmal in der Woche abends zu entspannen und Spaß zu haben.«

- **in der Gegenwart:** Formuliere sie in der Gegenwart, weil sie dann aktuell für dich ist, also: »Ich stelle von nun an meine Ernährung um, um gesünder zu leben.«

- **visuell:** Formuliere sie so, dass du dir etwas darunter vorstellen kannst, weil sie sonst keine persönliche Bedeutung für dich hat, also: »Ich sage mir jeden Abend drei Dinge, für die ich dankbar bin, um eine positive Einstellung zum Leben zu entwickeln.«

- **emotional:** Formuliere sie so, dass sie (positive) Gefühle in dir auslöst, weil diese dich zum Handeln antreiben, also: »Ich werde ein besserer Familienvater und unternehme jeden Samstag mit meinen Kindern etwas Schönes, damit ich in ihre strahlenden Augen sehe.«

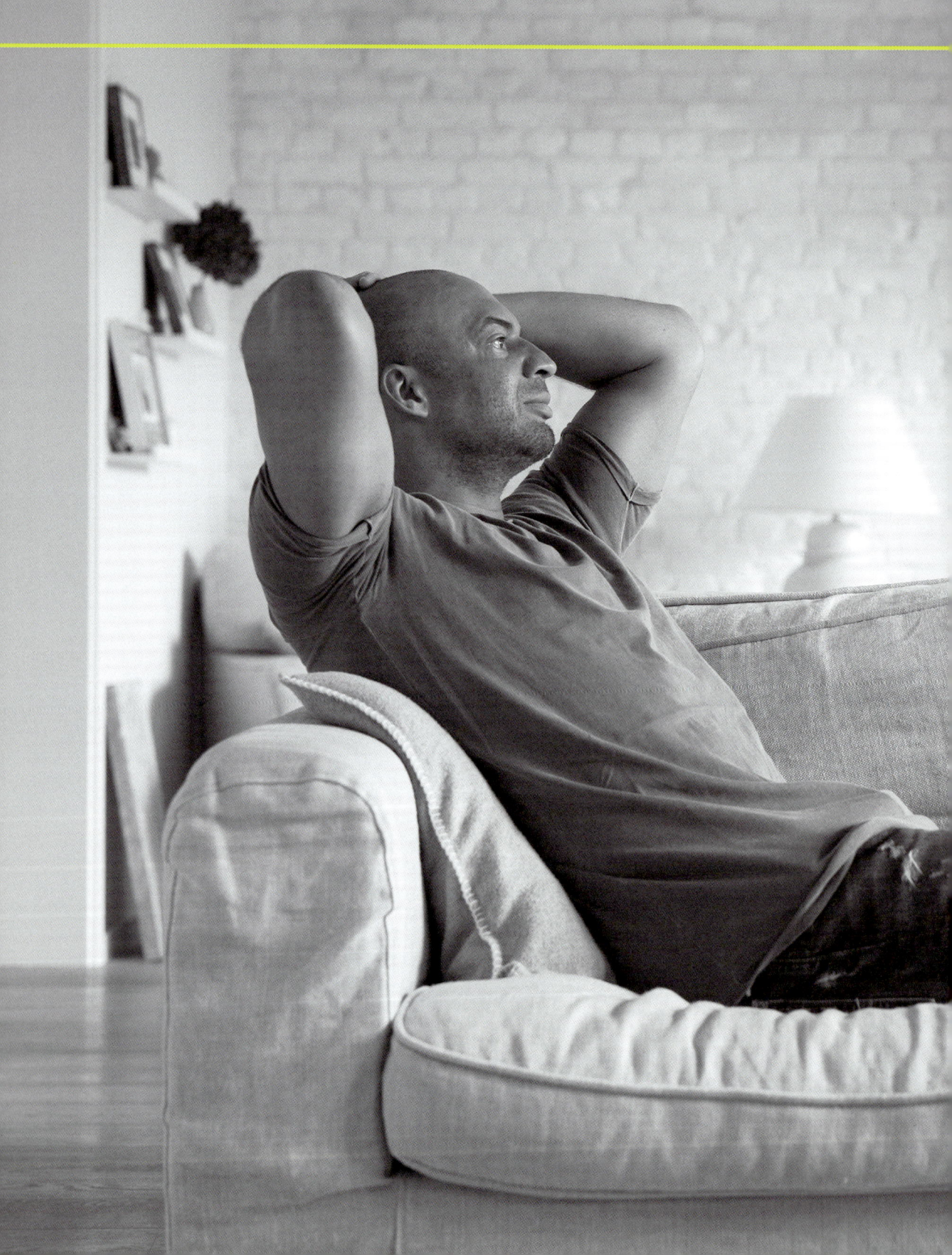

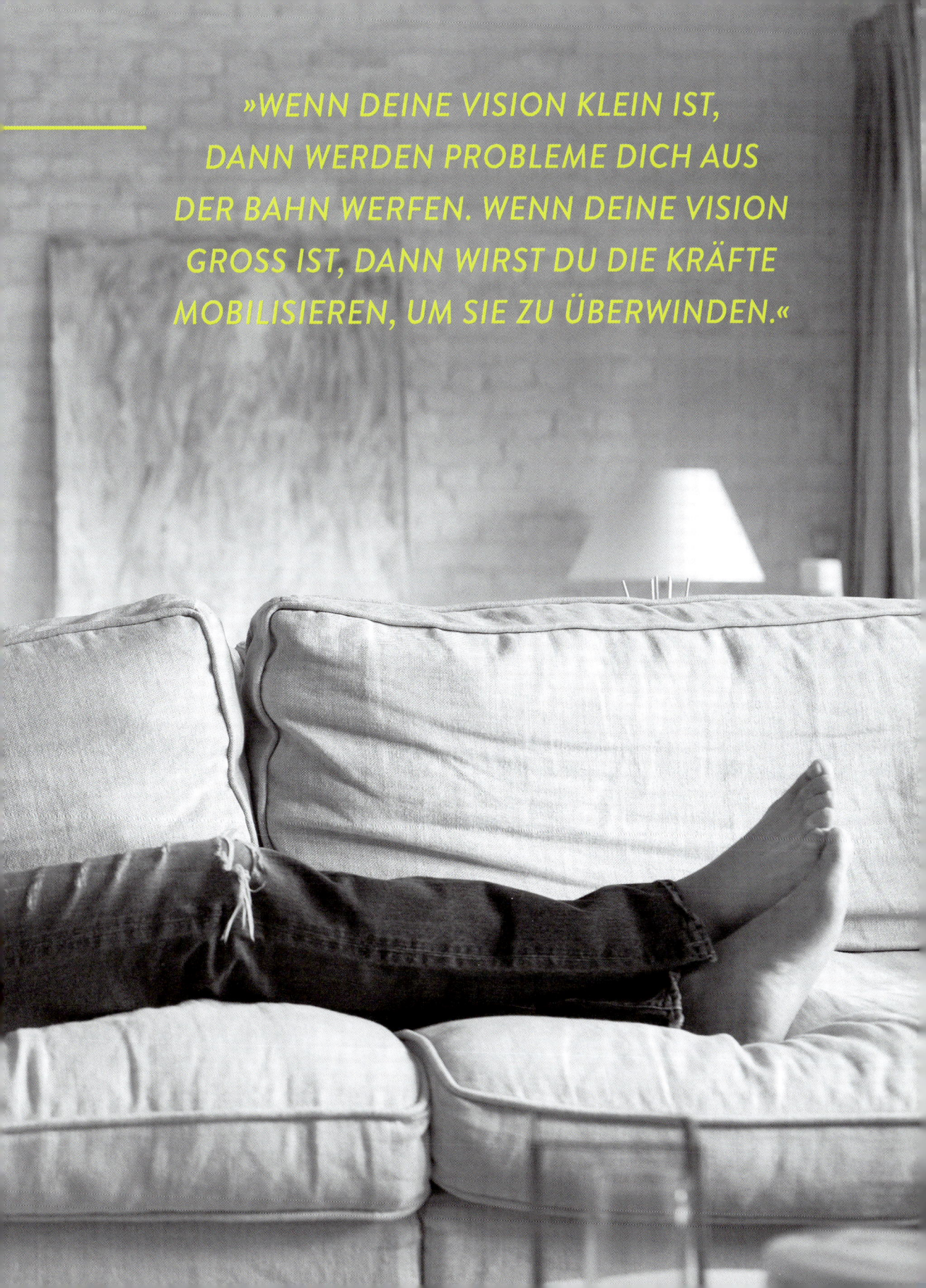

»WENN DEINE VISION KLEIN IST, DANN WERDEN PROBLEME DICH AUS DER BAHN WERFEN. WENN DEINE VISION GROSS IST, DANN WIRST DU DIE KRÄFTE MOBILISIEREN, UM SIE ZU ÜBERWINDEN.«

Schritt 2:
Dein Glaube

Glaube ist ein Werkzeug, ein Instrument, ein Bergeversetzer – im wahrsten Sinne des Wortes. **Und der Glaube an mich selbst hat auch meinen Weg geebnet.**

Wenn mir mit 18 Jahren jemand gesagt hätte, dass ich irgendwann einmal der bekannteste Choreograf Deutschlands sein und dass ich in TV-Shows mit mehreren Millionen Zuschauern auftreten würde, dann hätte ich denjenigen für verrückt erklärt – weil ich es mir überhaupt nicht vorstellen konnte. Ich habe damals nicht daran geglaubt. Ich hätte auch nicht geglaubt, dass ich einmal finanzielle Freiheit erreichen würde, weil ich mit 20 Jahren noch 65 000 D-Mark Schulden hatte und daher sogar eine eidesstattliche Versicherung im Rathaus Berlin-Neukölln abgeben musste.

Ich hatte nichts. Woher sollte da mein Glaube an Erfolg kommen? Ich werde es dir verraten, denn es gab einen Auslöser.

Mein Schlüsselerlebnis

Dieser Auslöser war, dass ich wegen meiner Schulden morgens um 7.20 Uhr von der Polizei abgeholt wurde. Ich konnte meine aus Strafzetteln und nicht bezahlten Steuern entstandenen finanziellen Verpflichtungen nicht bezahlen. Sie waren zwar in Tagessätze umgewandelt worden, aber weil ich einfach kein Geld hatte, sollte ich sie stattdessen im Gefängnis absitzen. So war ich tatsächlich einen ganzen Tag lang im Gefängnis – und wurde nur deswegen wieder freigelassen, weil eine gute Bekannte die ausstehende Summe für mich bezahlte. Das war einer der schlimmsten Tage in meinem Leben! Aber es war gleichzeitig für mich der Tag, an dem ich entschieden habe: Jetzt gibst du Vollgas. Jetzt sind alle Türen hinter dir zu.

Vom Träumer zum Macher

Diese Erkenntnis hat dafür gesorgt, dass der Glaube an mich selbst entstanden ist und dass ich meine Vergangenheit überwinden konnte. So komisch es vielleicht klingt, aber ich bin im Nachhinein sogar sehr froh darüber, dass ich diese negativen Erlebnisse hatte. Sie haben mich dazu gebracht, den Glauben zu entwickeln, die Vision zu erschaffen und letztlich daraus das Ziel für mein Leben zu formulieren.

> »Du wirst nur dann erfolgreich werden, wenn du an dich glaubst! Denn dann setzt du all deine Kräfte frei, weil du weißt, dass du es schaffen wirst.«

Diese Sichtweise wird auch in der Psychologie aufgegriffen – nämlich im Konzept der Selbstwirksamkeit von Albert Bandura. Dabei geht es darum, dass du selbst absolut davon überzeugt bist, dass du ein bestimmtes Verhalten, das zur Umsetzung deines Ziels notwendig ist, erfolgreich ausführen kannst. Selbstwirksamkeit ist somit also eine wichtige Voraussetzung, um deine eigenen Ziele zu erreichen, weil du durch die dazu nötige Überzeugung und die nötige Kraft aus dir selbst heraus entwickelst.

Hohe Selbstwirksamkeitserwartungen sind mit vielen positiven Effekten verbunden – auch für dich: Menschen mit hohen Selbstwirksamkeitserwartungen wählen schwierigere und herausforderndere Ideen aus, zeigen mehr Ausdauer und erreichen bessere Leistungen. Das wurde mehrfach in Studien bestätigt.

VOM GEIST IN DIE REALITÄT

Der Weg vom Denken zum Verhalten – von der Theorie in die Praxis, vom Kopf in die Realität – umfasst zwei entscheidende mentale Prozesse:

1. Die Entwicklung eines Ziels, also die Vorstellung eines zukünftigen erwünschten Zustands: Was will ich?

2. Die Einschätzung der eigenen Selbstwirksamkeit zur Umsetzung des Ziels: Was muss ich dafür tun? Wie wahrscheinlich ist es, dass ich es tun kann?

Stelle dir bitte Folgendes vor: Zwei Leute haben das gleiche Ziel, nämlich innerhalb von einem halben Jahr ihren ungeliebten Job zu kündigen und sich mit einer Idee, die sie seit Langem haben, selbstständig zu machen. Der eine hat den festen Glauben daran und spürt es quasi schon. Der andere beschäftigt sich damit, ob er wirklich dazu in der Lage ist und dies überhaupt umsetzen kann.

> »Wenn dein Glaube messerscharf ist, erreichen dein Gehirn und deine Physis ein ganz anderes Level.«

Jetzt die Frage an dich: Wer wird aller Wahrscheinlichkeit nach sechs Monate später erfolgreicher sein? Natürlich derjenige, der daran geglaubt und positive Gedanken entwickelt hat. Dein Glaube ist also unabdingbar, wenn du erfolgreich sein willst.

Ganz anders ist es mit einem noch wackligen Glauben. Denkst du, ein Sprinter am Start geht in den Wettkampf und fragt sich: Kann ich das überhaupt? Bin ich fit? Wie laufe ich jetzt 100 Meter? Dann tritt er nicht an. Er tritt an, wenn er daran glaubt, dass er gewinnen kann. Genau diese Einstellung möchte ich bei dir erreichen. Damit du zum Gewinner oder zur Gewinnerin wirst. Wenn du den Glauben hast und weißt, dass du es kannst, dann geht automatisch deine Leistungsfähigkeit nach oben.

Ich möchte dir kurz den Sportler Roger Bannister vorstellen, denn seine Geschichte zeigt, dass alles möglich ist, wenn man einfach nur an sich glaubt: Bis zum Jahr 1954 galt es physisch als unmöglich, die Meile unter vier Minuten zu laufen. Bannister glaubte das nicht, sondern er glaubte an sich – und schaffte es im gleichen Jahr, die Meile in einer Zeit von 3,59 Minuten zu laufen (und er stellte damit einen neuen Weltrekord auf). Im selben Jahr erreichten das scheinbar Unmögliche nach ihm noch vier weitere Läufer, im Jahr danach dann 300 andere.

Und genau das ist auch der Grund, warum ich dir davon erzähle. Ich möchte, dass du verstehst, dass auch du die Dinge, die du dir vorstellst, erreichen kannst.

Das größte Problem: negative Glaubenssätze

Wenn du nur negative Glaubenssätze über dich selber hast, dann kannst du nicht das Selbstbewusstsein entwickeln, mit dem du deine Idee, deine Vision oder deinen Traum in die Realität umsetzen wirst.

Nur dann bist du in der Lage, positiven Glaubenssätzen den nötigen Platz und Raum zu geben. Unter Glaubenssätzen verstehen wir Meinungen und Überzeugungen, die wir in Bezug auf uns oder einen bestimmten Sachverhalt haben. Glaubenssätze beruhen immer auf Vorstellungen, sind jedoch viel stärker als diese.

Ob etwas für dich ein Glaubenssatz ist oder nur eine Vorstellung, hängt von deiner eigenen Überzeugung über den Wahrheitsgehalt der entsprechenden Aussage ab.

Selbstbewusstsein und Selbstvertrauen

An dieser Stelle möchte ich dich auf den wichtigen Unterschied zwischen Selbstbewusstsein und Selbstvertrauen hinweisen. Du kennst bestimmt auch einige Leute, die mit extremem Selbstbewusstsein bei einer Party zur Tür hereinkommen und sofort die ganze Aufmerksamkeit der Gäste auf sich ziehen. Viele dieser Menschen hätten allerdings auf die Frage, was sie ausmacht, worin ihre Stärken und Schwächen liegen, keine Antwort. Ihr Auftreten und ihr Erscheinungsbild sind nur Fassade. Sie vertrauen vielleicht auf genau diese Dinge, sind sich aber ihrer nicht bewusst, weil sie nicht wissen, wer sie wirklich sind.

Bitte verstehe mich an dieser Stelle nicht falsch: Ich freue mich, wenn du großes Selbstvertrauen in dich hast. **Es ist aber viel wichtiger, dass du selbstbewusst bist, also dass du weißt, was du aus dir selbst heraus gerne möchtest und umsetzen kannst.**

Wenn du das verstanden hast, dann entwickelst du auch automatisch den Glauben an dich und an dein Ziel.

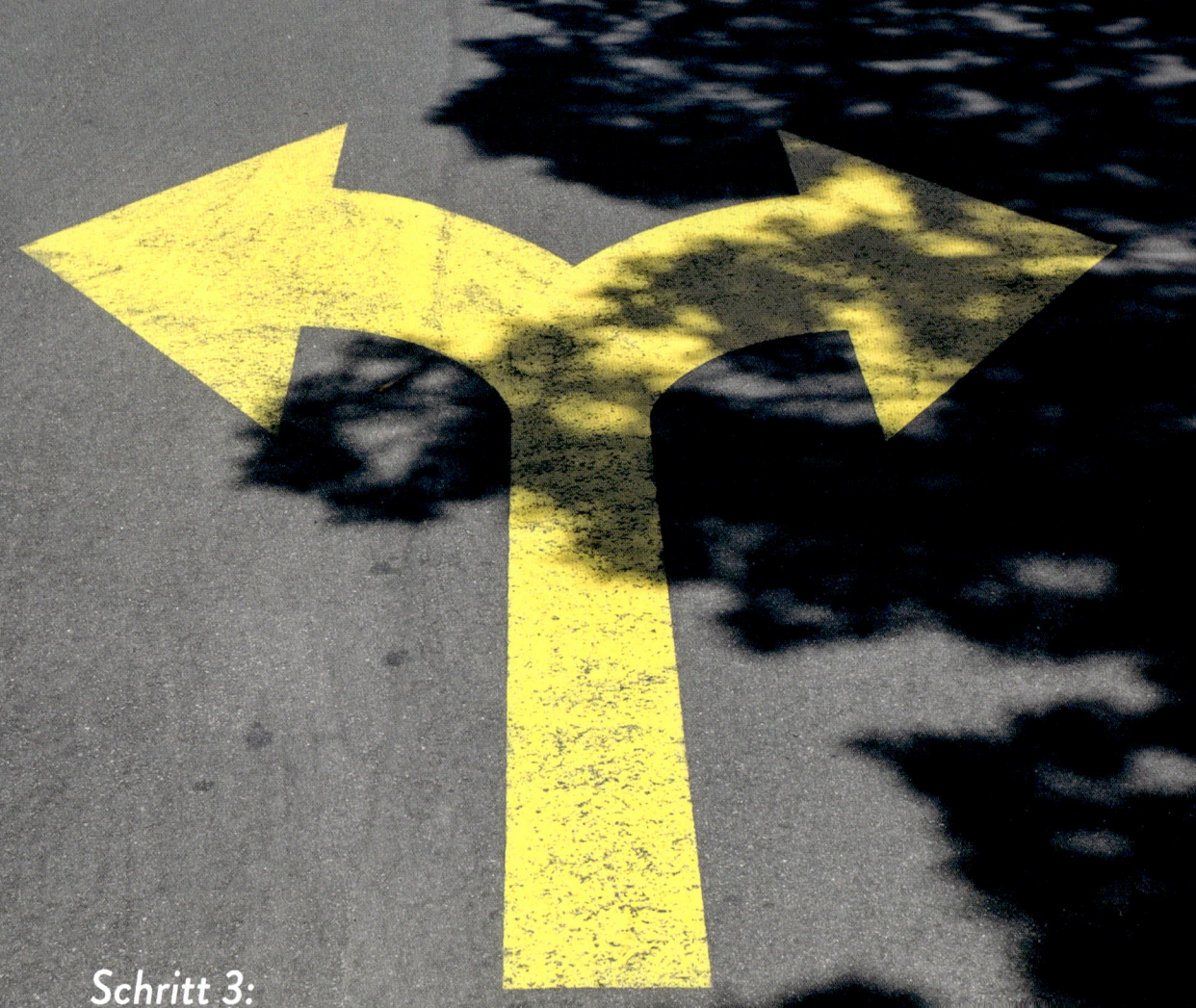

Schritt 3: Deine Entscheidung

Alle fünf Schritte zum Erfolg, die ich dir in diesem Buch vorstelle, sind wichtig. Aber für mich ist dieser dritte Schritt der wichtigste Punkt. Denn die meisten Menschen scheitern an der fehlenden Verpflichtung sich selbst und ihrem Ziel gegenüber.

»Du musst dich bewusst für dein Ziel entscheiden.«

Sie beginnen mit nur wenig Energie, weil sie sich selbst kein Versprechen gegeben und keinen Vertrag mit sich gemacht haben, um ihr Ziel voranzutreiben. Sie laufen – im übertragenen Sinne – die Hälfte eines Bergs nach oben. Dann merken sie, dass es anstrengend ist, und kommen nicht weiter. Da sie sich nicht vollständig sich selbst gegenüber verpflichtet haben, bis nach oben zu kommen, laufen sie wieder hinunter, halten Ausschau nach dem nächsten Berg – und beginnen wieder von vorn.

Dabei haben sie schon die Strecke zurückgelegt, die sie brauchen würden, um bei einem Berg bis an die Spitze zu kommen. Der Aufwand ist der gleiche, aber mit einem komplett anderen Resultat: Landest du aber ganz oben, ist das der beste Multiplikator für deinen Erfolg in der Zukunft, weil du vom Gipfel auf das Erreichte hinunterschaust. **Und das bestärkt dich wieder in deinem Tun für die Zukunft.**

Die Macht von Entscheidungen

Eine Entscheidung ist wie ein Muskel, den du trainierst. Triff sie täglich. Übe es. **Je regelmäßiger du dies trainierst, umso schneller und besser wirst du es lernen, Entscheidungen zu treffen.**

Kennst du vielleicht folgende Situation im Restaurant? Manche Menschen sitzen vor der Karte und 15 Minuten später sitzen sie immer noch davor und haben immer noch nicht bestellt, weil sie Angst haben, sich die falsche Pizza zu bestellen. Mit solchen Gegebenheiten in deinem Alltag kannst du trainieren, dich zu entscheiden.

Du liegst immer richtig

Es kommt übrigens dabei nicht darauf an, ob deine Entscheidung im Nachhinein richtig ist oder nicht. Warum? Weil du auf der Grundlage der aktuellen Informationen die beste Entscheidung für dich in dem Moment triffst. Das ist viel besser, als aus Angst heraus nicht zu entscheiden.

Eine Entscheidung ist immer richtig, wenn du zu 100 Prozent verpflichtet den Weg gehst, den sie dir vorgibt. Aber wenn du dich nicht entscheidest, dann stehst du symbolisch an einer Kreuzung, hast mehrere Richtungen, in die du laufen kannst, und bleibst in der Mitte stehen. Der Moment, in dem du »ja« oder »nein« sagst, ist der Moment, in dem du quasi dein Schicksal formst.

Woher kommt die Angst vor Selbstverantwortung?

Viele Menschen scheuen Selbstverantwortung. Denn: Solange man nichts entscheidest, kann man auch nichts falsch machen. Dadurch hältst du dir alle Möglichkeiten offen. Aber wenn du dich entscheidest, kannst du – im Nachhinein betrachtet – falschliegen.

WAS BEDEUTET »ENTSCHEIDUNG«?

Entscheidung heißt auf Englisch »decision« und stammt vom lateinischen Wort »decidere« – was so viel heißt wie »trennen«, »durchschneiden« oder »abspalten«. Eine wirkliche Entscheidung zu treffen bedeutet also, sich einer bestimmten Option gegenüber zu verpflichten und keine andere mehr zuzulassen. Mit anderen Worten: Du fokussierst dich nur noch auf die eine Sache, weil du alle anderen Varianten ausschließt.

Jetzt fragst du dich vielleicht, warum du dann überhaupt eine Richtung einschlagen und Selbstverantwortung übernehmen solltest. Ganz einfach: Wenn du darauf verzichtest, wirst du deine Träume niemals wahr machen können. Wenn du nur in dem Umfeld bleibst, das du kennst und in dem du dich sicher fühlst, wirst du nichts erreichen, was darüber hinausgeht.

»Alles im Leben ist eine Entscheidung – auch die Entscheidung für Erfolg oder Misserfolg.«

Da, wo Verlierer aufhören, machen die späteren Gewinner weiter. Und es geht nicht darum, wie oft du hinfällst, sondern wie oft du auch bereit bist, nach Fehlern oder Niederlagen wieder aufzustehen.

Nur der Mensch, der dich morgens im Spiegel begrüßt, ist für deinen Erfolg verantwortlich. Übernimm die Verantwortung, denn du hast es in der Hand, niemand sonst.

Ich möchte dir als Beispiel gerne eine Geschichte von eineiigen Zwillingen erzählen: Beide haben die gleichen Gene und wachsen im gleichen Elternhaus auf. 30 Jahre später ist der eine der beiden Zwillinge sehr erfolgreich, führt ein profitables Unternehmen und ist glücklicher Familienvater, während der andere keinen Schulabschluss hat, Drogen nimmt und dort angekommen ist, wo sicherlich niemand von uns sein möchte. Was glaubst du, wie es dazu gekommen ist, dass sich die beiden in so unterschiedliche Richtungen entwickelt haben? Ganz einfach: Der eine hat sich immer wieder für den Erfolg entschieden, der andere nicht.

Was uns dieses Beispiel zeigt, ist, dass es immer nur darauf ankommt, welche Entscheidungen du im Leben triffst.

Du darfst und sollst Fehler machen

Wichtig ist, dir bewusst zu machen, dass auch negative Dinge gut für dich sein können, weil sie dich zu dem Menschen machen, der du bist. Wenn du sie positiv nutzt und sie richtig einordnest, kannst du auch aus negativen Erlebnissen Stärke gewinnen. Es gibt keine Fehlschläge.

Entweder etwas funktioniert oder es funktioniert nicht – und wenn es nicht funktioniert, dann solltest du daraus lernen und es beim nächsten Mal besser machen.

> Frage dich selber, welche kleine Sache du heute machen kannst, um dein Ziel zu erreichen, und erzähle drei wichtigen Menschen in deinem Leben noch in dieser Woche davon.
> Denn wenn du öffentlich ein Versprechen deinem Ziel gegenüber abgibst, dann verpflichtest du dich diesem Ziel auch – und das ist die stärkste innere Kraft, die du selbst entwickeln kannst.

Mache Fehler. Mache viele Fehler, aber möglichst nicht ständig die gleichen.

»*Die einzige Möglichkeit, zu lernen und dich weiterzuentwickeln, sind Fehler.*«

Erfolg macht dich irgendwann ein bisschen blind, aber Fehler bringen dich immer wieder auf den Boden zurück, weil du dir überlegst, was du hättest besser machen können.

Erzähle anderen Menschen von deiner Entscheidung

Und es gibt noch einen weiteren entscheidenden Punkt: Erzähle sowohl deinen Freunden als auch deiner Familie von deinen Zielen. Alle sollen davon wissen. Warum? Deine Freunde werden dich, wenn sie wirklich deine Freunde sind, unterstützen – und das gibt dir Kraft.

Was dich am meisten motivieren wird (und was nicht)

In den meisten Motivationstheorien der Psychologie finden sich zwei Klassen von inneren Antrieben:

Einerseits die Klasse der Motivationen hin zu Belohnungen, positiven Zuständen oder anderen Formen von Verstärkungen. Dies ist das **appetitive Motivationssystem**. Es regt zu Handlungen an, um etwas Positives zu erreichen. Das kann eine Süßigkeit sein, der Traumberuf, soziales Ansehen, Gesundheit, Geld und vieles mehr, das positiv besetzt ist.

Andererseits gibt es die Klasse der Motivationen weg von negativen Zuständen, Bestrafungen oder unangenehmen Situationen. Dies ist das **aversive Motivationsprinzip**. Dies regt zu Handlungen an, um etwas Negatives zu vermeiden. Das kann eine ungesunde Mahlzeit sein, Arbeitslosigkeit, sozialer Abstieg, Krankheit und vieles mehr, das negativ besetzt ist.

Beide Motivationssysteme bestimmen unser tägliches Leben (oft ganz unbewusst) und auch die Ziele, die wir erreichen oder nicht. Spielsüchtige sind zum Beispiel nur deswegen spielsüchtig, weil sie den Schmerz vermeiden wollen, den sie in dem Moment hatten, in dem sie etwas verloren haben. Sie handeln also aversiv. Sie wollen eigentlich gar nicht reich werden, sondern den vorherigen Verlust von Geld kompensieren – und dadurch spielen sie immer wieder weiter, unabhängig davon, wie viel Geld sie dabei verlieren.

Schließe einen verbindlichen Vertrag mit dir selbst

Ich möchte dir noch ein realistisches Beispiel geben, das wir sicher alle kennen: Du verabredest mit einem Freund oder einer Freundin, dass ihr euch einmal die Woche zum Sport trefft, und denkst dir dabei: »Ach, das kriegen wir schon irgendwie hin.« Zwei Tage später wirst du am Samstagmorgen wach und stellst fest, dass du eigentlich gar keine richtige Lust auf Sport hast. Das Ergebnis: Du machst es wahrscheinlich nicht und sagst die Verabredung ab.

Wenn du aber mit deinem Freund oder deiner Freundin einen unterschriebenen Vertrag abschließt, dass ihr euch regelmäßig trefft und jede Absage eine »Strafe« nach sich zieht, dann ändert das vieles. Es ändert natürlich nicht dich als Menschen, aber es ändert den Blickwinkel auf die Sache und die Wichtigkeit, die du ihr zumisst.

> Wenn du selbst einen Vertrag mit dir machst und dir selbst unterschreibst, dass du alles durchziehen wirst, was für dein Ziel wichtig ist, dann hat das für dich eine ganz andere Wertigkeit, als wenn du nur sagst: »Ach, es wäre ja schön, wenn das irgendwie klappen würde.«
>
> Also triff eine Entscheidung und schließe über diese Entscheidung einen unterschriebenen Vertrag mit dir selbst ab. Das ist die beste Voraussetzung, die du dir selbst schaffen kannst, um zu deinem Ziel zu kommen.

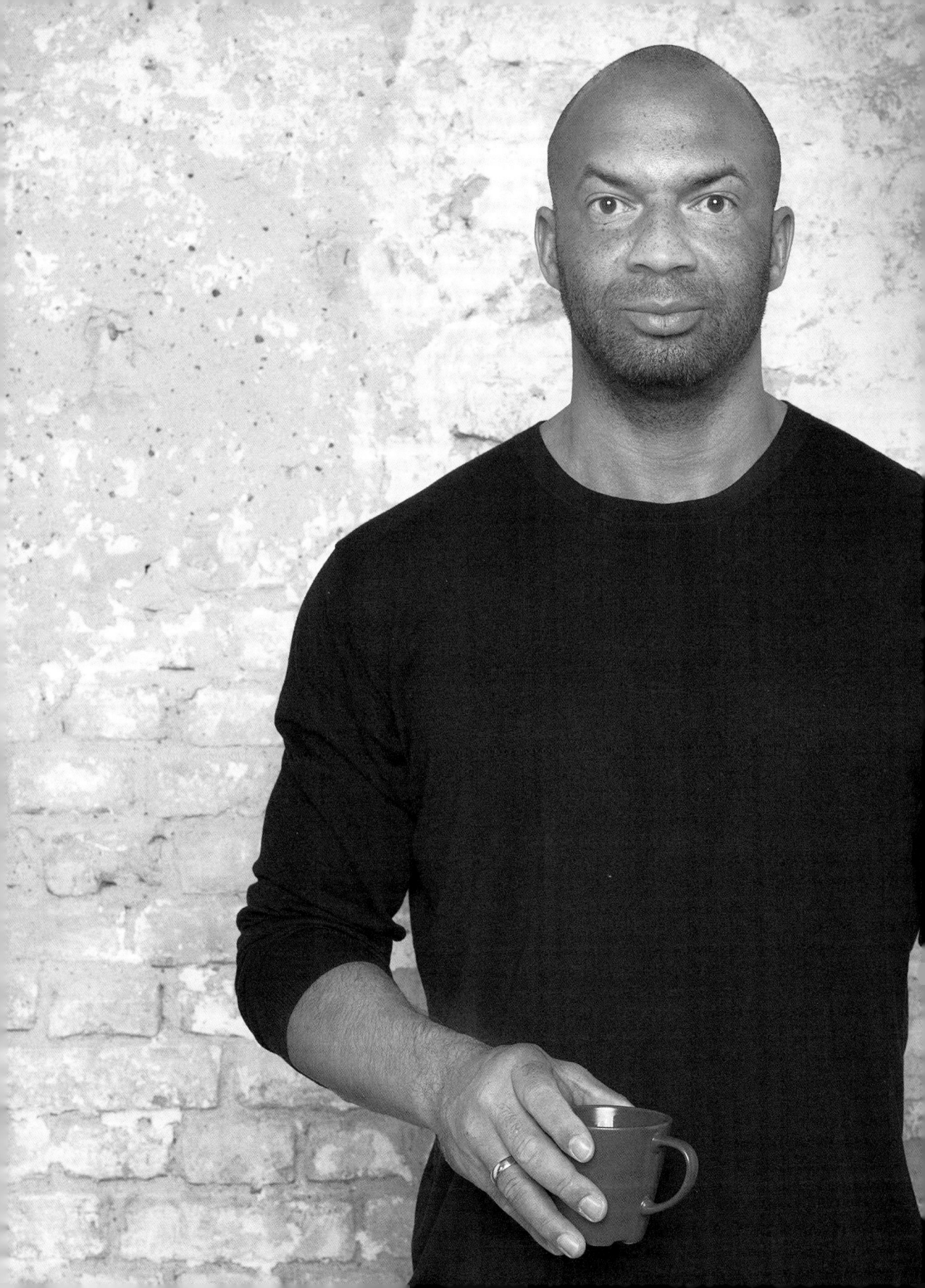

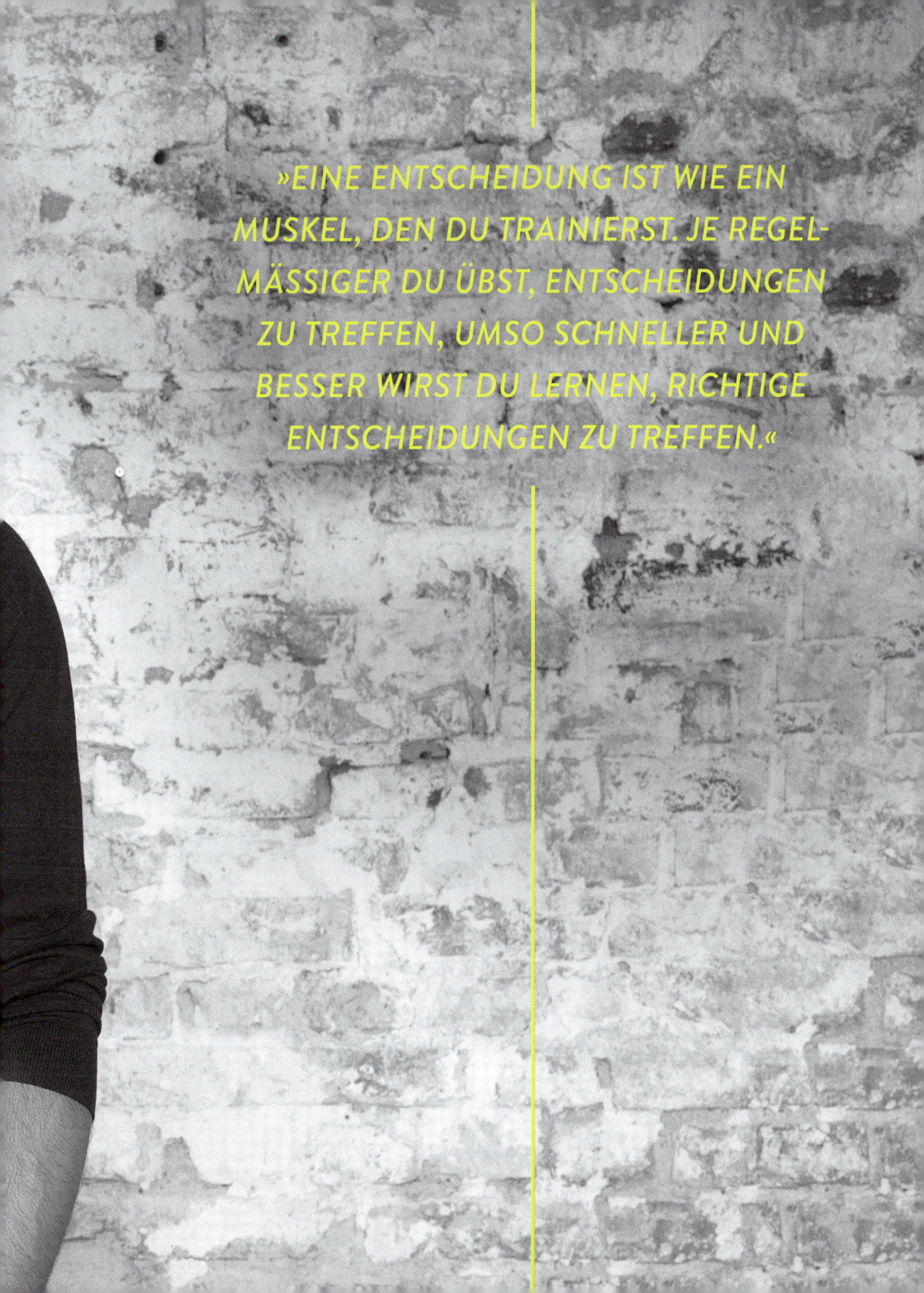

Schritt 4: Dein Weg

Du kannst deinen Weg nicht gehen, wenn du nicht den ersten Schritt machst. Damit beginnt alles. Der erste Schritt ist der schwierigste, aber gleichzeitig auch der wichtigste. Und danach musst du weitergehen und weitere Schritte machen.

Es werden allerdings Probleme auf deinem Weg auftreten. Es werden neue Herausforderungen auf dich zukommen. Es werden auch Steine auf dem Weg liegen. Aber die Steine sind wichtig, um deine Ziele zu erreichen.

Du wirst und du musst Fehler machen, denn aus diesen Fehlern erwächst dein Erfolg, weil du daraus lernst und es beim nächsten Mal besser machst.

Bitte mache dir eine Sache wirklich bewusst: Die meisten Menschen bewerten Fehler und Hindernisse auf ihrem Weg negativ. Es muss daher für dich darum gehen, die Bedeutung von Fehlern zu verändern.

Aus einem einzigen Misserfolg lernst du mehr als aus 99 Erfolgen.

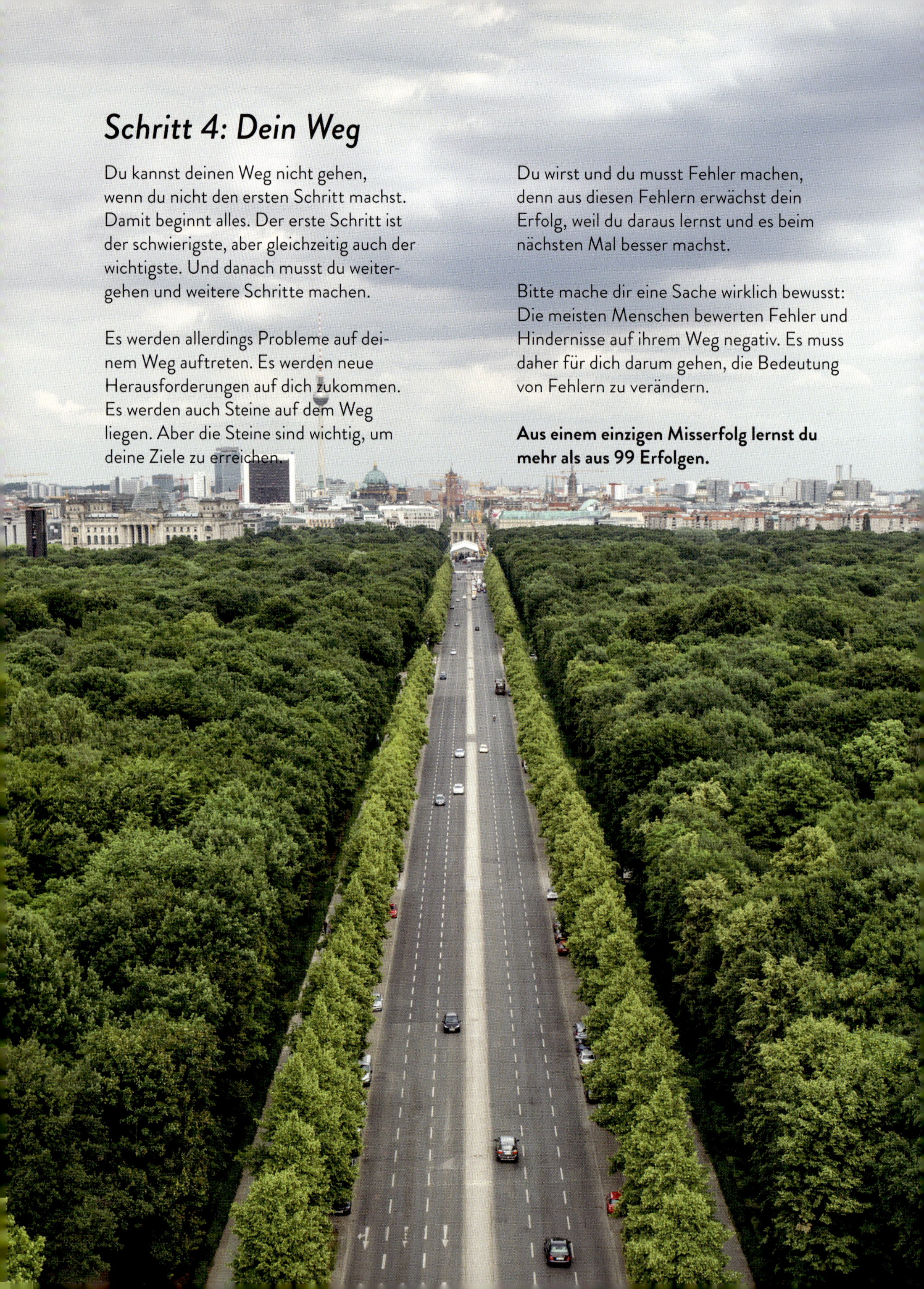

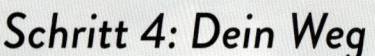

Dein Umfeld ist wichtig

Auf dem Weg, den du gehst, ist es unerlässlich, die richtigen Menschen an deiner Seite zu haben – sowohl privat als auch beruflich. Das Team, mit dem du deinen Weg gehst, ist enorm wichtig.
Finde Leute, die entweder besser sind als du, die die Dinge schon erreicht haben, die du erreichen willst, oder die zumindest auf Augenhöhe mit dir sind. Denn du bist die Summe der Menschen in deinem direkten Umfeld.
Das bedeutet: Wenn du nur mit Menschen zusammen bist, die negative Glaubenssätze haben, dann ziehen diese dich herunter. Stelle dir vor, dass du regelmäßig von Leuten umgeben bist, die mit allem unzufrieden sind – mit ihrer Figur, mit ihrem Beruf, mit ihren Finanzen, mit ihrer Gesundheit. Wie willst du in einem solchen Umfeld positive Glaubenssätze für dich entwickeln? Das ist quasi unmöglich.

> *»Suche dir positive Menschen mit positiven Gedanken und umgebe dich mit ihnen.«*

Wenn du dich mit solchen Menschen umgibst, wird dein Verhalten automatisch positiv – und das gilt auch für die Ergebnisse in deinem Leben.

Proaktiv oder passiv?

Eine wichtige Sache solltest du noch wissen: Menschen lehnen deine Ziele ab – aber nicht, weil sie grundsätzlich glauben, dass du sie nicht erreichen wirst. Sie versuchen, dich vom Erfolg abzuhalten – aus Angst, dass du dein Ziel erreichen könntest, aber sie nicht, und sie dadurch auf ihre eigene Fehlbarkeit und auf ihre eigene Unfähigkeit hingewiesen werden, aus der Komfortzone auszubrechen und für ihre Ziele zu kämpfen. Menschen wollen dich abhalten von dem Erreichen deiner Ziele, weil sie dadurch darauf hingewiesen werden, dass sie es selbst nicht tun, obwohl sie es tun könnten. Und das ist auch gleichzeitig der Unterschied zwischen proaktiven und passiven Menschen.
Passive Menschen reagieren nur auf etwas. Proaktive hingegen lösen selbst Handlungen aus. Und das wirkt sich natürlich auch darauf aus, ob sie ihre Ideen umsetzen oder nicht.

Raus aus der Dunkelheit

Worin besteht der entscheidende Unterschied zwischen Menschen, die ihre Ziele erreichen, und solchen, die sie nicht erreichen?

Vor einiger Zeit – ich wartete gerade am Frankfurter Flughafen auf meinen Flieger – sprach mich ein Mann auf eines meiner Abnehmprogramme an:

WARUM DER ERSTE SCHRITT DER WICHTIGSTE IST

Es gibt Hunderttausende Ideen auf dieser Welt, aber nur die wenigsten werden umgesetzt. Deswegen ist es auch so wichtig, dass du noch heute den allerersten Schritt in Richtung deines Ziels machst – auch wenn dieser noch so klein ist. 48 Stunden nach deiner Entscheidung solltest du dann einen größeren Schritt gehen, um so Geschwindigkeit aufzunehmen.

Er: »Herr Soost, Sie motivieren mich ja jeden Morgen.«
Ich: »Ja, hoffentlich erfolgreich.«
Er: »Na ja, nicht so wirklich.«
Ich: »Woran scheitert es denn?«
Er: »Na ja, zu wenig Zeit.«
Ich: »Das ist die blödeste Ausrede überhaupt, und das wissen Sie.«
Er: »Na ja, ich bin Geschäftsmann.«
Ich: »Ich bin auch Geschäftsmann.«
Er: »Ja, aber ich habe Familie.«
Ich: »Ich auch.«
Er: »Ja, aber mein innerer Schweinehund ...«
Ich: »Das ist etwas anderes. Das heißt, Ihr Leidensschmerz ist nicht groß genug, um etwas zu verändern. Sie sind eigentlich nicht wirklich unzufrieden mit Ihrer Figur. Sie haben sich stillschweigend damit arrangiert, dass da vorn so ein kleiner Bauch ist. Aber dann müssen Sie sich selbst auch nicht vorgaukeln, dass Sie was ändern wollen, wenn Sie es eigentlich nicht ändern werden.«

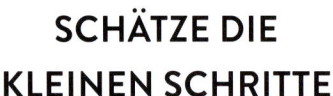

SCHÄTZE DIE KLEINEN SCHRITTE

Aus kleinen Schritten baust du im übertragenen Sinn die Autobahn deines Erfolgs. Unterschätze diese kleinen Schritte nicht. Sie haben einen großen Effekt, weil du damit den nötigen Schwung aufbaust und ins Rollen kommst. Erst die Summe von vielen kleinen Begebenheiten formt das große Ganze.

Ich denke, du hast diese Botschaft verstanden, oder?

Nimm ein Flugzeug als Beispiel: Um in die Luft zu kommen, benötigt es Vollgas zum Start, aber wenn es dann über den Wolken ist, kann der Pilot den Schub zurücknehmen. Aber an die Spitze kommt es nur mit Vollgas – genau wie du. Ein weiteres, sehr passendes Beispiel ist eine Rakete: 95 Prozent ihres Treibstoffs braucht die Rakete, um abzuheben und in die Atmosphäre zu kommen, danach kann sie mit dem Rest – den restlichen fünf Prozent – noch jahrelang weiterschweben.

Erfolg ist ein Prozess

Immer wieder erlebe ich es selber, dass Menschen auf mich zukommen, mich ansprechen und erstaunt darüber sind, was ich geschafft und aus meinem Leben gemacht habe. Aber ich bin nicht über Nacht erfolgreich geworden. Ich habe stattdessen einfach nur jeden Tag ein bisschen für meinen Erfolg gemacht. Erfolg ist nämlich kein Event und keine einmalige Sache. Erfolg ist ein Prozess und das tägliche Aneinanderreihen von kleinen Aufgaben, die du jeden Tag erledigst. **Erfolgreiche Menschen machen einfach jeden Tag die Dinge, die für ihr Ziel notwendig sind.**

Wer hätte zum Beispiel gedacht, dass aus mir eine bekannte TV-Persönlichkeit im deutschsprachigen Raum und ein erfolgreicher Unternehmer wird? Als ehemaliges Heimkind. Im Osten. Ohne Mutter. Ohne Vater. Wer hätte mit diesen Fakten auch nur einen Cent darauf gewettet, dass ich erreiche? Niemand.

Aber ich habe es geschafft ... weil ich den ersten Schritt gegangen bin und dann viele weitere Schritte gemacht habe. Und wenn ich das geschafft habe – mit meinen objektiv gesehen ungünstigen Voraussetzungen –, dann schaffst du das auch!

ÜBUNG 2:
EIN VERTRAG MIT DIR SELBST

Jede Veränderung beginnt mit Handlung. Niemand kann erfolgreich werden, wenn er nicht etwas für diesen Erfolg tut. Daher ist es für dich wichtig, dass du nun den ersten Handlungsschritt machst! **Nur so machst du dein Ziel, das du aus deinem Traum und deiner Vision entwickelt hast und an das du glaubst, zu deiner Realität.**

Der erste Schritt ist der schwierigste, aber gleichzeitig auch der wichtigste. Er ist der Schritt, den du gehen musst, um deinen Erfolg anzustoßen, und gleichzeitig der Schritt, der dich ungeheuer motivieren kann, noch weitere Schritte zu gehen.
Deshalb möchte ich dich nun bitten, gemeinsam mit mir folgende Aufgaben zu machen.

1. Notiere auf einem Blatt Papier folgende Dinge:

- *Der erste Schritt, den ich noch **heute** tun werde, damit aus meiner Vision Realität wird, ist ...*
- *Der zweite Schritt, den ich **innerhalb der nächsten 48 Stunden** dafür tun werde, ist ...*
- *Der dritte Schritt, den ich **innerhalb der nächsten 7 Tage** dafür tun werde, ist ...*

Schritte sind gleichzusetzen mit Handlungen. Eine Handlung legst du bewusst fest, weil du weißt, dass sie für deinen Erfolg notwendig ist und du sie daher aktiv umsetzen musst. Erfolgreiche Menschen machen jeden Tag ihre »Hausaufgaben« und gehen täglich einen kleinen Schritt Richtung Erfolg.
Unterschätze diese kleinen Schritte nicht. Sie haben einen großen Effekt, weil du damit einen echten Antrieb aufbaust und ins konkrete Handeln kommst.

Du solltest aber nicht einfach loslaufen. Erfolg beruht immer auf einem Plan. Daher ...

2. Setze dir Zwischenziele auf deinem Weg zum Hauptziel und schreibe diese auf:

- *Mein **erstes** Zwischenziel ist ...*
- *Mein **zweites** Zwischenziel ist ...*
- *Mein **drittes** Zwischenziel ist ...*

Zwischenziele sind wichtig, weil sie deinem Erfolgsplan Struktur geben und dich immer wieder neu motivieren können, wenn du sie erreicht hast.

3. Setze einen Vertrag mit dir auf:

Formuliere deinen Vertrag folgendermaßen:

- *»Ich verfolge meine Vision XYZ (die du in der Übung auf Seite 19 entwickelt hast) so lange, bis ich es geschafft habe.*
- *Ich weiß, es werden Steine auf dem Weg liegen, ich weiß, es wird nicht immer einfach, und dennoch werde ich meinen Weg so lange gehen, bis ich mein Ziel erreicht habe«.*

Unterschreibe diesen Vertrag mit Datum, falte ihn zusammen, und stecke ihn in einen Umschlag und bewahre ihn an einem bestimmten Ort auf.

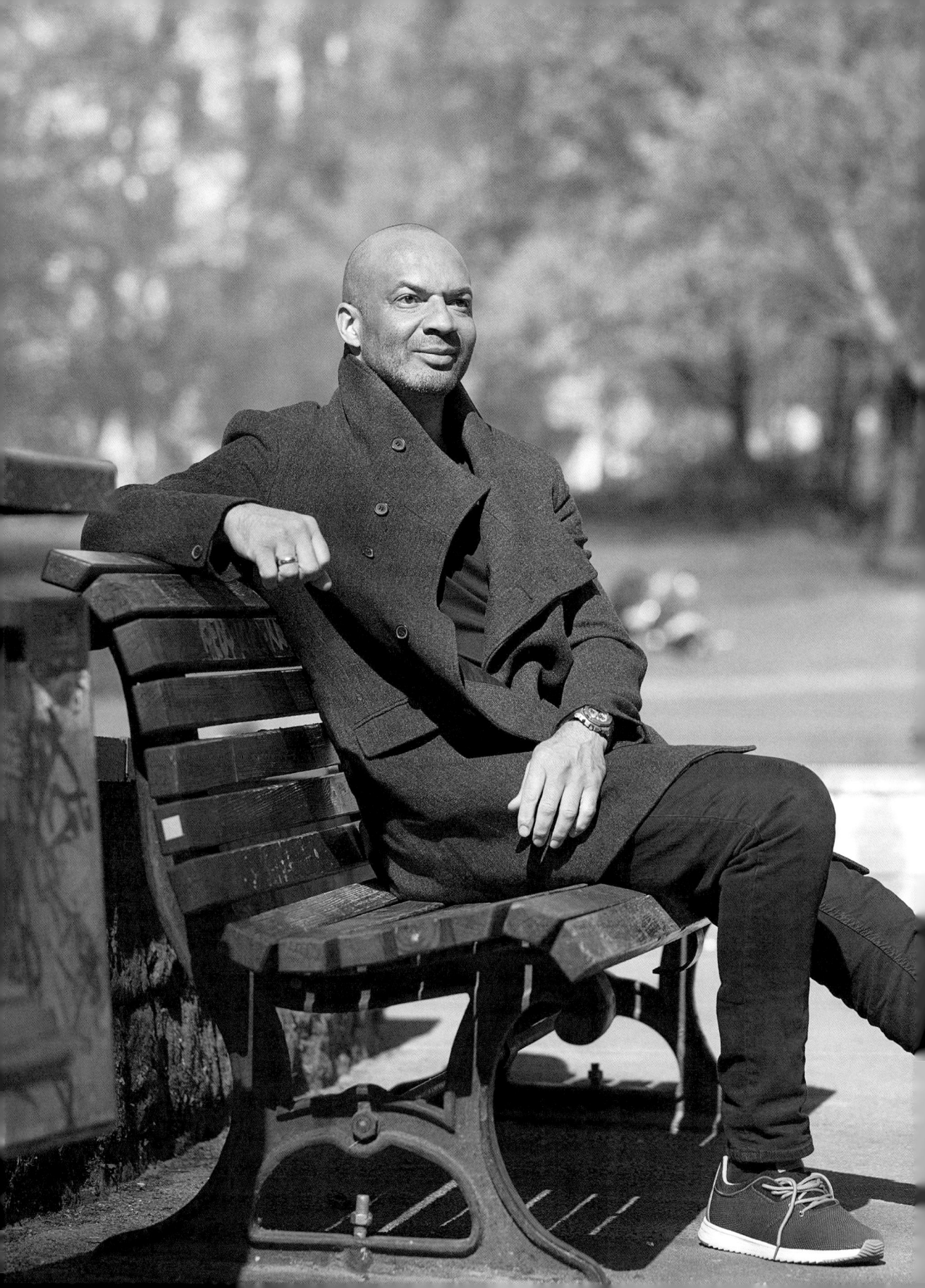

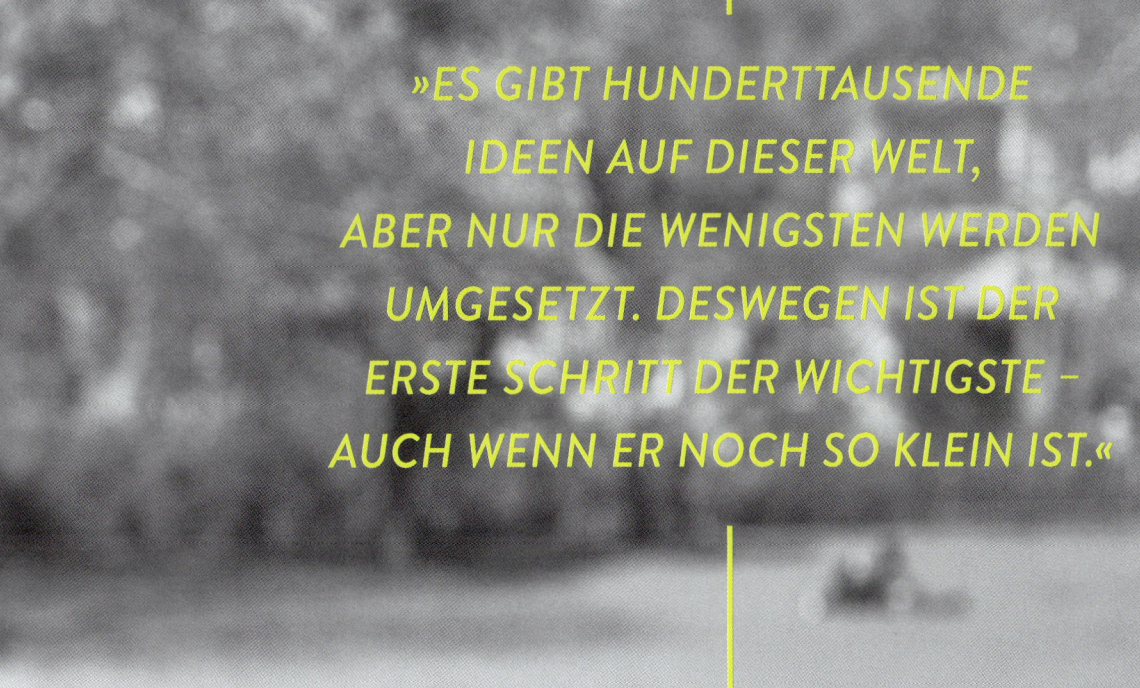

»ES GIBT HUNDERTTAUSENDE IDEEN AUF DIESER WELT, ABER NUR DIE WENIGSTEN WERDEN UMGESETZT. DESWEGEN IST DER ERSTE SCHRITT DER WICHTIGSTE – AUCH WENN ER NOCH SO KLEIN IST.«

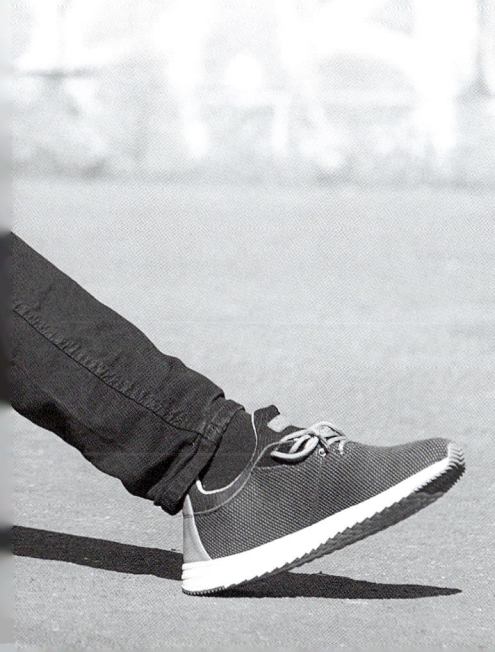

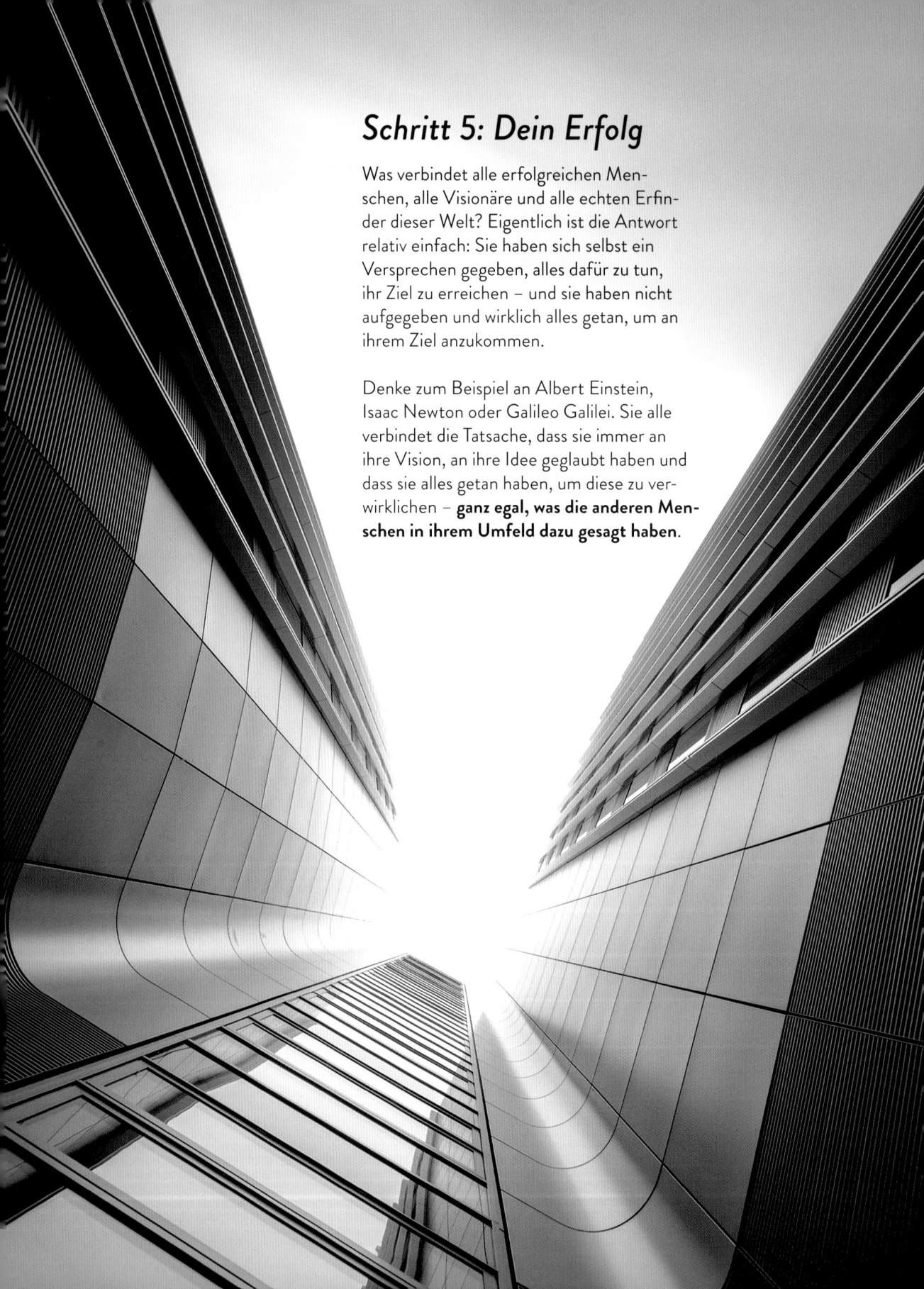

Schritt 5: Dein Erfolg

Was verbindet alle erfolgreichen Menschen, alle Visionäre und alle echten Erfinder dieser Welt? Eigentlich ist die Antwort relativ einfach: Sie haben sich selbst ein Versprechen gegeben, alles dafür zu tun, ihr Ziel zu erreichen – und sie haben nicht aufgegeben und wirklich alles getan, um an ihrem Ziel anzukommen.

Denke zum Beispiel an Albert Einstein, Isaac Newton oder Galileo Galilei. Sie alle verbindet die Tatsache, dass sie immer an ihre Vision, an ihre Idee geglaubt haben und dass sie alles getan haben, um diese zu verwirklichen – **ganz egal, was die anderen Menschen in ihrem Umfeld dazu gesagt haben**.

Nun wirst du vielleicht sagen: »Okay, Detlef, das klingt alles sinnvoll, aber vielleicht hatten diese Menschen einfach nur großes Talent und waren deswegen so erfolgreich.« Falls du das gerade denkst, kann ich das verstehen. Solche Gedanken sind völlig normal. Viele Menschen denken genauso. Dies ist zunächst auch nicht weiter schlimm, aber es ist wichtig, dass du deinen Blickwinkel dazu einmal überdenkst und bestenfalls änderst. Denn …

Arbeit schlägt Talent – immer!
Mache dir bitte Folgendes bewusst: Wenn du sieben Jahre lang montags bis freitags jeweils acht Stunden lang Geige spielst und übst, dann wirst du irgendwann – egal, ob du Talent hast oder nicht – zu den zwei Prozent der weltweit besten Geigenspieler gehören. Warum? Ganz einfach, weil du das Spielen der Geige gründlich geübt und perfektioniert hast.

Im Bereich Business ist es genau das Gleiche. Es geht nicht nur darum, eine gute Geschäftsidee zu haben, sondern es geht genauso darum, dass du das »Instrument« Business übst, denn wenn du das machst, dann beherrschst du es irgendwann. Und so funktioniert es in allen Lebensbereichen – egal, ob es um Gesundheit, Fitness oder Liebe geht.

Wenn du beispielsweise einen fitten Körper bekommen möchtest, dann musst du zunächst eine Vision haben, was für dich einen fitten Körper ausmacht. Als Nächstes musst du schauen, ob du diese Vision in Bezug auf deine Physis überhaupt umsetzen kannst, du musst also das Selbstbewusstsein und den Glauben dafür entwickeln. Danach musst du dich selbst gegenüber dem Ziel deines fitten Körpers verpflichten und dann im letzten Schritt alles dafür tun.

10 000 STUNDEN SIND ENTSCHEIDEND

Der kanadische Autor Malcolm Gladwell hat in seinem Buch *Outliers* untersucht, welche Faktoren für Erfolg verantwortlich sind. Dabei hat er herausgefunden, dass fast alle erfolgreichen Menschen mindestens 10 000 Stunden an einer bestimmten Sache gearbeitet haben. Talent war überhaupt nicht das Entscheidende, sondern der Einsatz für die Sache. Gute Beispiele sind erfolgreiche Sportler oder Unternehmer.

Ich selbst mache das zum Beispiel ganz genauso, wenn ich am Anfang eines jeden Jahres meine persönlichen, familiären und geschäftlichen Ziele aufschreibe. Im vorletzten Jahr war eines meiner persönlichen Ziele, dass ich ein noch besserer Ehemann und Familienvater werden wollte. Was hat das bei mir ausgelöst?

Ganz einfach: Ich habe anschließend alles getan, was notwendig war, um mein Ziel zu erreichen. Ich bin noch liebevoller mit meiner Frau Kate umgegangen, ich habe mir mehr Zeit für meine Kinder genommen und am Ende hat sich automatisch das Ergebnis eingestellt, das ich mir vorgestellt und vorgenommen hatte. **Denn genau das passiert, wenn du jeden Tag einen kleinen Schritt auf dein Ziel zugehst.**

Erfolg hat kein Ende

Viele Menschen denken, dass mit dem eingetretenen Erfolg der eigentliche Erfolgsprozess abgeschlossen ist. Aber das ist nicht der Fall. Natürlich solltest du deinen Erfolg genießen. Das ist sogar wichtig! Aber: Deinen ersten Erfolg solltest du immer als Motor für die Erfolge sehen, die danach kommen. Denn durch einen Erfolg schiebst du den nächsten an. Sie sollten ineinander übergehen, weil du daraus für dich eine unglaublich starke Motivation entwickeln kannst.

> »Du solltest dich auf deinem Erfolg nicht ausruhen, weil du dir dadurch die Chance nimmst, noch viele weitere Erfolge zu erreichen.«

Ich weiß noch ganz genau, was mein erstes Ziel war, nachdem ich keine Schulden mehr hatte: Ich wollte über 10 000 D-Mark Guthaben auf meinem Konto haben. Und ich werde nie – wirklich nie – dieses Gefühl vergessen, als ich im Jahr 1999 zu meiner Bank gegangen bin, auf meinen Kontoauszug geschaut habe und darauf über 11 000 D-Mark standen. Es war unglaublich. Aber danach wollte ich mehr. Mein nächstes Ziel war es, über 100 000 D-Mark auf meinem Konto zu haben.

Am 21. Dezember des gleichen Jahres (ich erinnere mich noch ganz genau an dieses Datum, weil sich dieser Tag so in mein Gedächtnis eingebrannt hat) kam mein damaliger Mentor zu mir und sagte: »Hier sind deine Kontoauszüge, schau mal.« Ich konnte erst nicht glauben, was ich dort sah: Auf meinem Konto waren 121 000 D-Mark! Und dann habe ich geweint ... Ich habe geweint vor Freude und Stolz, weil ich meine Ziele erreicht hatte – und weil ich sehen konnte, dass ich mein Leben und meinen Erfolg selbst in der Hand habe.

Und genau das ist auch die Botschaft, die ich dir mit dieser persönlichen Geschichte übermitteln möchte: Es liegt an dir – ausschließlich an dir! Sobald du deinen ersten Erfolg erreicht und umgesetzt hast, solltest du das nächste Ziel in Angriff nehmen und so deinen eigenen Erfolg immer weiter steigern. Eine bessere Motivation kann es nicht geben.

Mach dich selbst für deinen Erfolg verantwortlich

Ein wichtiges psychologisches Konzept ist in diesem Zusammenhang das der **internalen Kontrollüberzeugung**. Eine solche innere Haltung liegt dann vor, wenn du ein positives Ereignis – in dem Fall dein erreichtes Ziel, deinen Erfolg – als Konsequenz deines eigenen Handelns wahrnimmst. Du hast deinen Erfolg erreicht – niemand sonst. Du bist dafür verantwortlich. Du schreibst also das Erreichte dir selbst zu.

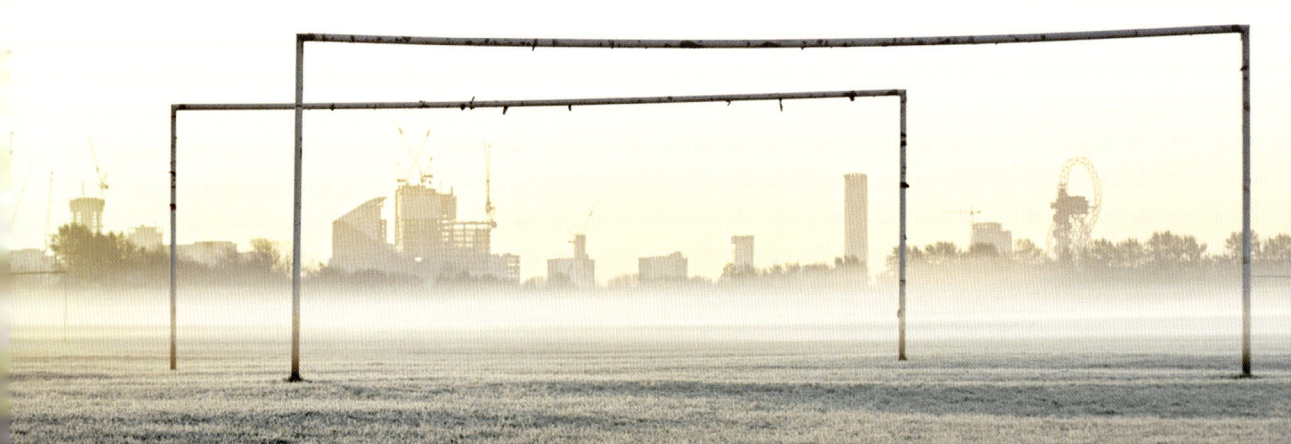

Umgekehrt liegt eine **externe Kontrollüberzeugung** vor, wenn du deinen Erfolg als unabhängig von deinem eigenen Verhalten wahrnimmst, also wenn du beispielsweise denkst, dass andere Menschen eigentlich dafür verantwortlich waren, du einfach Glück hattest oder es Zufall oder Schicksal war. Das ist aber die falsche Herangehensweise! Wenn du dich nicht selbst als verantwortlich für deinen Erfolg ansiehst, dann kann er dich auch nicht erneut für weitere Erfolge motivieren. Mache dir also immer bewusst, dass du dafür gesorgt hast, dass dein Erfolg eingetreten ist – und nichts und niemand sonst. Dies ist wichtig, damit du das Gefühl, das aus dieser Erkenntnis entsteht, in die Umsetzung deines nächsten Erfolges transportierst.
Ich möchte nun, dass du einmal das Gefühl spürst, das du haben wirst, wenn du dein Ziel erreicht hast. Stelle dir vor, du hast dein erstes Ziel erfolgreich umgesetzt. Stelle dir vor, was dieser »Nachher-Status« im Vergleich zu deinem jetzigen verändern würde.
Wenn du den Unterschied zwischen beiden Zuständen siehst, wirst du daraus eine unglaubliche Motivation entwickeln!

»Was wäre gewesen, wenn…?«
Ausreden gelten nicht! Denn Ausreden oder mögliche Begründungen, warum eine bestimmte Sache nicht funktionieren sollte, sind Quatsch. Stelle dir einmal vor, du würdest dich in zehn Jahren fragen: Was wäre gewesen, wenn ich damals alles dafür getan hätte, meine Ziele zu erreichen?

Wenn du deine Gedanken nicht änderst, dann wirst du auch deine Zukunft nicht ändern.

Und wenn du deine Handlungen nicht änderst, dann wirst du auch dein Leben nicht ändern. Richtige Ergebnisse entstehen

---

DER GRUND FÜR MEINEN SIEG BEI *SCHLAG DEN STAR*

Im Dezember 2016 habe ich an der Sendung *Schlag den Star* auf ProSieben teilgenommen. Wie du dir sicherlich vorstellen kannst, habe ich mich auf diese Sendung sehr gut vorbereitet, weil ich unbedingt gewinnen wollte (was ich auch geschafft habe). Aber weißt du, was mein Mentaltrainer mir davor gesagt hat? »Detlef, du gewinnst nicht während der Spiele, sondern in den Pausen.«

Was meinte er damit? Dass du dich immer fokussieren musst – denn, wenn du dein Ziel nicht klar vor Augen hast, wirst du es nie erreichen.

---

immer nur durch richtige Gedanken und richtige Handlungen.
Wenn du ein Ziel hast, dann tue alles dafür. Aus eigener Erfahrung kann ich dir versichern, dass dies die Dinge sind, die das Leben wirklich lebenswert machen. Wenn du weiterhin das machst, was du bisher getan hast, wirst du auch nur die Ergebnisse erzielen, die du bisher erzielt hast. Wenn du aber dein Leben ändern willst, dann musst du dich selbst ändern. Und ich weiß, dass du es schaffen kannst!

Also, worauf wartest du noch?

DAS FÜNF-SCHRITTE-PROGRAMM AUF EINEN BLICK

Wie du gerade gelesen hast, ist dein Körper die Grundlage für all deine Handlungen, dein Auftreten und damit auch für dein besseres Ich. Denn wenn du dich in deinem Körper nicht wohlfühlst, schwächt das auch deine innere Haltung. **Du hast mit diesem Buch jetzt deinen persönlichen Werkzeugkoffer zur Hand, mit dem du deinen Körper und deinen Kopf stärken kannst.** Nur beides zusammen garantiert dir auf lange Sicht das Hammerleben, das du dir immer gewünscht hast. In fünf Schritten gelangst du so zu deinem Erfolg.

✗ SCHRITT 1: DEINE VISION

Jeder Erfolg beginnt im Kopf! Finde dein Ziel, für das du brennst und das dich glücklich und erfolgreich macht (lies nach ab Seite 16). Zugleich beginnst du mit einer Wohlfühleinheit für deinen Körper: deinem Work-out.

✗ SCHRITT 2: DEIN GLAUBE

Wenn du weisst, dass du es schaffst, setzt du alle Kräfte frei. Entwickle eine Überzeugung, dass du in der Lage bist deine Ziele zu erreichen (lies hierzu nach ab Seite 22).

✗ SCHRITT 3: DEINE ENTSCHEIDUNG

Alles im Leben beruht auf einer Entscheidung. Lerne, wie du dich einem Ziel verpflichtest und wie du dran bleibst (mehr dazu ab Seite 26).

✗ SCHRITT 4: DEIN WEG

Mit dem ersten Schritt beginnt alles, doch du musst trotz Hindernissen und Herausforderungen, die sich dir mit Sicherheit stellen werden, weitergehen. Wie du das schaffst, ohne einzuknicken, erfährst du ab Seite 32.

✗ SCHRITT 5: DEIN ERFOLG

Arbeit schlägt Talent. Nutze deine erreichten Ziele, um weitere Erfolge anzustossen. Die Challenges für deinen Körper findest du im Übungs- und Work-out-Kapitel (Seite 44 f. und Seite 153 f.) deines Buches. Bleib dran, fordere dich. Du bist es wert!

DEINE BASIC-ÜBUNGEN

Mit meinen Be-Your-Best-Übungen kannst du optimal und jederzeit trainieren, denn du brauchst kein Fitnessstudio und keine Geräte! Du trainierst mit deinem Körper, und das kannst du hier und jetzt.
Leg los: Du bist dein Personal Trainer.
Be Your Best!

ALLES, WAS DU FÜR DEIN TRAINING WISSEN MUSST

Du hast dich entschieden, etwas für dich und deine Fitness zu tun – super! Ich zeige dir, wie du einen starken und athletischen Körper bekommst. Das ist gar nicht so schwer, wenn du dich an ein paar einfache Regeln hältst.

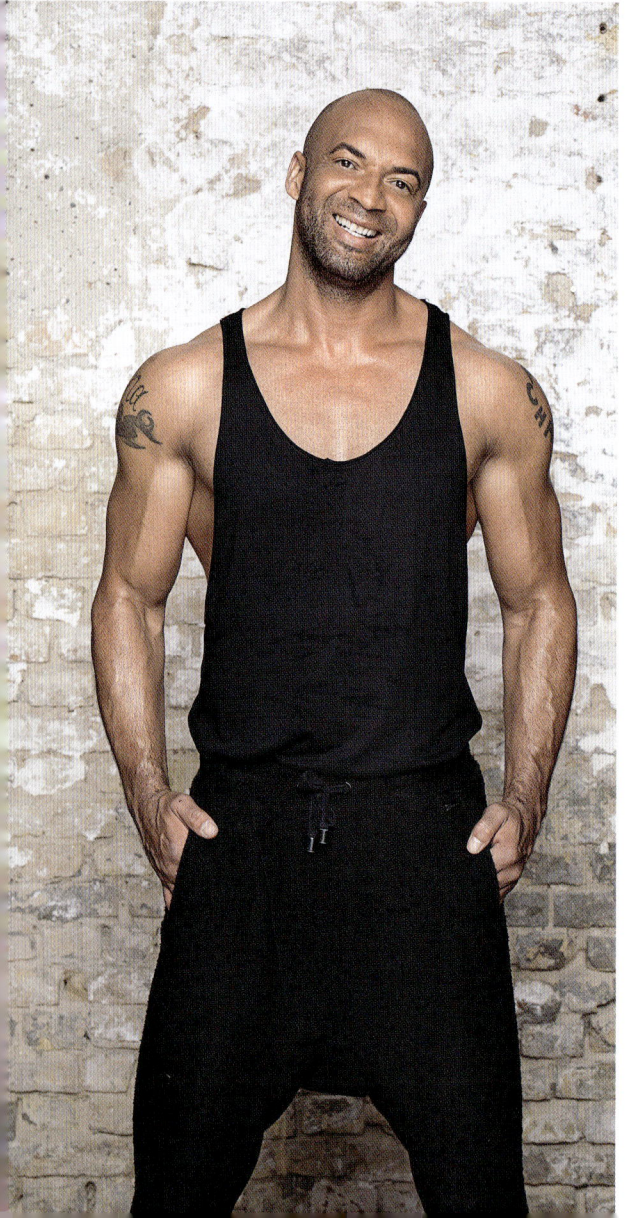

Muskeln sind wichtig!

Wie jeder Mensch hast auch du circa 650 Muskeln. Ganz schön viele, oder? Sie sind auch nicht alle gleich, sondern unterschiedlich in Aufbau und Funktion. Nur deswegen ist eine Ballerina so beweglich und ein Gewichtheber so stark.
Deine Muskeln hängen mit deinem ganzen Körpersystem und vor allem auch mit deinem Kopf oder besser mit deinem Gehirn zusammen. Wenn du ab heute also Muskeltraining machst, beeinflusst du dadurch positiv deinen Stoffwechsel, deine Gehirnfunktionen, dein Immunsystem und sogar die Hormonausschüttung. Und mehr Kalorien verbrennst du natürlich auch – falls du abnehmen willst.

Streng dich an!

Damit die Muskeln aber wachsen, musst du den richtigen Trainingsreiz setzen. Das funktioniert, indem du deine Muskeln zum Brennen bringst. Also nicht aufhören, wenn es anstrengend wird und ein bisschen zieht, sondern noch eine oder zwei Wiederholungen machen, bis es wirklich kurz schmerzt.

Wie oft trainieren?

Training ist wichtig, aber Pausen sind es auch. Wenn du deinen Muskeln nicht genug Zeit zur Regeneration gibst, nutzt dein Training nichts.

Wichtig: Die Pause darf nicht zu lang sein, aber auch nicht zu kurz. Wenn du zu oft trainierst und immer die gleichen Muskeln ansteuerst, weil du unbedingt einen Waschbrettbauch möchtest, dann können sich die Muskeln nicht erholen und auch nicht wachsen.

Muskeln wachsen nicht beim Training

Während du trainierst, wachsen deine Muskeln nämlich nicht: Dann sind sie ja mit Arbeiten beschäftigt. Erst danach sagt sich dein Gehirn: »Mensch, das war anstrengend heute. Möglich, dass das beim nächsten Mal wieder so ist. Dann will ich mal für mehr Muskelmasse sorgen.« In der Regenerationsphase baut dann dein Körper die Muskelfasern auf und schon nach wenigen Trainingswochen spürst und siehst du den Effekt. Also:

»*Besser vernünftig und mit Pausen trainieren.*«

Nach einem anstrengenden Krafttraining brauchen deine Muskeln eine Pause von mindestens zwei Tagen, um sich zu regenerieren und wachsen zu können.
Mit niedrigeren Belastungen kannst du aber fast jeden Tag trainieren. Oder du wechselst die Muskelgruppen an den Trainingstagen ab. Deswegen habe ich meine Be-Your-Best-Übungen nach Muskelgruppen beziehungsweise Körperteilen geordnet:

- ✕ Beine & Po (ab Seite 50)
- ✕ Rücken & Schultern (ab Seite 68)
- ✕ Brust & oberer Rücken (ab Seite 88)
- ✕ Bauch & Core (ab Seite 100)
- ✕ Unterer Rücken (ab Seite 132)
- ✕ Arme (ab Seite 142)

> Wenn du krank bist, solltest du aufs Training verzichten. Ein paar Tage aussetzen ist nicht schlimm, aber den Herzmuskel zu schädigen schon. Pausen sind bei Infekten wie einer Grippe und besonders bei Fieber also ein Muss, um das Immunsystem nicht zu schwächen.

Du bist dein bester Trainer!

Die Übungen in diesem Buch bieten dir so viele Variationen und Belastungsmöglichkeiten, dass du jeden Muskel gezielt trainieren kannst. Dabei habe ich darauf geachtet, dass es für jeden Körperbereich Übungen mit unterschiedlichen Schwierigkeitsgraden gibt.

Wichtig ist, dass du alle Übungen »sauber« ausführst, denn nur der korrekte Bewegungsablauf bringt den Effekt. Deswegen machst du sie am Anfang langsam und kontrolliert. Wenn du sie beherrschst, darfst du das Tempo steigern.

Schaue dir also die Übungen auf den nächsten Seiten an und suche dir die heraus, die du machen willst. Einige davon kennst du vielleicht, weil es »Klassiker« sind. Traue dich aber auch an die neuen heran, denn so wird dein Körper rundherum gefordert und du hast mehr Abwechslung.
Ab Seite 156 findest du ein Work-out, das du als Einsteiger über neun Wochen machen kannst. Wenn du dann Blut geleckt hast, kannst du dich auch noch mit Spezial-Workouts für einen toll definierten Oberkörper oder für dein Sixpack fit machen.

MEINE 11 PERSÖNLICHEN TRAININGSTIPPS FÜR DICH

Vielleicht kennst du den einen oder anderen Tipp schon. Ich bin nicht ihr Erfinder. Aber ich habe die Erfahrung gemacht, dass sie, sofern sie regelmäßig beherzigt werden, die Lebensqualität langfristig und nachhaltig verbessern. Verinnerliche diese kleinen Ratschläge, sie werden nicht nur dein Training bereichern, sondern auch deine persönliche Entwicklung steigern.

WENN DU DIR EINEN STRAFFEN KÖRPER FORMEN MÖCHTEST, DANN IST KONSTANZ WICHTIG.

ENTDECKE DIE ZAHLREICHEN MÖGLICHKEITEN, MIT DENEN DU DAS WACHSTUM DEINER MUSKELN BEEINFLUSSEN KANNST. WÄHLE DAS ZIEL, DAS DU ERREICHEN MÖCHTEST: DU ENTSCHEIDEST, OB DEINE MUSKELN NUR STÄRKER ODER AUCH GRÖSSER WERDEN SOLLEN.

DAS IDEALE TRAINING IST IMMER UMFASSEND: DU MACHST MÖGLICHST VIELE FREIE BEWEGUNGEN, DIE ALLE MUSKELN EINBEZIEHEN. WÄHLE DAZU DIE PASSENDEN ÜBUNGEN AUS DEM BASIC-TEIL AUS.

ACHTE DARAUF, DASS DIE ÜBUNGEN IMMER KORREKT UND KONTROLLIERT, LANGSAM UND BEWUSST MACHST. SIEH DIR IMMER DAS BILD MIT DER ENDPOSITION AN UND LIES DIE BESCHREIBUNG DURCH.

WENN DU DEINE MUSKELN SCHNELL ZUM WACHSEN BRINGEN WILLST GEHE NACH DIESEM SCHEMA VOR:
PRO ÜBUNG 4 BIS 6 SÄTZE
SATZ 1 BIS 3: 20 WIEDERHOLUNGEN
SATZ 4 BIS 6: 15 WIEDERHOLUNGEN
ZWISCHEN DEN SÄTZEN:
30 SEKUNDEN PAUSE

✕

FÜR SCHLANKE ATHLETISCHE MUSKELN TRAINIERE INTENSIV UND MIT WENIGER WIEDERHOLUNGEN:
PRO ÜBUNG 1 BIS 3 SÄTZE
SATZ 1: 10 WIEDERHOLUNGEN
SATZ 2: 8 WIEDERHOLUNGEN
SATZ 3: 6 WIEDERHOLUNGEN
ZWISCHEN DEN SÄTZEN: 1 MINUTE

✕

JEDE ÜBUNG MUSS RICHTIG SCHWER SEIN. DU MUSST DABEI AN DEINE MUSKULÄRE GRENZE KOMMEN!

✕

DEINE ERNÄHRUNG IST DER SCHLÜSSEL ZU DEINEM TRAUMKÖRPER. NIMM DESHALB KOHLENHYDRATE (ZUM BEISPIEL AUS NUDELN, REIS ODER BROT), PROTEINE (ZUM BEISPIEL AUS FLEISCH, EIERN, MILCHPRODUKTEN UND HÜLSENFRÜCHTEN) UND FETTE (ZUM BEISPIEL AUS PFLANZENÖLEN UND MILCHPRODUKTEN) IN EINEM AUSGEWOGENEN VERHÄLTNIS ZU DIR. EIWEISS IST WICHTIG FÜR DEN MUSKELAUFBAU UND ERHALT UND STEHT AN ERSTER STELLE, KNAPP GEFOLGT VON VIEL GEMÜSE UND SALAT UND WENIG KOHLENHYDRATEN. VERWENDE MÖGLICHST FRISCHE PRODUKTE, BEREITS SIE SELBST ZU UND ESSE (UND TRINKE) MÖGLICHST WENIG ZUCKERREICHES.

✕

MACHE KEIN INTENSIVES TRAINING MEHR KURZ VOR DEM SCHLAFENGEHEN.

✕

GEHE AM BESTEN ZWISCHEN 22 UND 23 UHR INS BETT. SO GEWINNST DU DIE OPTIMALE ZEITSPANNE, UM ZU REGENERIEREN UND MUSKELN AUFZUBAUEN.

✕

TRAINIERE UND FORDERE DEIN GEHIRN REGELMÄSSIG DURCH NEUE HERAUSFORDERUNGEN.

Nº 1

BEINE & PO

AUSFALLSCHRITT

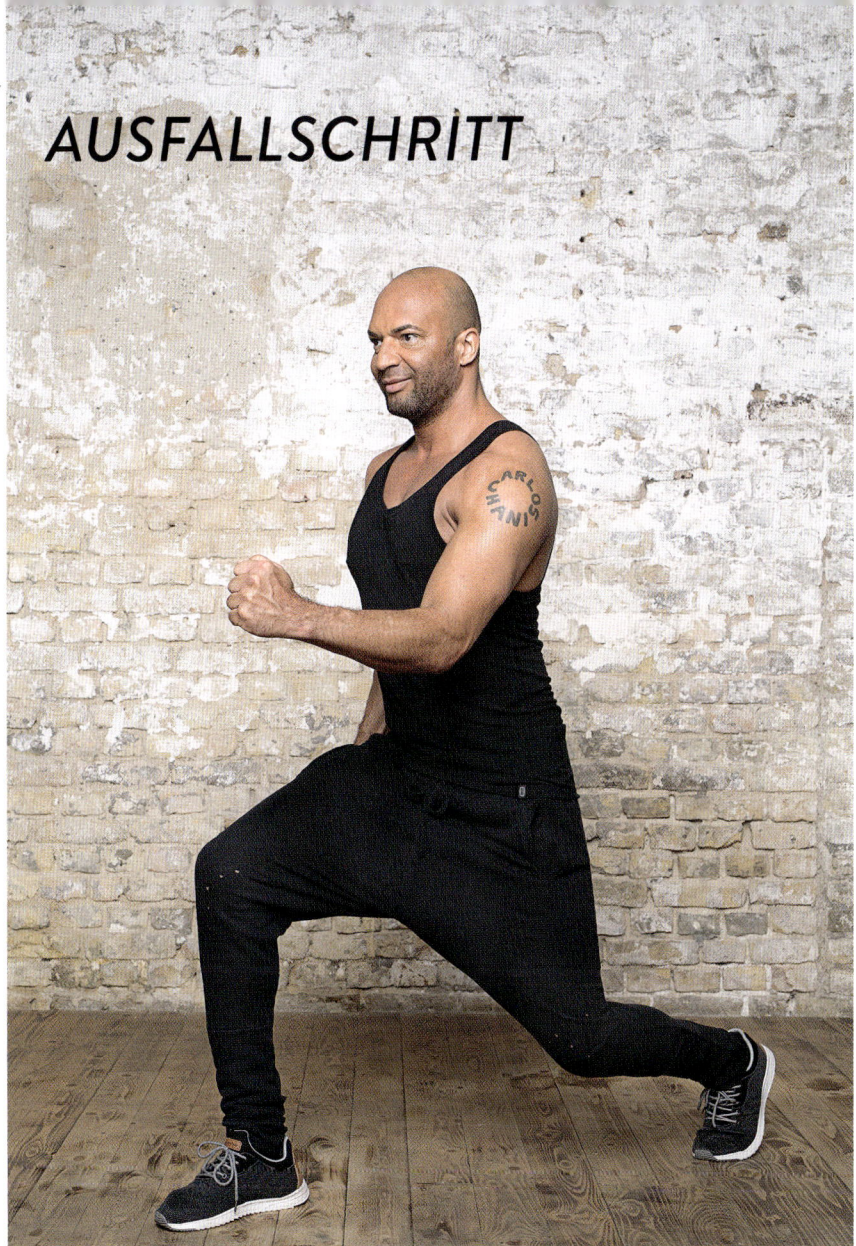

1. Mache einen großen Ausfallschritt nach vorn. Nimm jetzt die Arme schwungvoll und angebeugt in die Bewegung mit.

2. Gehe nun nach unten, bis dein hinteres Knie fast den Boden berührt. Dein Oberkörper bleibt aufrecht und das vordere Knie ragt nicht über die Zehenspitzen hinaus. Schaffst du es so weit, dass dein hinteres Knie fast den Boden berührt? Das ist toll! Wenn nicht, ist das kein Drama: Du tastest dich einfach mit jedem Training etwas weiter ran.

3. Nun das Ganze mit dem anderen Bein.

Beine & Po

Rücken & Schultern

Brust & oberer Rücken

Bauch & Core

Unterer Rücken

Arme

Work-outs

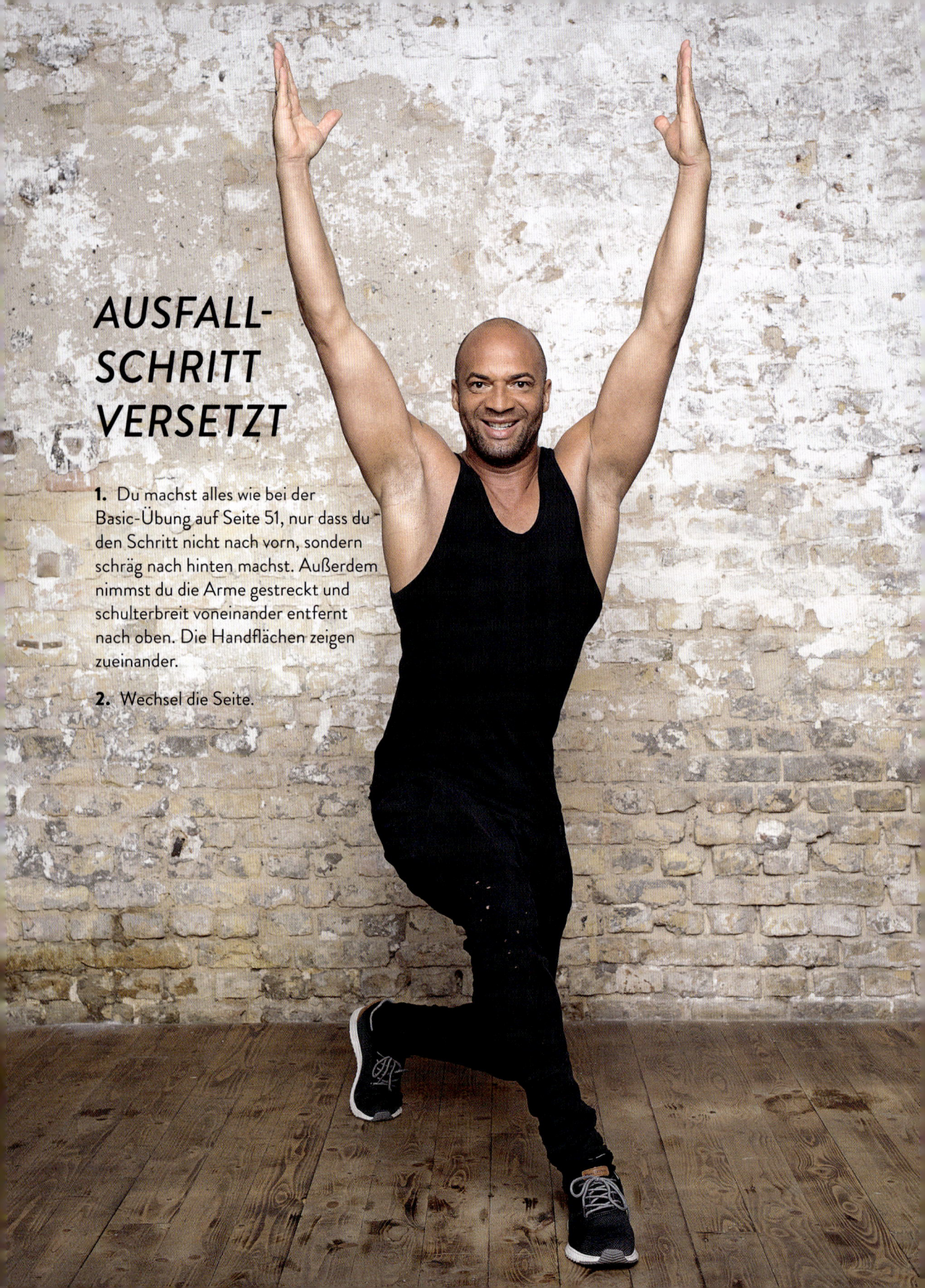

AUSFALL-SCHRITT VERSETZT

1. Du machst alles wie bei der Basic-Übung auf Seite 51, nur dass du den Schritt nicht nach vorn, sondern schräg nach hinten machst. Außerdem nimmst du die Arme gestreckt und schulterbreit voneinander entfernt nach oben. Die Handflächen zeigen zueinander.

2. Wechsel die Seite.

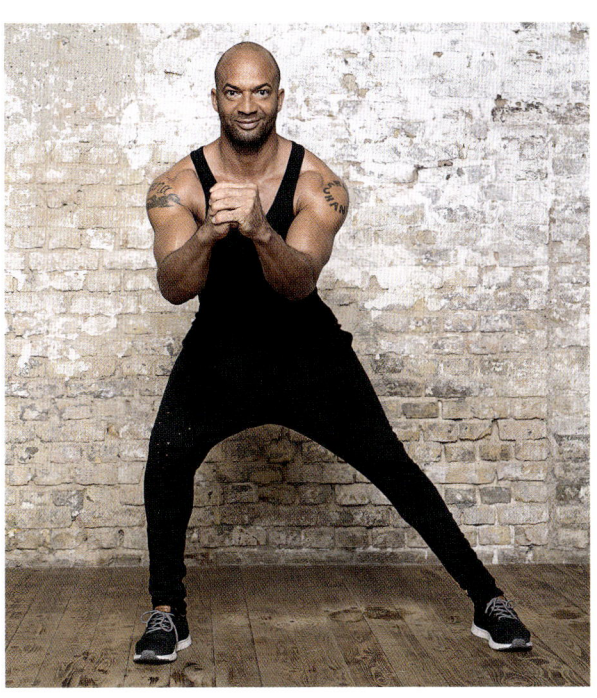

ZUR SEITE

1. Bringe die Arme mit übereinandergelegten Fäusten vor den Oberkörper und mache einen großen Ausfallschritt zur Seite.

2. Beuge das Bein, das den Schritt macht, im Knie. Lass das andere Bein durchgestreckt.

3. Drücke dich von der Ferse des gebeugten Beines wieder nach oben in die Ausgangsposition.

4. Jetzt wechselst du die Seite.

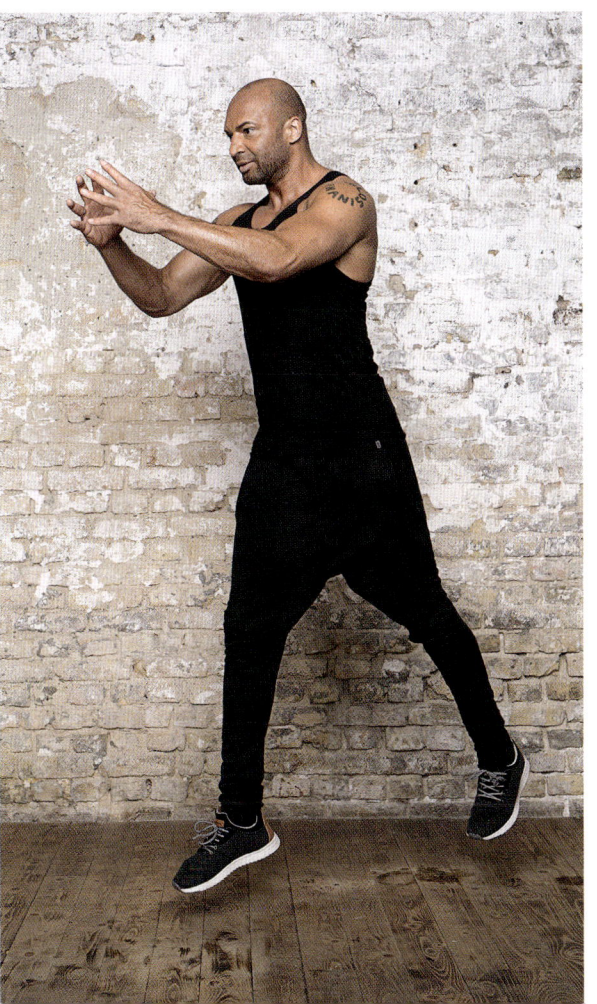

MIT SPRUNG

Du machst einen Ausfallschritt, springst hoch, landest wieder und wiederholst die Übung zur anderen Seite. Nimm deine Arme und Hände immer aktiv in die Bewegung mit.

Beine & Po
Rücken & Schultern
Brust & oberer Rücken
Bauch & Core
Unterer Rücken
Arme
Work-outs

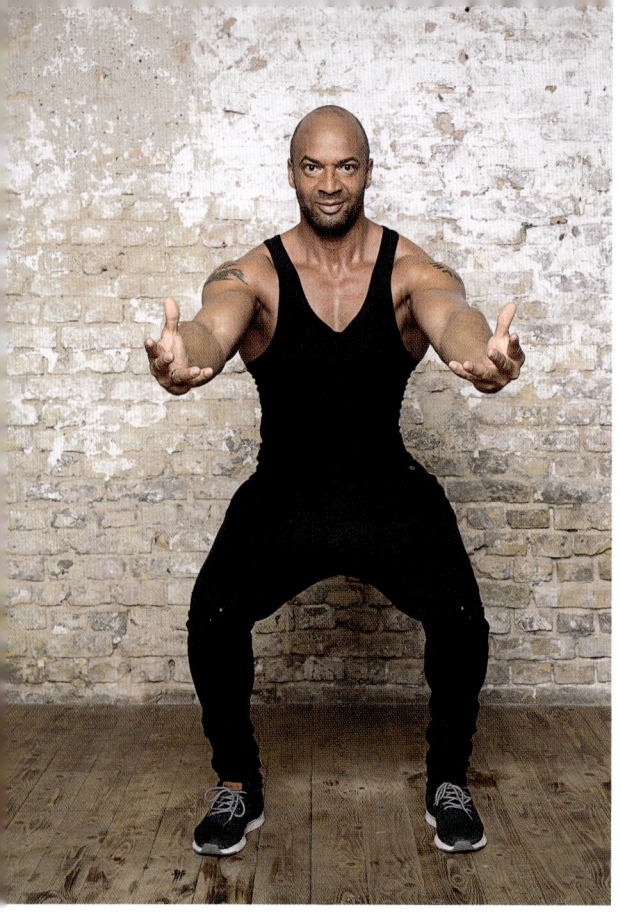

KNIEBEUGE

1. Stehe aufrecht, spanne den Bauch an und strecke die Arme nach vorn aus. Die Hände sind nach oben geöffnet.

2. Beuge deine Knie nun so weit wie möglich und drücke sie leicht nach außen, als würdest du dich auf einen Stuhl setzen. Dabei bleiben Kopf und Rücken gerade. Die Arme streckst du auf Schulterhöhe nach vorne aus.

3. Dann drückst du dich nur mit der Kraft deiner Beine wieder hoch.

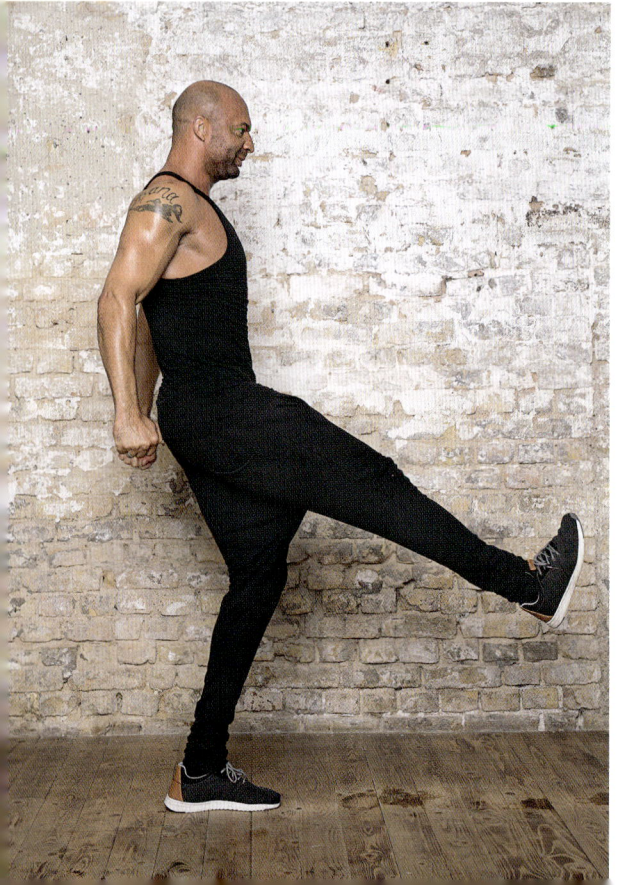

MIT KICK

1. Gehe in die Ausgangsstellung wie bei Step 2 der Basic-Übung.

2. Beim Hochgehen löst du den rechten Fuß vom Boden und machst einen Kick nach vorn. Deine Arme streckst du parallel zum Rücken nach hinten aus, die Hände ballst du zu Fäusten.

3. Bei der nächsten Kniebeuge ist der linke Fuß mit dem Kick an der Reihe.

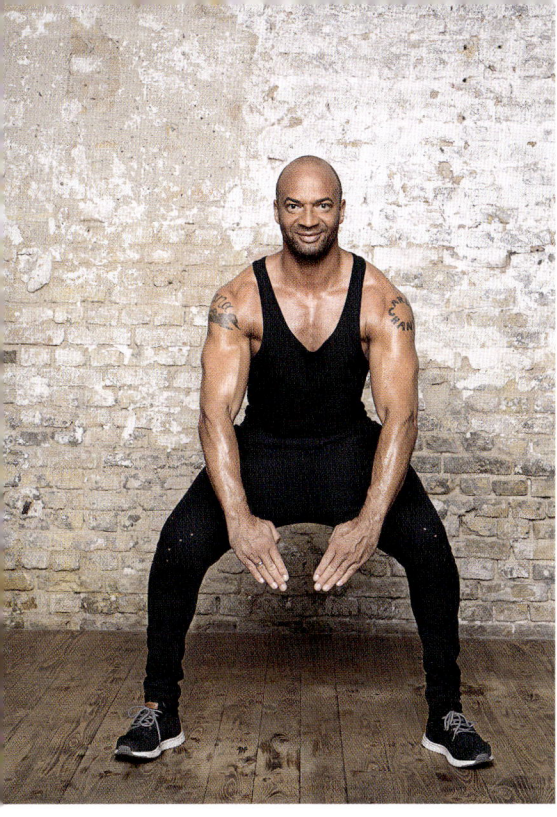

SUMO

1. Gehe in die Ausgangsstellung wie bei Step 1 der Basic-Übung auf der linken Seite oben mit etwas weiter gerätschten Beinen. Deine Arme streckst du nach vorn und unten aus. Deine Handflächen zeigen zum Körper und die Hände bilden ein »V«.

2. Beuge nun langsam die Beine so weit, bis deine Oberschenkel parallel zum Boden sind. Am tiefsten Punkt hältst du die Spannung für ein paar Sekunden.

3. Dann drückst du dich wieder hoch in die Ausgangsposition und achtest dabei darauf, deine Gesäßmuskeln fest anzuspannen.

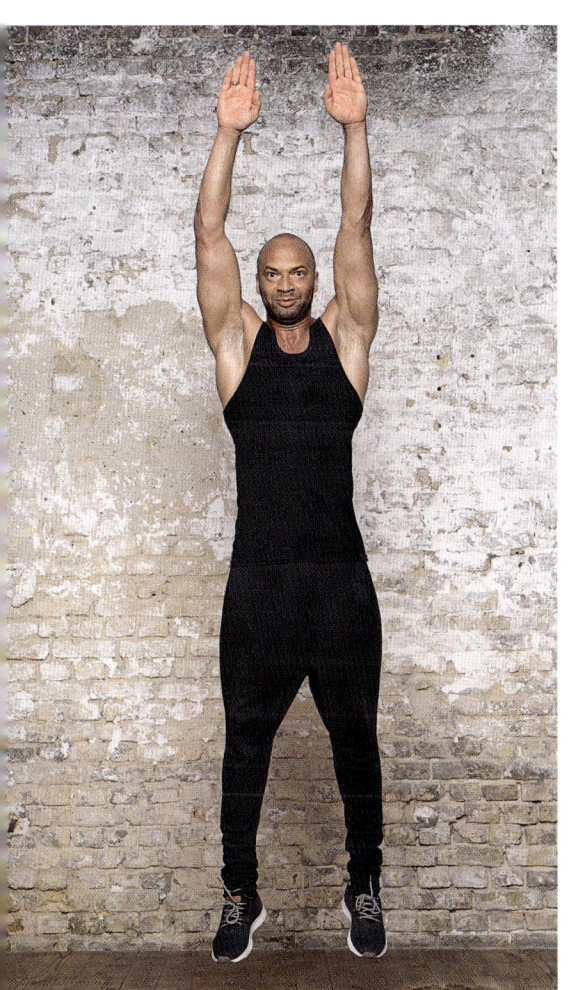

MIT SPRUNG

1. Gehe in die Ausgangsstellung wie bei Step 1 der Basic-Übung auf der linken Seite oben. Dann machst du eine Kniebeuge, wie unter Step 2 beschrieben. Deine Oberschenkel müssen in etwa parallel zum Boden sein und dein Po ist leicht nach hinten gestreckt.

2. Jetzt holst du mit den Armen Schwung und springst, so hoch wie du kannst, vom Boden ab.

3. Versuche, auf dem Fußballen zu landen und den Fuß langsam abzurollen.

Beine & Po

Rücken & Schultern

Brust & oberer Rücken

Bauch & Core

Unterer Rücken

Arme

Work-outs

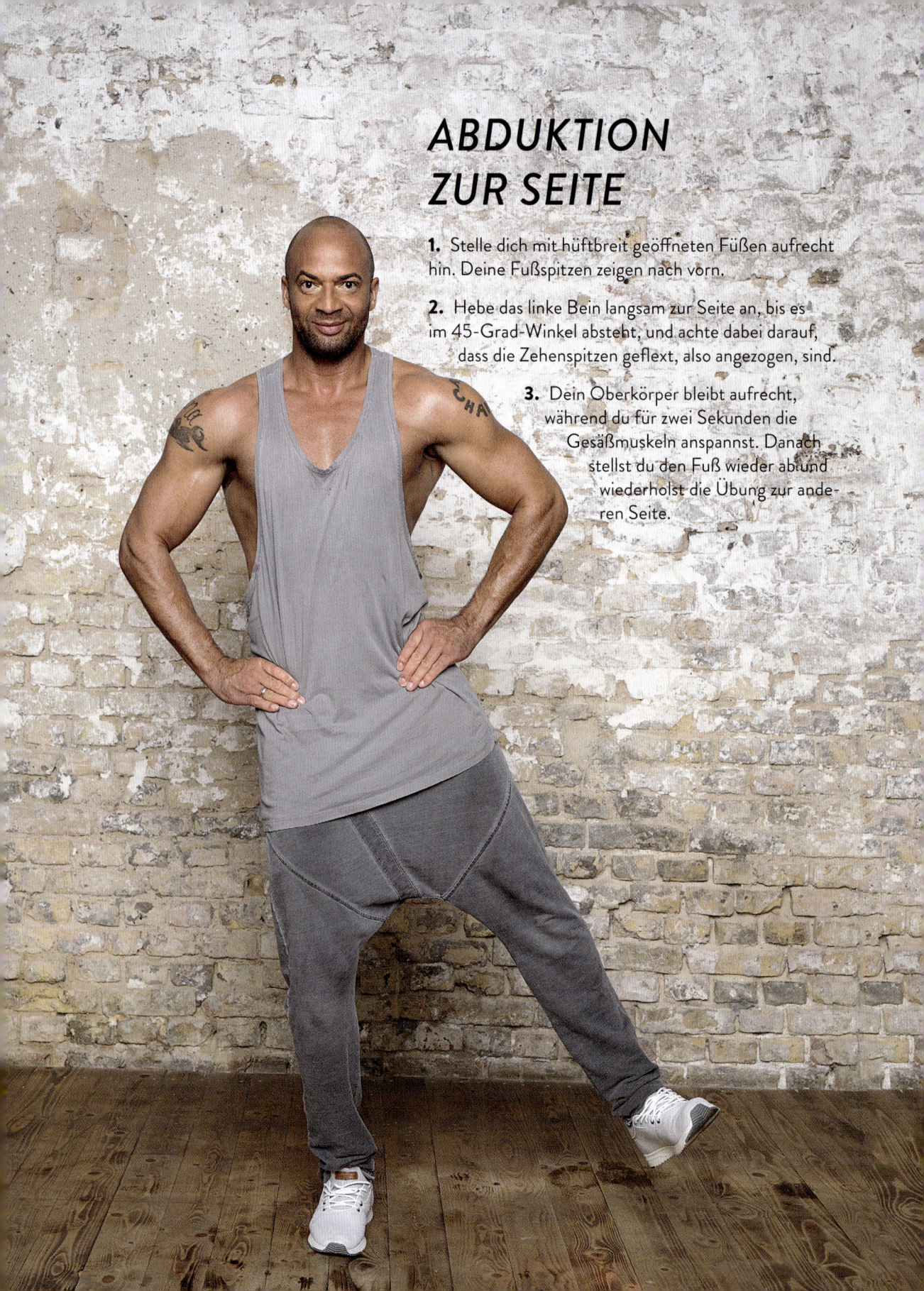

ABDUKTION ZUR SEITE

1. Stelle dich mit hüftbreit geöffneten Füßen aufrecht hin. Deine Fußspitzen zeigen nach vorn.

2. Hebe das linke Bein langsam zur Seite an, bis es im 45-Grad-Winkel absteht, und achte dabei darauf, dass die Zehenspitzen geflext, also angezogen, sind.

3. Dein Oberkörper bleibt aufrecht, während du für zwei Sekunden die Gesäßmuskeln anspannst. Danach stellst du den Fuß wieder ab und wiederholst die Übung zur anderen Seite.

MIT KICK

1. Gehe in den Vierfüßlerstand. Kopf und Rücken bilden eine Linie. Die Hände stehen unter den Schultern auf dem Boden.

2. Hebe nun ein Bein im 90-Grad-Winkel langsam nach oben, der Fuß ist geflext. Halte die Position einige Atemzüge lang und setze dann das Knie langsam wieder am Boden ab.

3. Wechsle die Seite und weiter geht's.

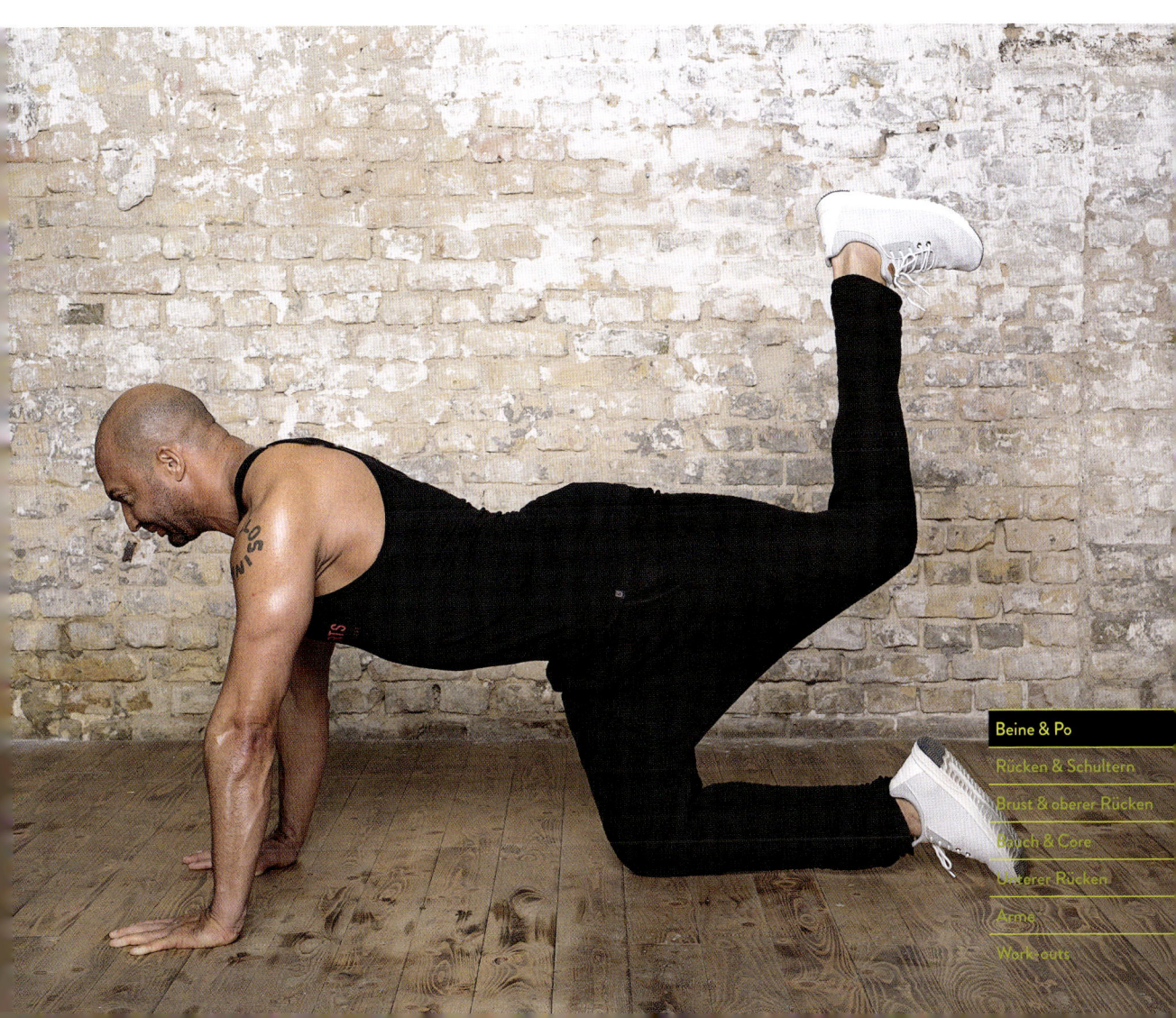

Beine & Po
Rücken & Schultern
Brust & oberer Rücken
Bauch & Core
Unterer Rücken
Arme
Work-outs

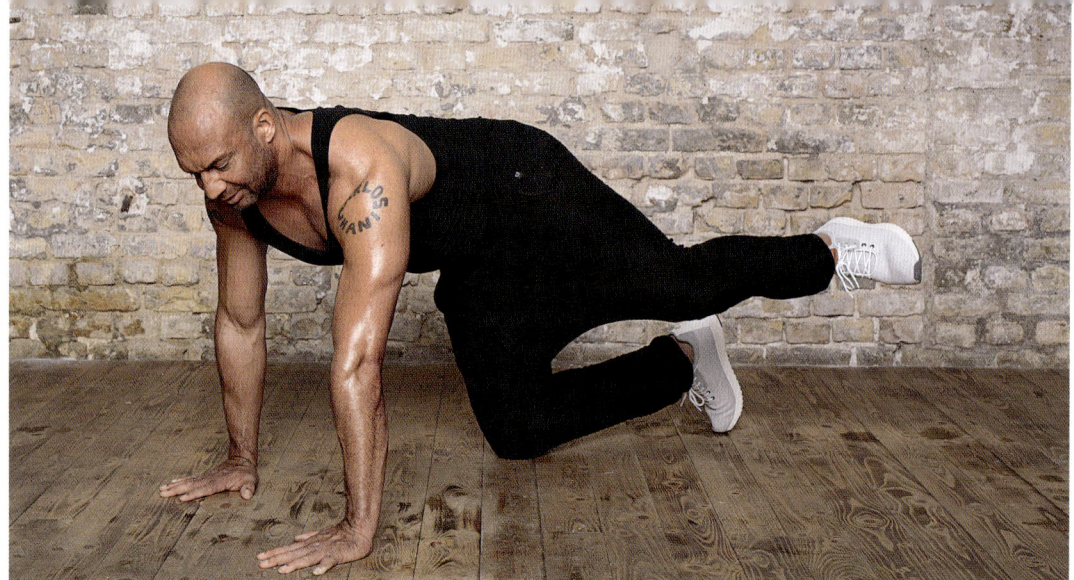

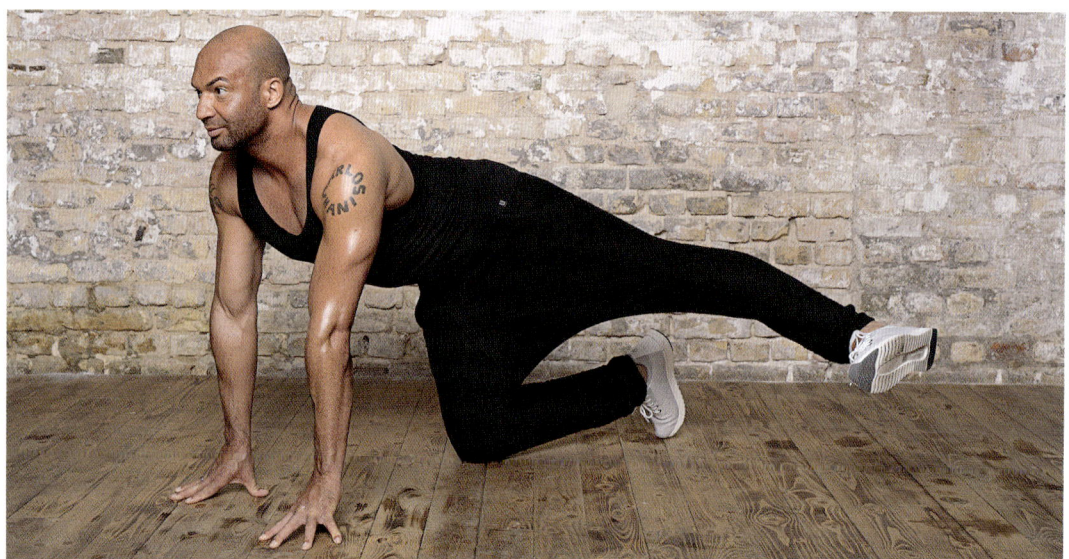

ABDUKTION ZUR SEITE GEBEUGT

1. Gehe in den Vierfüßlerstand (siehe Bild oben). Hebe ein Bein angewinkelt zur Seite hoch. Das Gesäß ist angespannt.

2. An der höchsten Stelle hältst du die Spannung für ein bis zwei Sekunden und lässt dann dein Bein wieder hinunter in die Ausgangsposition. Anschließend Seitenwechsel.

GESTRECKT

1. Du gehst in den Vierfüßlerstand und streckst ein Bein langsam gestreckt und mit geflextem Fuß zur Seite aus. Drücke dich gleichzeitig auf den Fingerspitzen nach oben. (siehe Bild unten).

2. Halte die Position ein paar Atemzüge lang und führe das Bein wieder in die Ausgangsposition zurück. Wechsle die Seite.

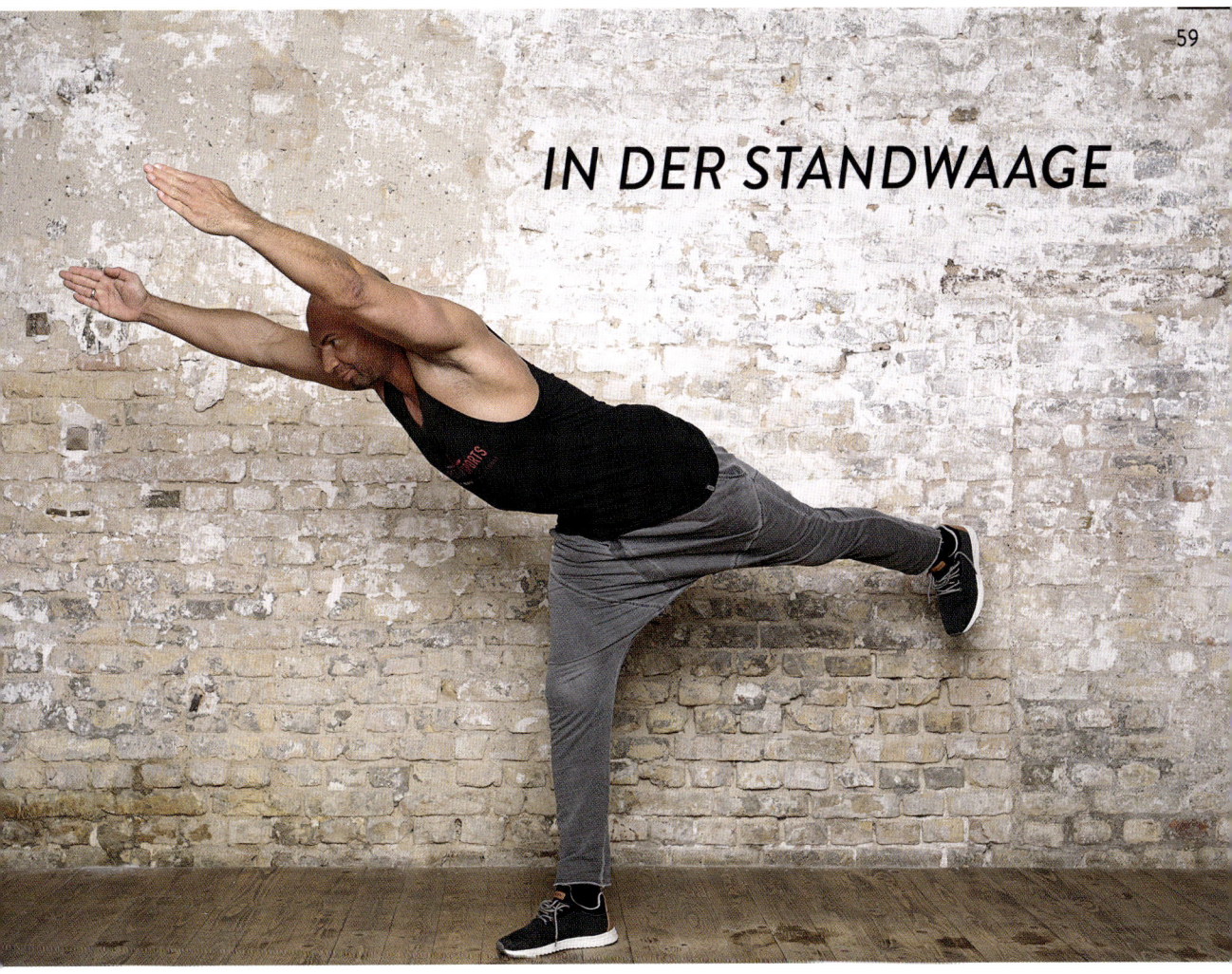

IN DER STANDWAAGE

1. Stelle dich aufrecht hin, bringe Spannung in den Körper und verlagere dein Gewicht auf das rechte Bein.

2. Strecke das linke Bein gerade und mit geflextem Fuß nach hinten aus und gehe mit dem Oberkörper nach unten und vorne. Deine Arme bilden die Verlängerung deines Körpers, die Handflächen zeigen zueinander. Idealerweise streckst du das Bein bis auf Hüfthöhe, sodass Rücken und Bein eine Linie bilden.

3. Halte diese Position für einige Sekunden. Wechsle dann die Seite.

Beine & Po

Rücken & Schultern

Brust & oberer Rücken

Bauch & Core

Unterer Rücken

Arme

Work-outs

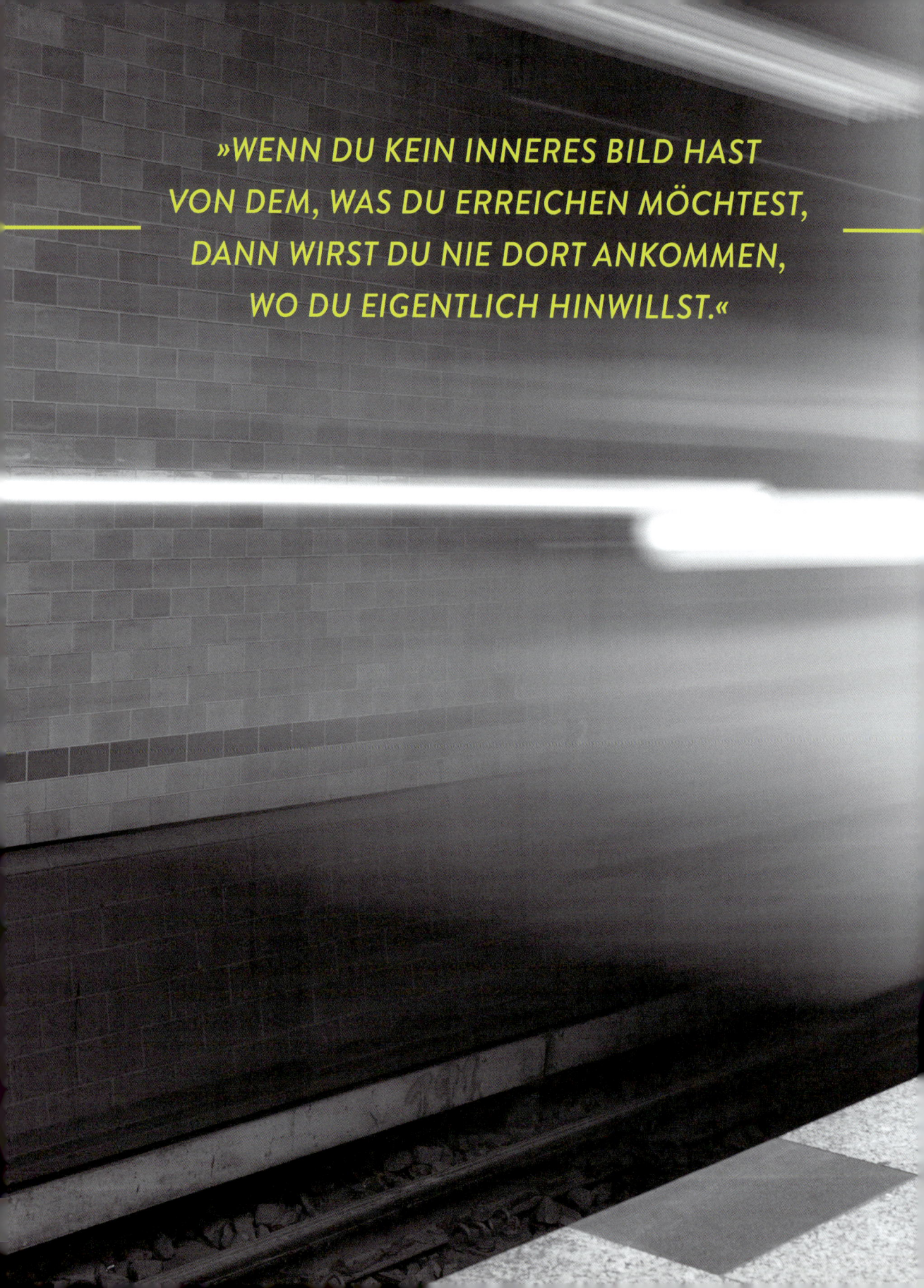

»WENN DU KEIN INNERES BILD HAST VON DEM, WAS DU ERREICHEN MÖCHTEST, DANN WIRST DU NIE DORT ANKOMMEN, WO DU EIGENTLICH HINWILLST.«

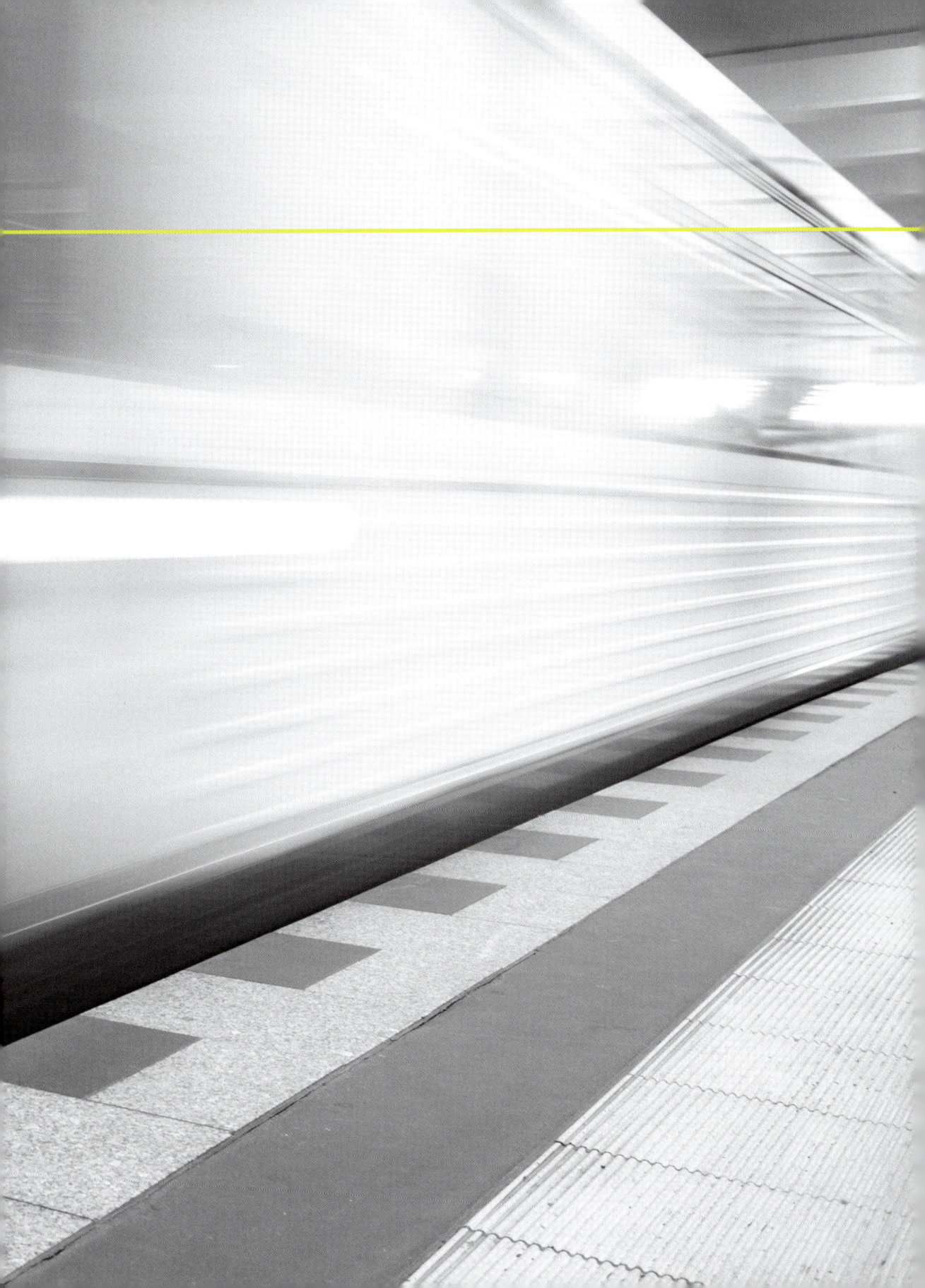

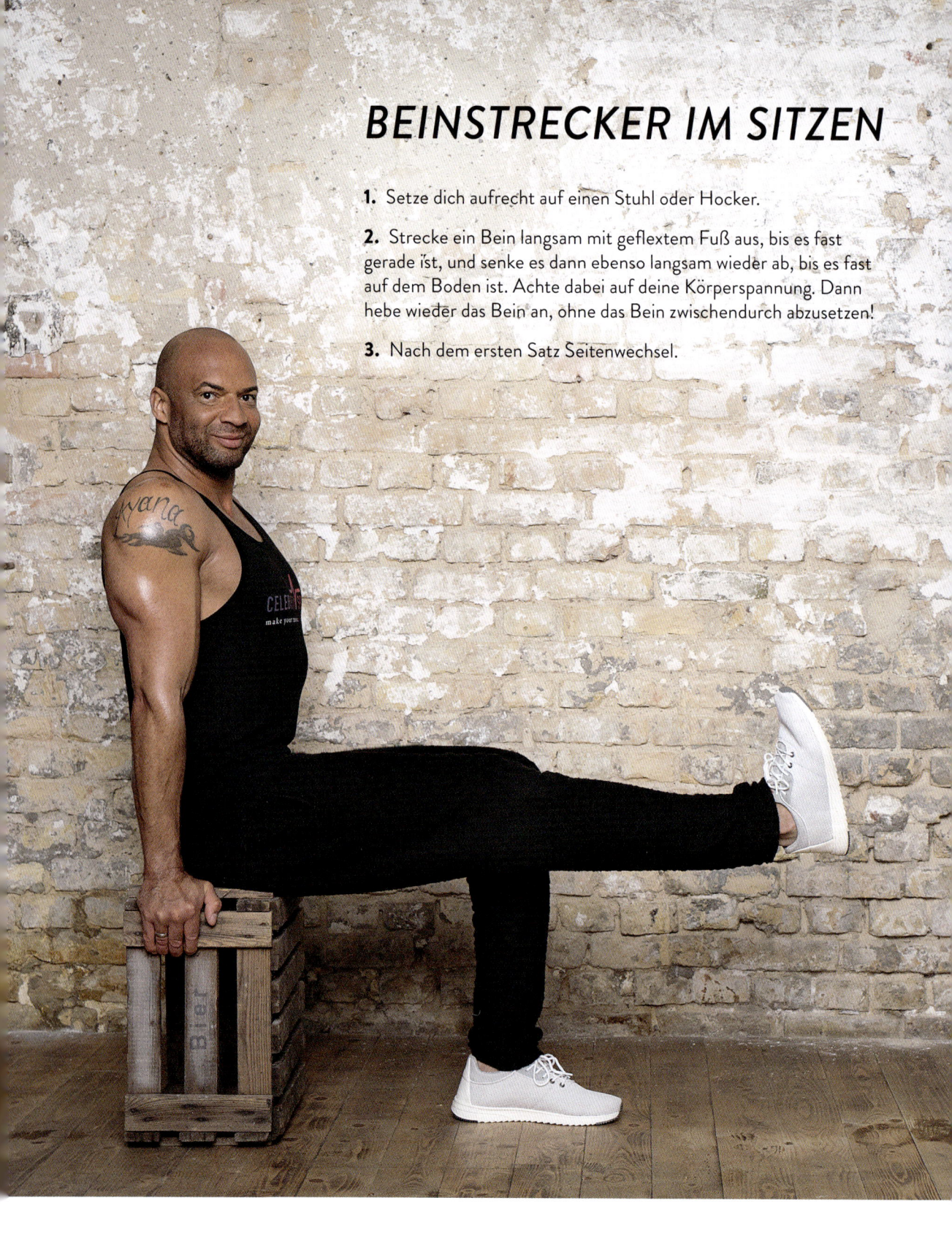

BEINSTRECKER IM SITZEN

1. Setze dich aufrecht auf einen Stuhl oder Hocker.

2. Strecke ein Bein langsam mit geflextem Fuß aus, bis es fast gerade ist, und senke es dann ebenso langsam wieder ab, bis es fast auf dem Boden ist. Achte dabei auf deine Körperspannung. Dann hebe wieder das Bein an, ohne das Bein zwischendurch abzusetzen!

3. Nach dem ersten Satz Seitenwechsel.

IM STEHEN

1. Stelle dich aufrecht hin und fixiere einen Punkt an der Wand, um bei dieser Übung das Gleichgewicht besser zu halten. Strecke nun ein Bein unter Spannung und mit geflextem Fuß nach vorn oben – so hoch du kannst. Die Arme sind hinter dem Rücken nach unten gestreckt, die Hände gefaustet. Stelle dir die Bewegung wie eine Art Kick vor. Je höher du dein Bein bringst, desto intensiver und effektiver wird die Übung.

2. Senke das Bein langsam wieder ab und wiederhole die Übung zur anderen Seite.

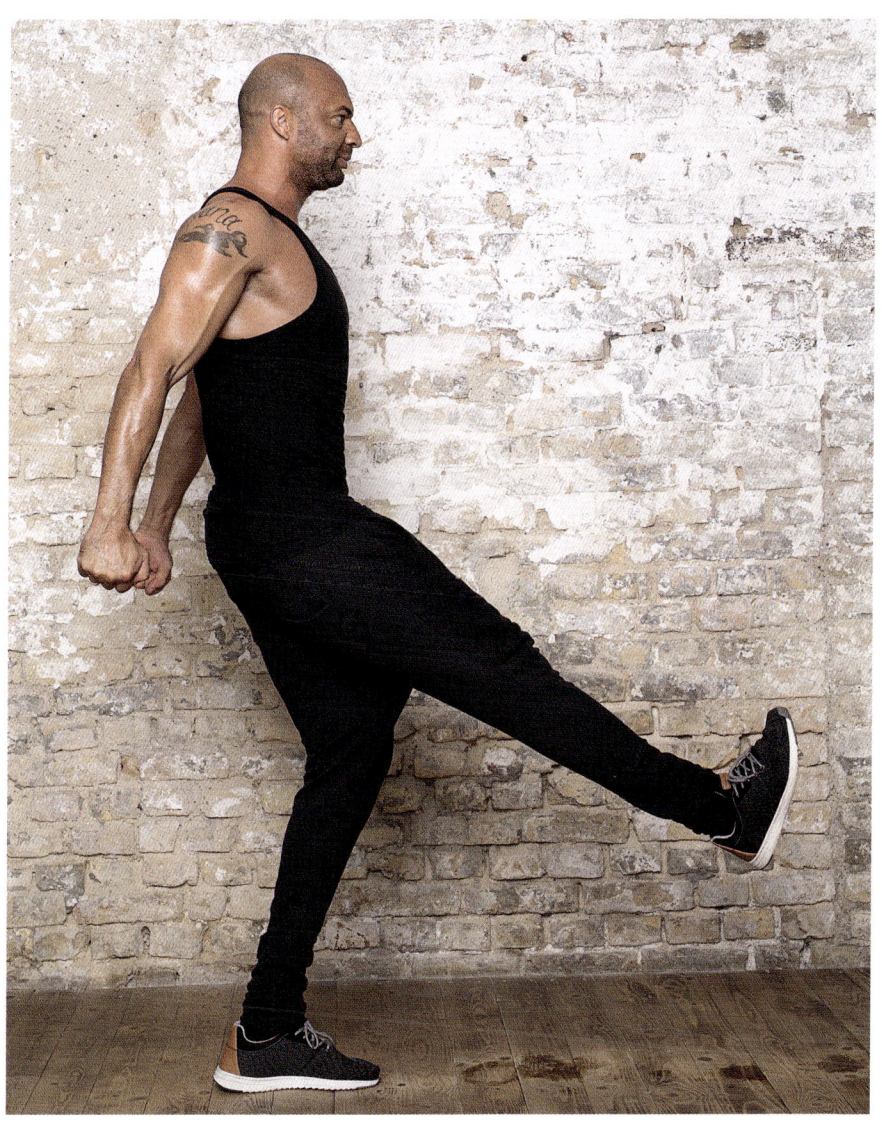

Beine & Po

Rücken & Schultern

Brust & oberer Rücken

Bauch & Core

Unterer Rücken

Arme

Work-outs

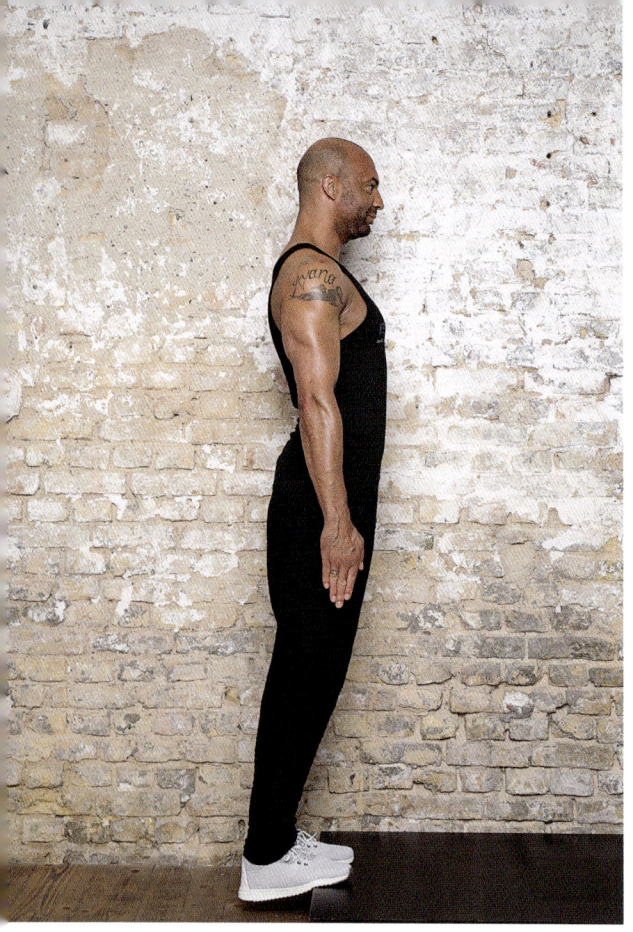

WADENHEBEN

1. Stelle dich mit beiden Beinen auf eine Treppenstufe oder einen anderen erhöhten, stabilen Absatz.

2. Rutsche so weit nach hinten, dass nur noch deine Fußballen auf dem Absatz stehen. Senke nun deine Fersen in Richtung Boden ab, bis deine Waden maximal gedehnt sind. Achte darauf, dass deine Knie dabei nur minimal gebeugt sind. Die Arme sind durchgestreckt, die Fingerspitzen zeigen zum Boden.

3. Halte die Position am tiefsten Punkt für eine Sekunde und drücke dich dann langsam so weit wie möglich hoch. Halte auch diese Position eine Sekunde lang.

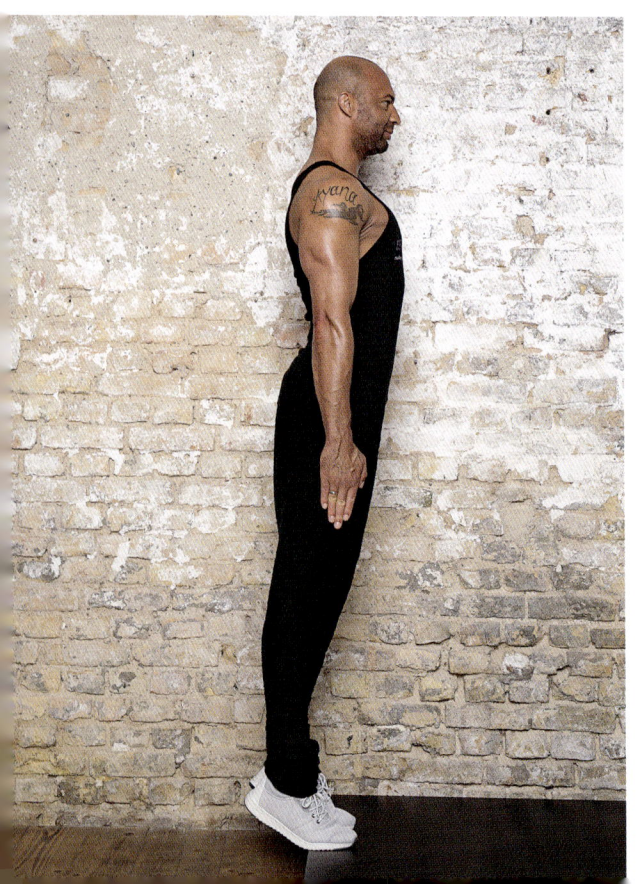

MIT EINEM BEIN

1. Jetzt das Ganze auf einem Bein: Du machst alles wie bei der Basic-Übung auf der linken Seite, nur dass du jetzt auf einem Bein stehst und das zweite Bein leicht angewinkelt und mit geflextem Fuß oben hältst. Du kannst dich zur Stabilisierung auch an einem Treppengeländer oder einer Stuhllehne festhalten.

2. Achte unbedingt auf die Spannung in den Beinen und im Po.

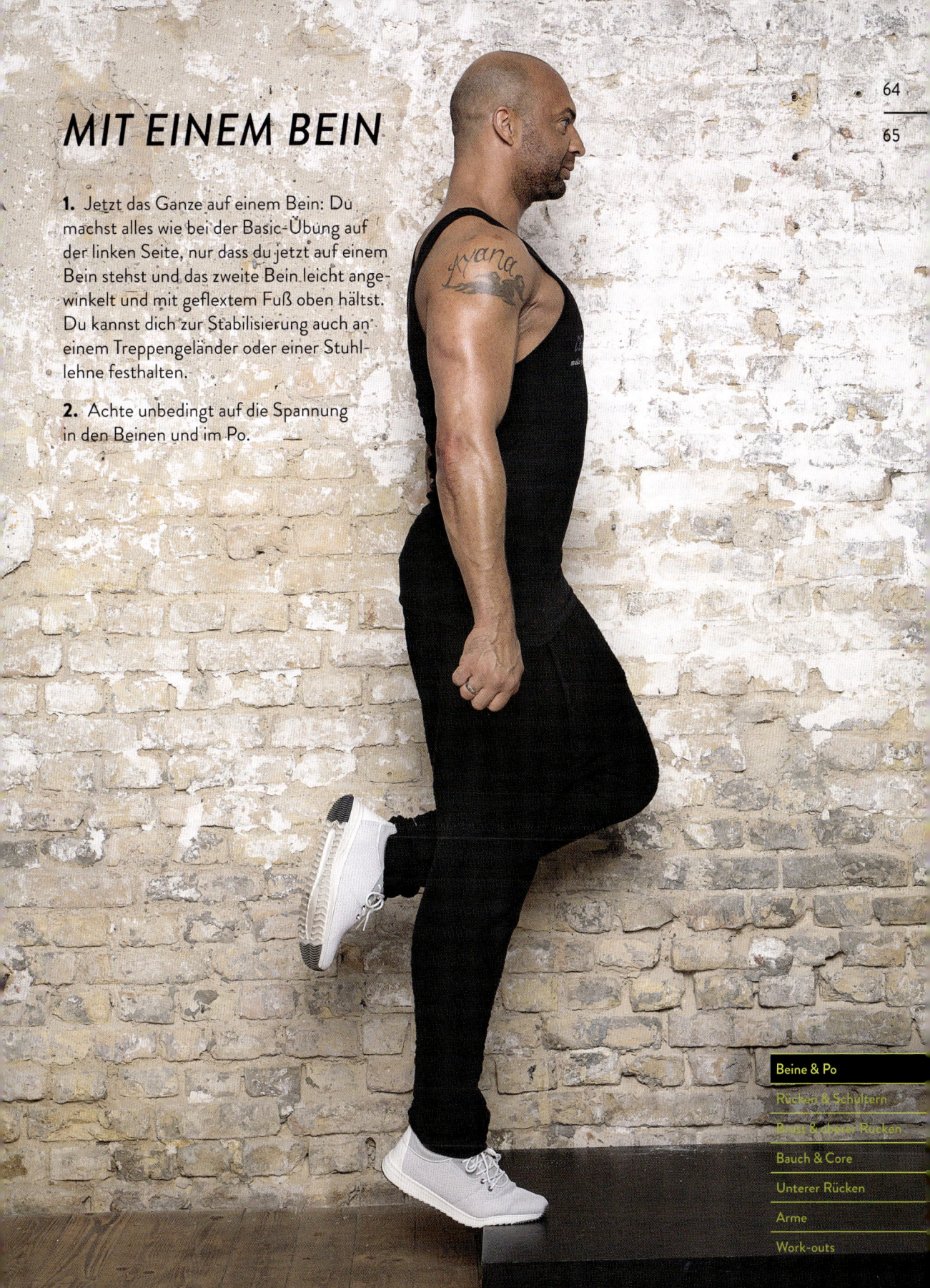

ÜBUNG 3: ENTWICKLE DEN GLAUBEN AN DICH SELBST

Viele Menschen sind sich ihrer selbst leider nicht bewusst. Sie haben kein Selbstbewusstsein (nicht gleichzusetzen mit Selbstvertrauen). Das heißt: Sie wissen nicht, wer sie wirklich sind und was sie ausmacht. Wenn man sie fragt, worin sie gut sind, folgt oft Schweigen. Wenn man sie dann allerdings fragt, worin sie schlecht sind, folgen oft sehr ausführliche Antworten.

»MACHE NICHT DIE UMSTÄNDE ODER DEN ZUFALL DAFÜR VERANTWORTLICH, WENN DU NOCH NICHT DAS LEBEN HAST, DAS DU GERNE HÄTTEST, SONDERN SORGE SELBST DAFÜR, DIR DAS LEBEN ZU ERSCHAFFEN, DAS DU MÖCHTEST«.

Bitte mache dir daher eine Sache bewusst: **Jeder Mensch hat Schwächen, aber genauso viele, wenn nicht noch viel mehr Stärken – auch du.** Du musst sie nur erkennen und wahrnehmen. Genau darum geht es bei dieser Übung.

1. Schreibe drei positive Charaktereigenschaften auf, die dir spontan zu dir einfallen:

Meine erste positive Eigenschaft ist:

Meine zweite positive Eigenschaft ist:

Meine dritte positive Eigenschaft ist:

2. Schreibe nun drei Dinge auf, in denen du gut bist:

Die erste Sache, in der ich gut bin, ist:

Die zweite Sache, in der ich gut bin, ist:

Die dritte Sache, in der ich gut bin, ist:

3. Denke jetzt über Erfolge in deinem Leben nach und notiere diese:

Mein erster Erfolg, den ich erreicht habe, ist:

Mein zweiter Erfolg, den ich erreicht habe, ist:

Mein dritter Erfolg, den ich erreicht habe, ist:

4. Und nun erinnere dich an Komplimente von anderen Menschen:

Das erste Kompliment, an das ich denke, ist:

Das zweite Kompliment, an das ich denke, ist:

Das dritte Kompliment, an das ich denke, ist:

Fällt dir etwas auf? Du bist ein toller Mensch mit vielen positiven Eigenschaften und Fähigkeiten! Genau deswegen kannst auch du alles schaffen, was du dir vornimmst ...

5. Überlege dir zum Schluss den wichtigsten Grund, warum du deine persönliche Vision umsetzen kannst:

Ich kann meine Vision umsetzen, weil ...

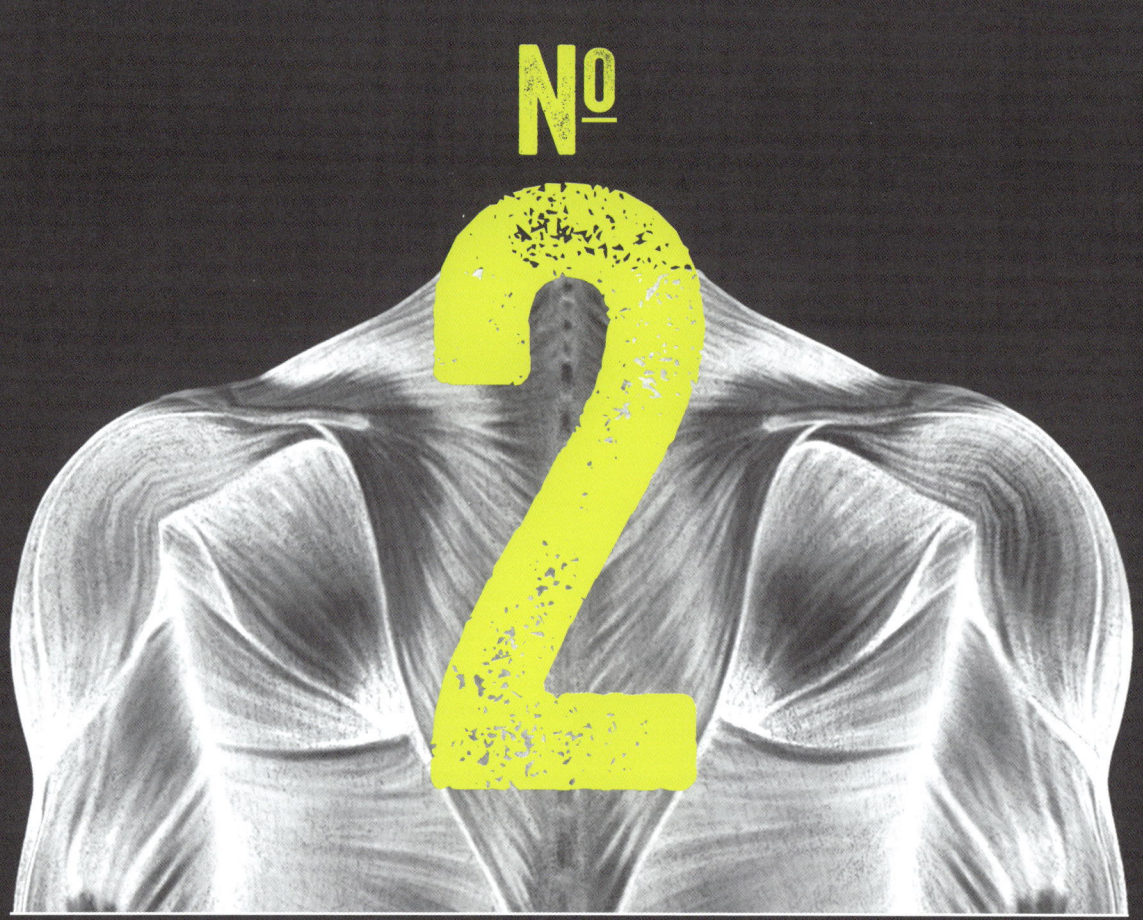

Nº 2

RÜCKEN & SCHULTERN

LATRUDERN IM STEHEN

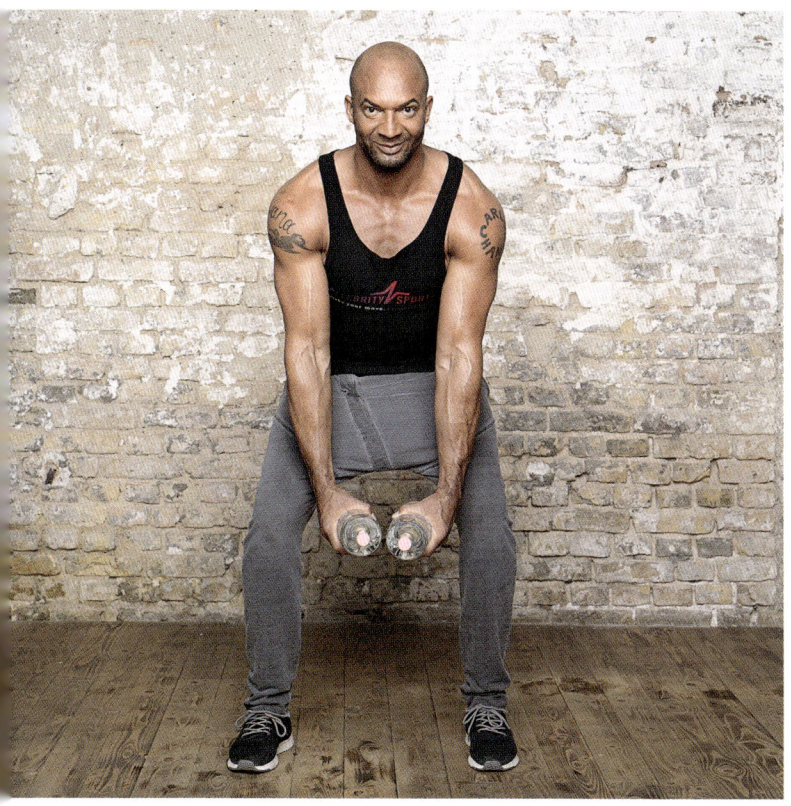
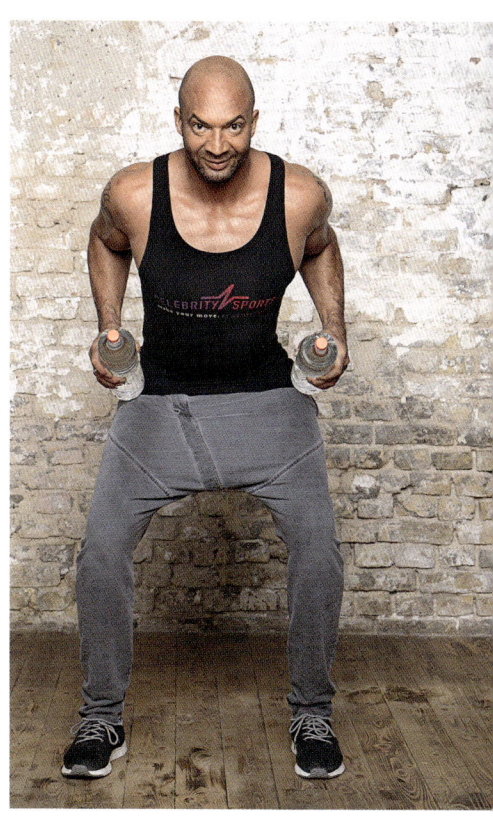

1. Nimm zwei gefüllte Wasserflaschen oder Hanteln in die Hände, gehe etwas in die Hocke und beuge dich mit geradem Rücken nach vorn. Strecke die Arme nach unten durch.

2. Ziehe nun deine Ellbogen im 90-Grad-Winkel und seitlich entlang des Oberkörpers nach hinten oben. Halte die Position für circa eine Sekunde und drücke die Schulterblätter zusammen.

3. Führe jetzt die Gewichte zurück in die Ausgangsposition. Stoppe die Bewegung, bevor die Arme völlig gestreckt sind, und beginne an diesem Punkt mit der nächsten Wiederholung. Dadurch hältst du bei dem gesamten Übungsablauf Spannung auf der Rückenmuskulatur.

Beine & Po
Rücken & Schultern
Brust & oberer Rücken
Bauch & Core
Unterer Rücken
Arme
Work-outs

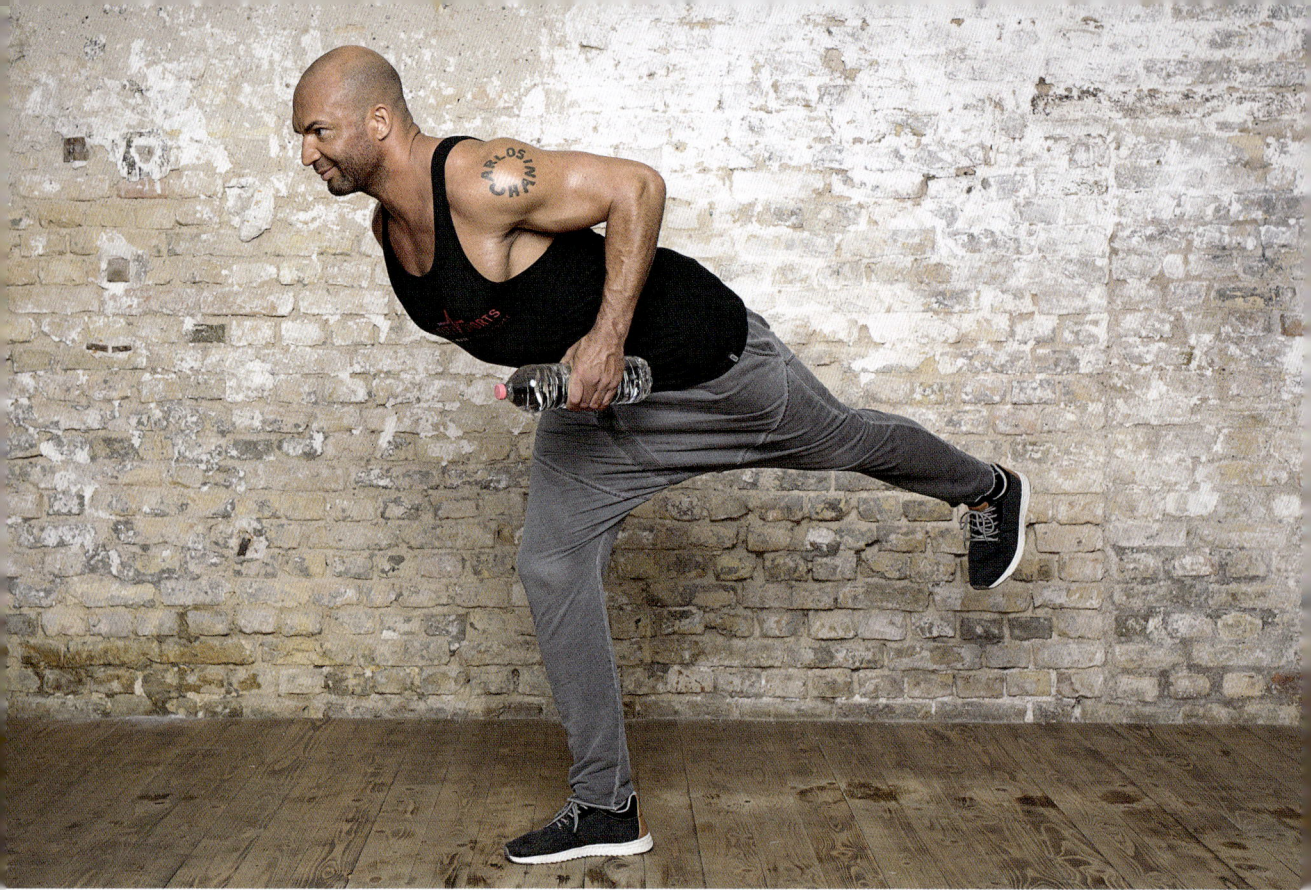

LATRUDERN AUF EINEM BEIN

1. Stelle dich aufrecht hin, bringe Spannung in den Körper und verlagere dein Gewicht auf das rechte Bein. In der linken Hand hältst du ein Gewicht. Strecke das linke Bein gerade nach hinten aus und gehe mit dem Oberkörper nach vorne und unten. Dein rechter Arm geht mit der Bewegung nach hinten. Den linken beugst du eng am Oberkörper im rechten Winkel an (Bild oben). Halte die Position für circa 1 Sekunde.

2. Nach einem Satz Seitenwechsel.

AUF EINEM BEIN, WEIT UND MIT EINEM ARM

1. Die Ausgangsposition ist die gleiche wie oben. Strecke das linke Bein gerade nach hinten aus und gehe mit dem Oberkörper nach vorne und unten. Dein rechter Arm geht mit der Bewegung nach hinten. Den linken streckst du seitlich und gebeugt aus. Halte die Position für circa 1 Sekunde.

2. Nach einem Satz Seitenwechsel.

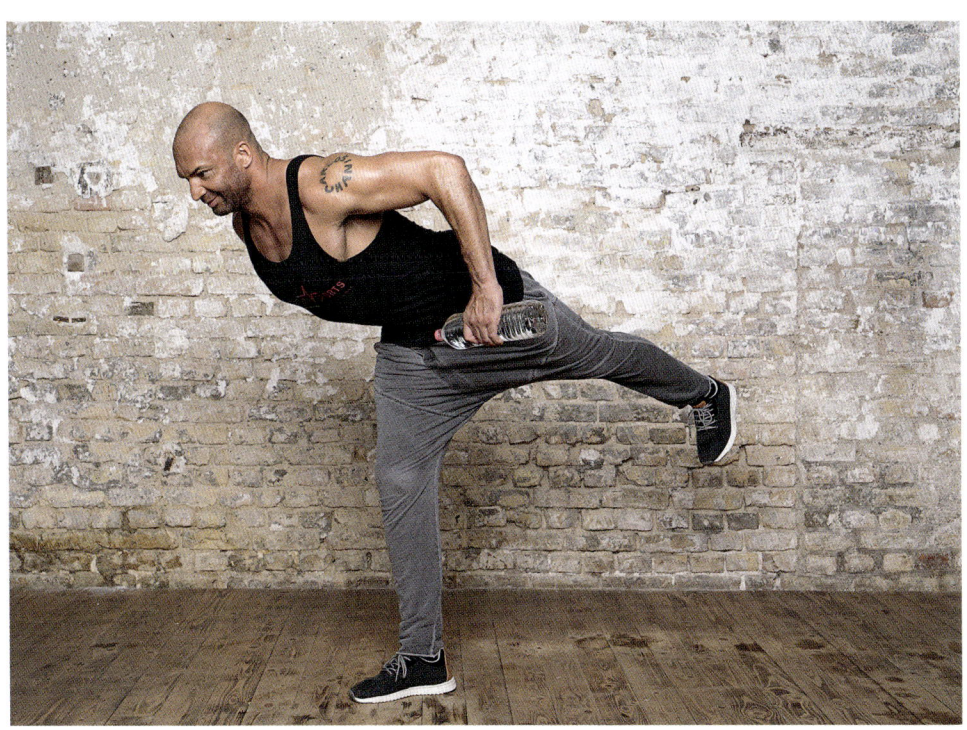

Beine & Po
Rücken & Schultern
Brust & oberer Rücken
Bauch & Core
Unterer Rücken
Arme
Work-outs

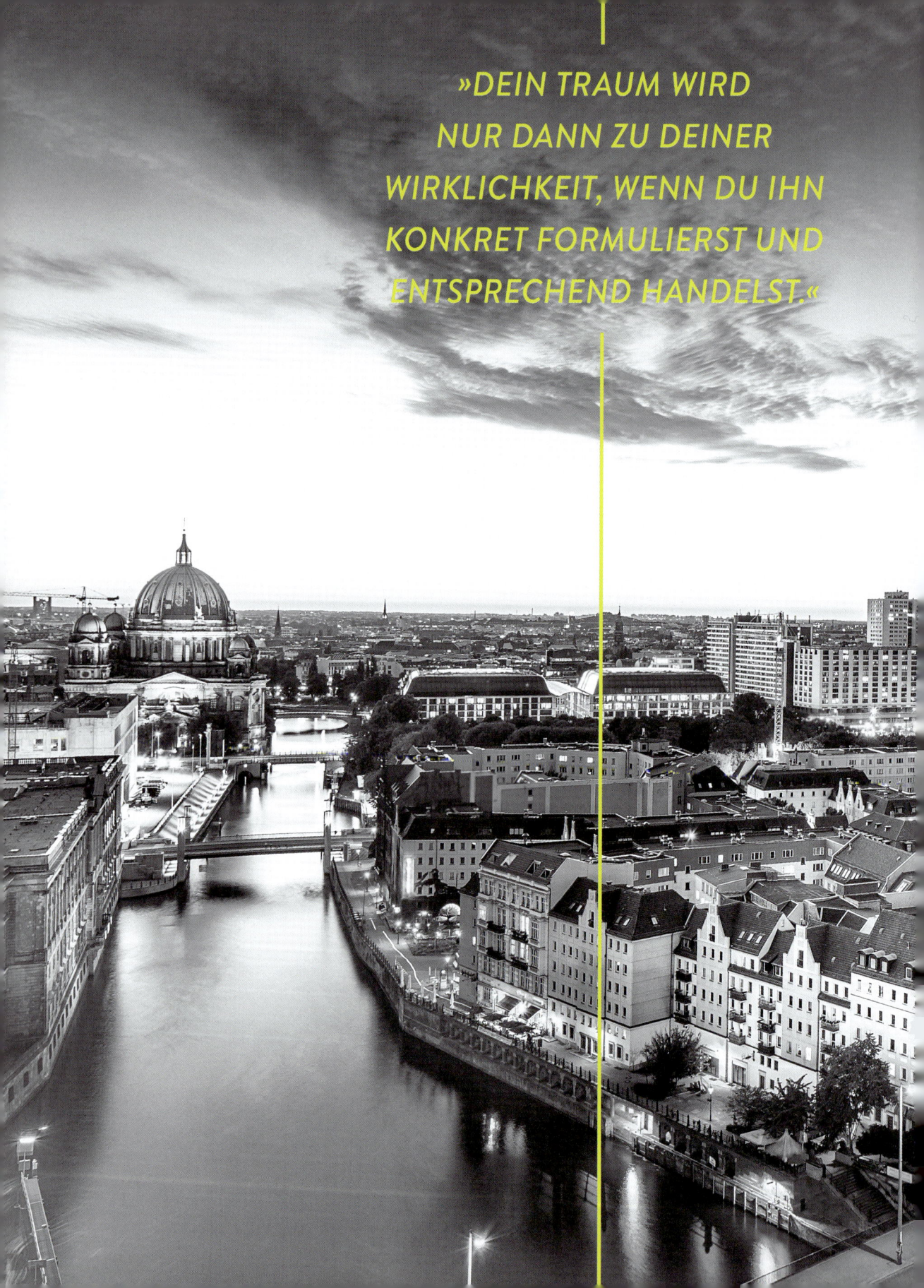

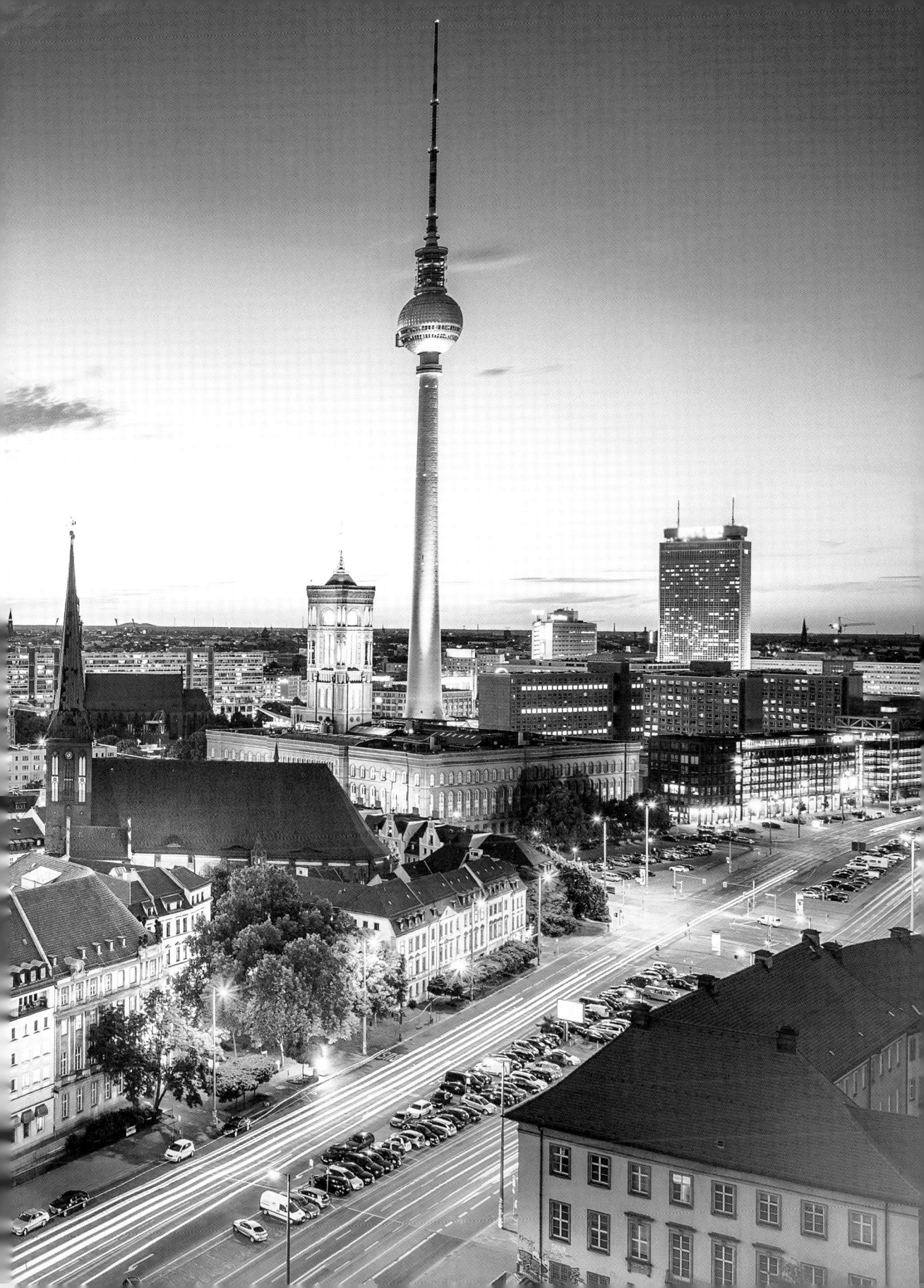

LATZIEHEN IM STEHEN

1. Gehe mit aufrechter Wirbelsäule leicht in die Hocke. Dein Rücken darf ein leichtes Hohlkreuz bilden.

2. Strecke deine Arme nach oben. Die Handflächen zeigen zueinander.

3. Ziehe dann die gestreckten Arme seitlich und nach hinten am Körper entlang. Bei der Abwärtsbewegung kannst du deine Brust leicht rausschieben. Am wichtigsten für diese Übung ist die Spannung in den Armen.

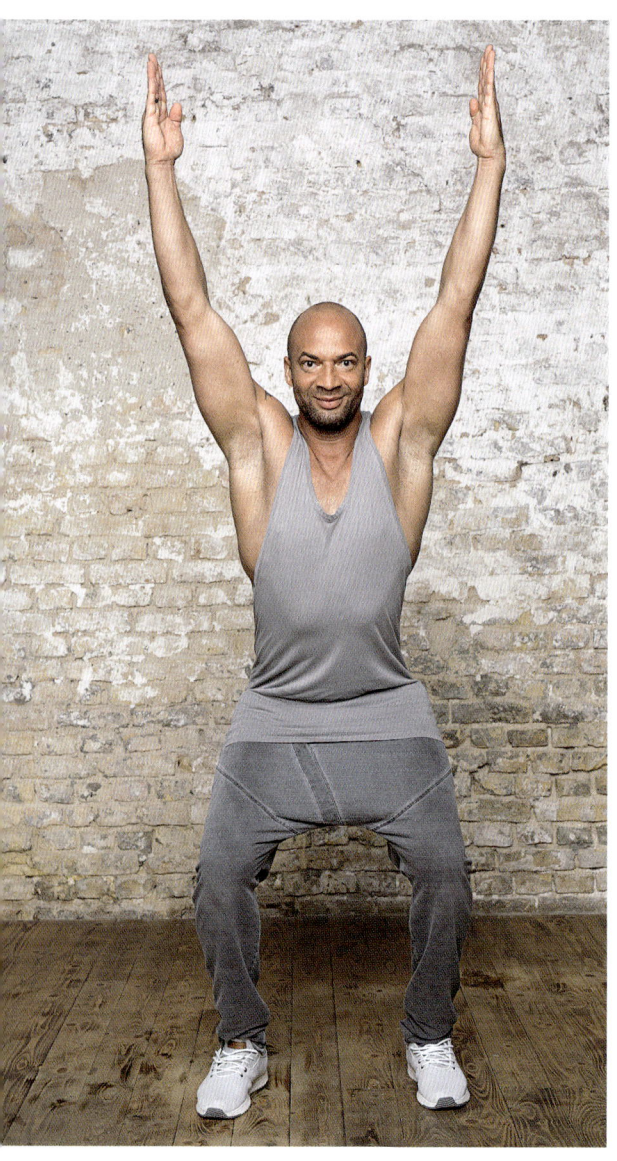
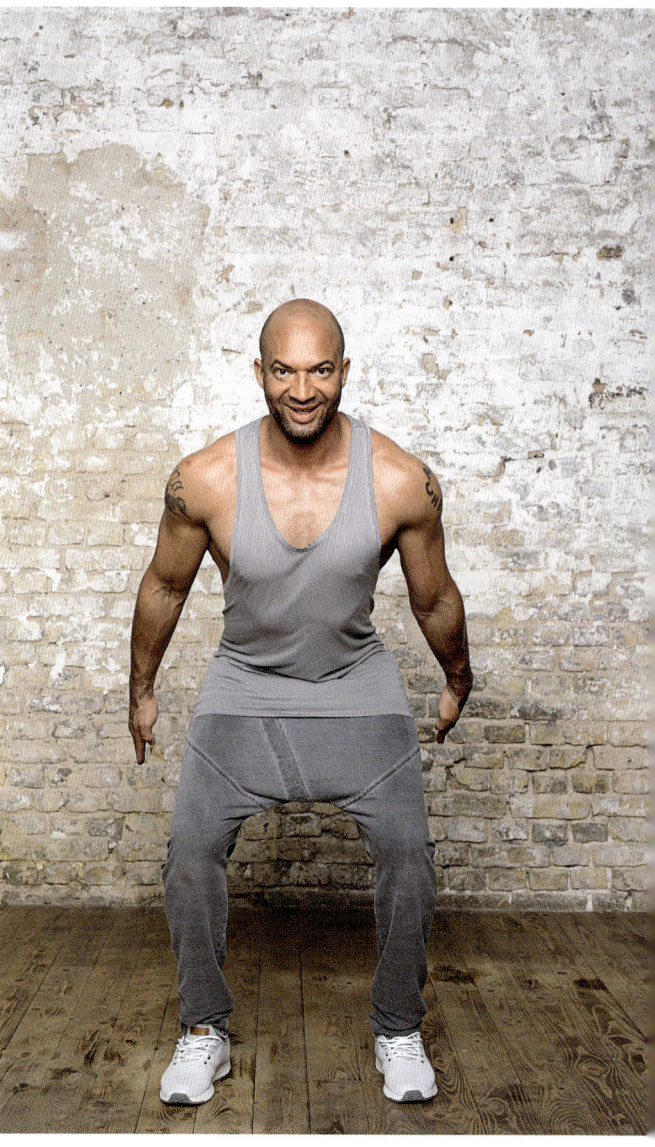

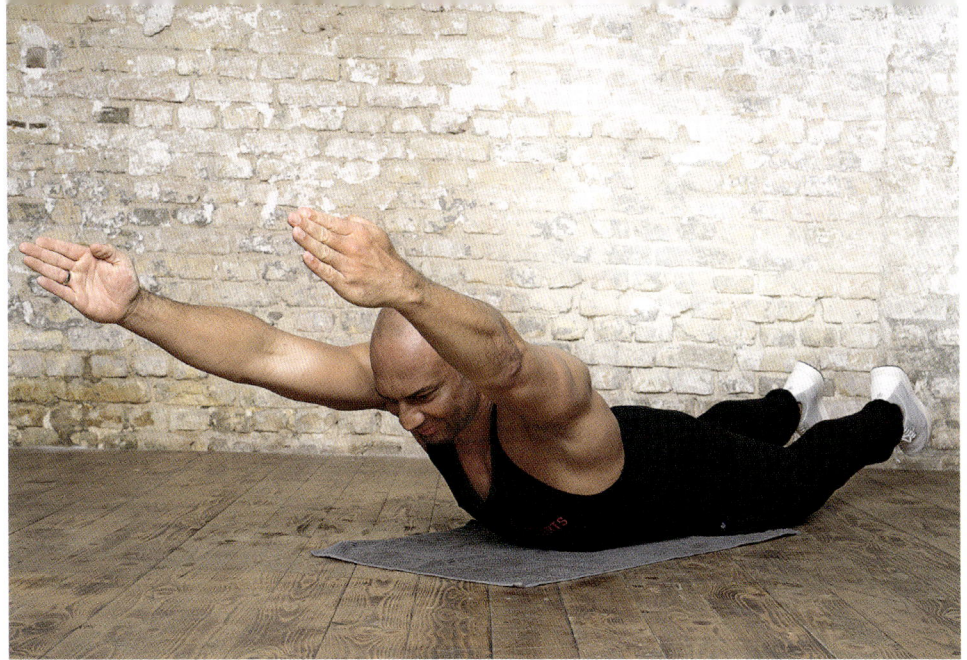

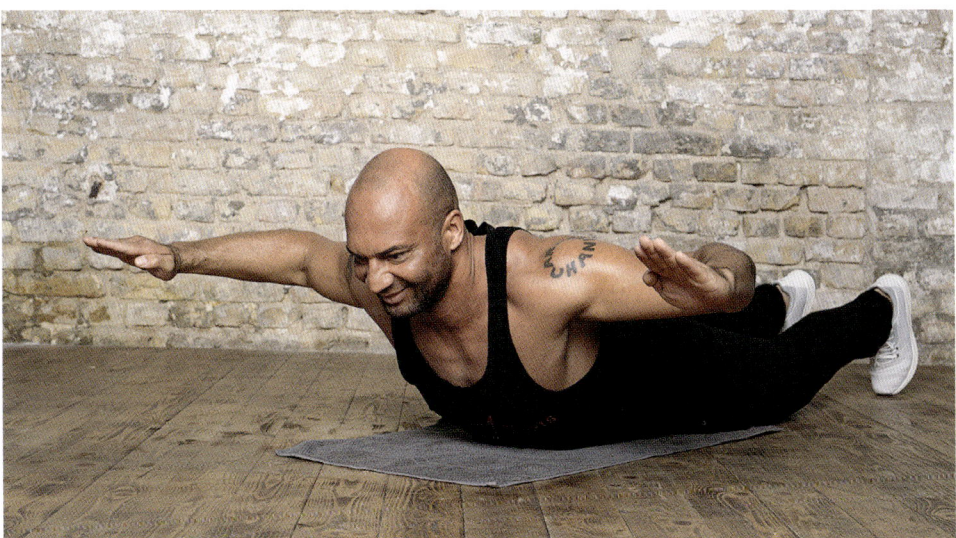

IM LIEGEN

1. Lege dich auf den Bauch und hebe deinen Oberkörper unter Spannung ein wenig vom Boden ab. Strecke die Arme über den Kopf mit den Handflächen zueinander.

2. Beuge die Arme seitlich an. Die Handflächen zeigen zum Boden. Die Ellbogen bewegen sich nah zum Körper. Achte auf die Spannung im Gesäß!

Beine & Po

Rücken & Schultern

Brust & oberer Rücken

Bauch & Core

Unterer Rücken

Arme

Work-outs

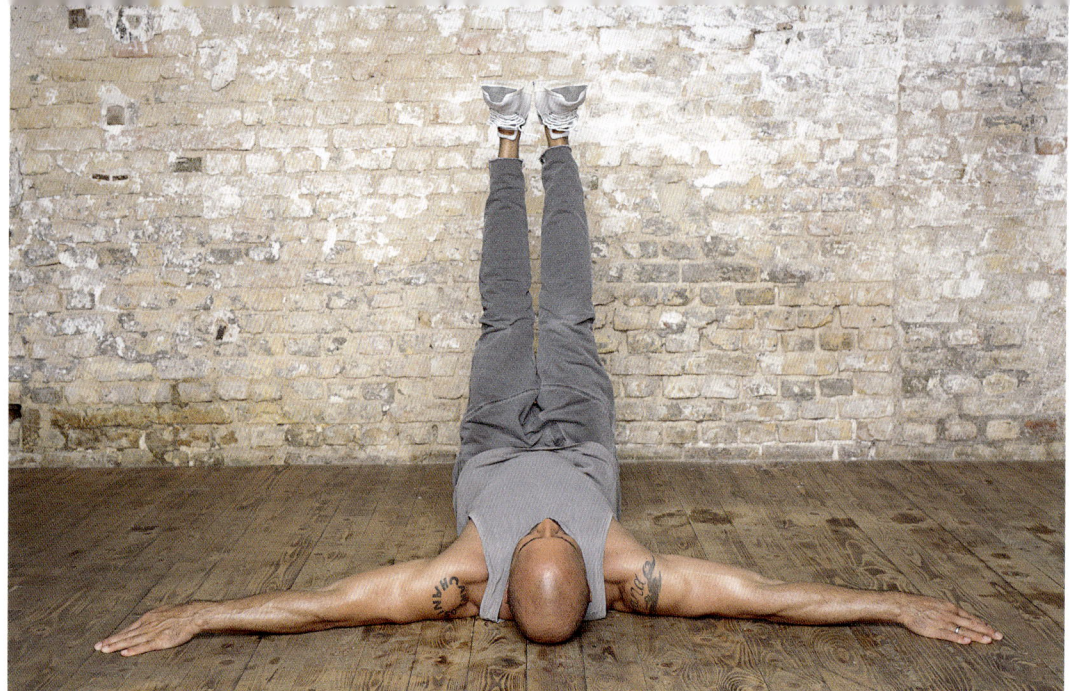

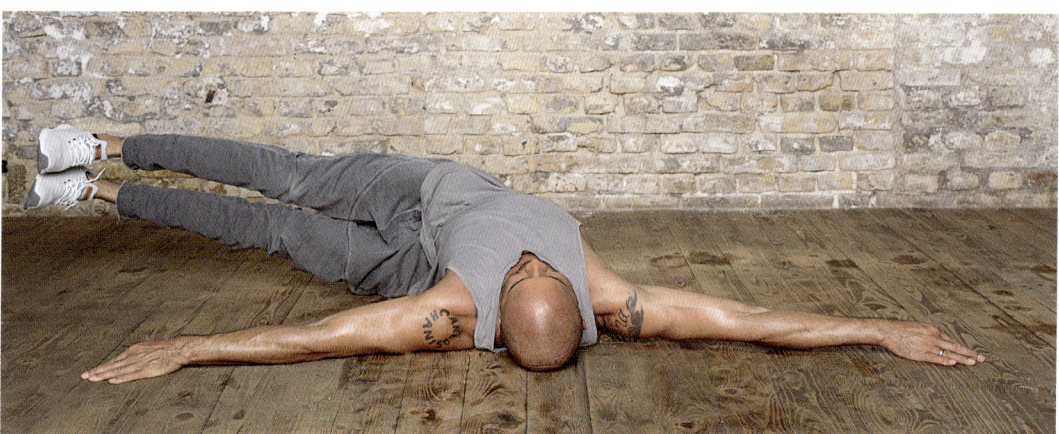

HÜFTROTATION

1. Lege dich auf den Rücken und strecke deine Arme seitlich aus. Die Hände liegen flach auf dem Boden. So kannst du deinen Körper stabilisieren. Hebe die geschlossenen Beine langsam gerade und mit geflexten Füßen nach oben.

2. Lasse deine Beine langsam, nach links sinken, bis sie knapp über dem Boden sind.

Achte darauf, dass deine Schulterblätter den Bodenkontakt nicht verlieren. Dein Blick bleibt nach oben gerichtet.

3. Anschließend hebst du die Beine mit deiner Rumpfkraft langsam wieder nach oben und lässt sie dann zur rechten Seite sinken.

RUMPFROTATION

1. Du stehst aufrecht mit mehr als hüftweit geöffneten Beinen. Die Arme sind in Schulterhöhe nach vorne gestreckt, in den Händen hältst du ein Gewicht.

2. Versuche, die Hüften möglichst nach vorne auszurichten und drehe dich dann zurück in die Mitte. Seitenwechsel.

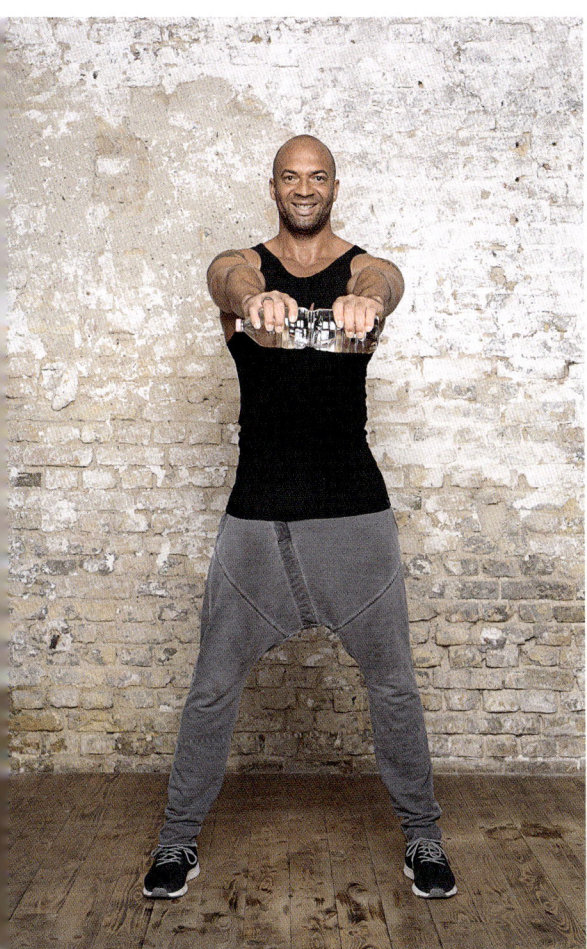
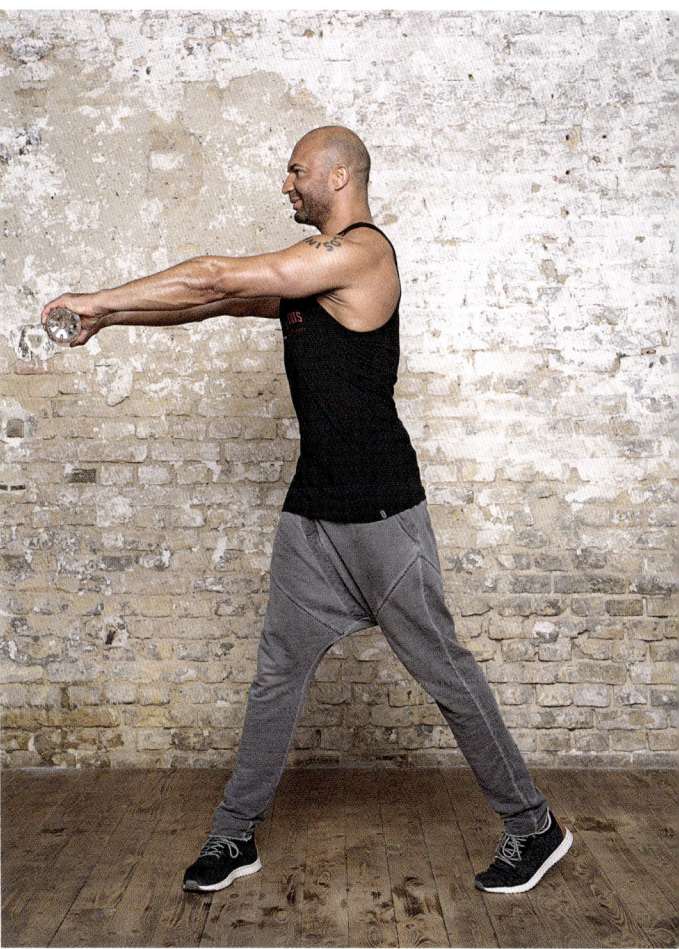

Beine & Po

Rücken & Schultern

Brust & oberer Rücken

Bauch & Core

Unterer Rücken

Arme

Work-outs

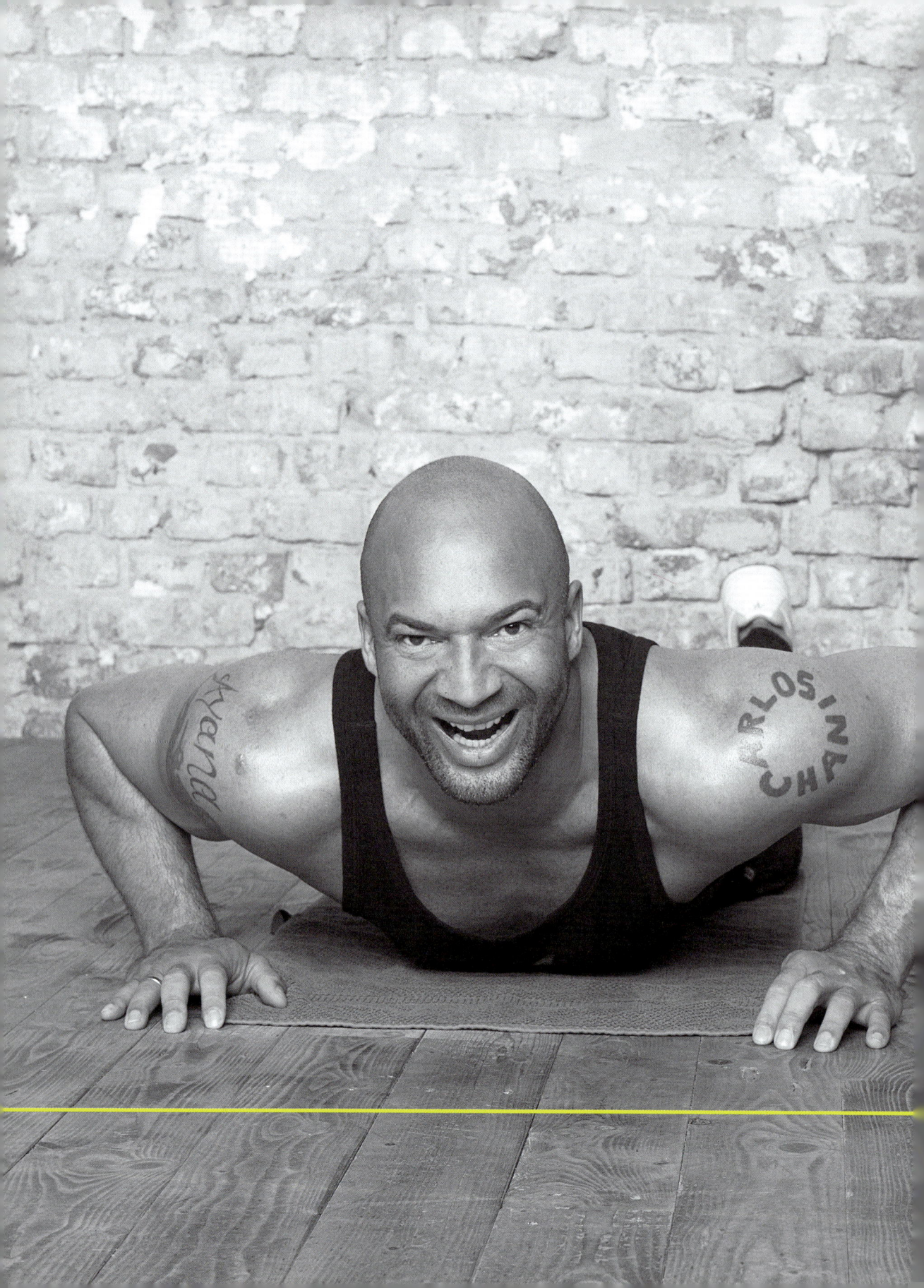

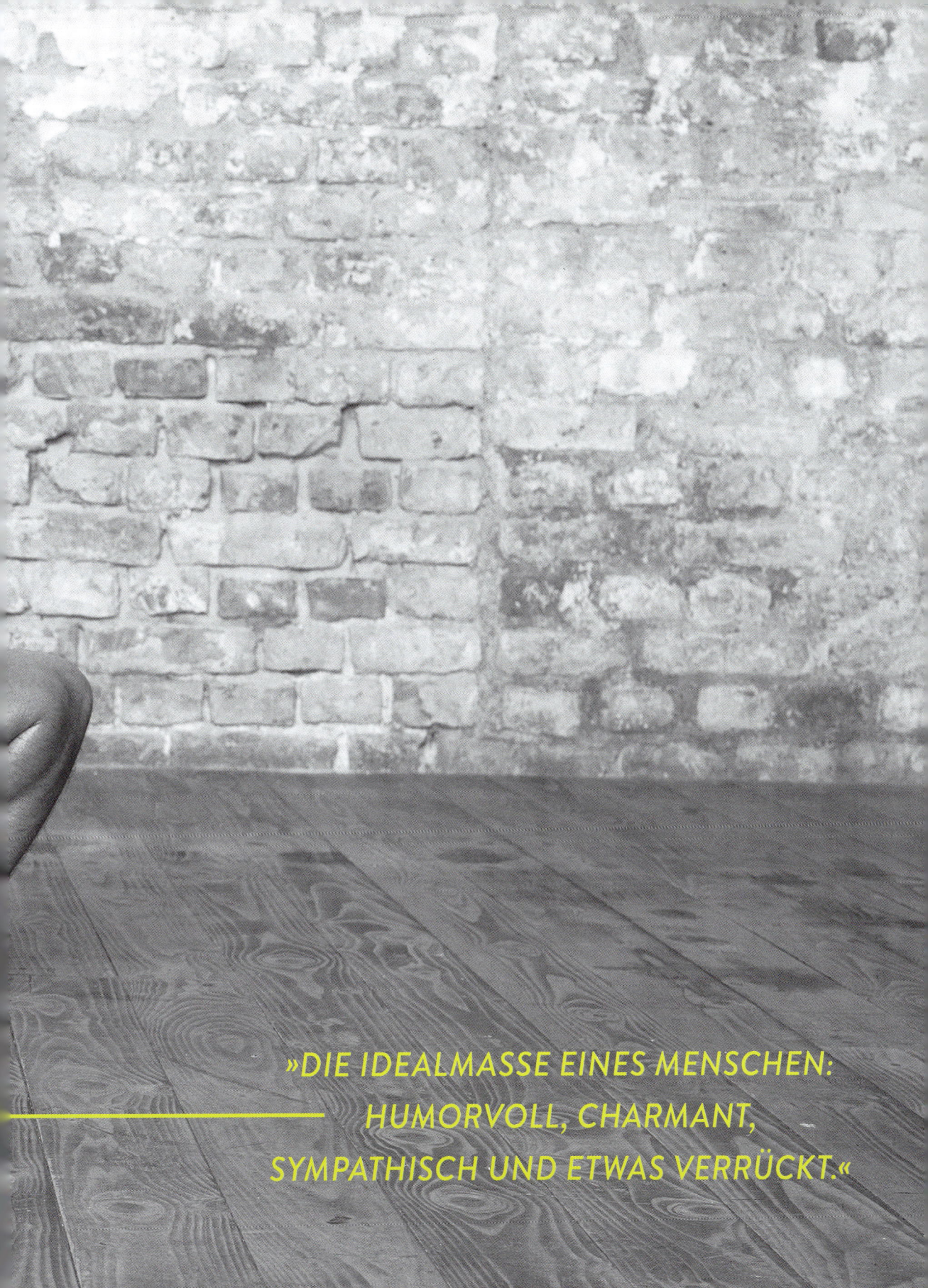

»DIE IDEALMASSE EINES MENSCHEN: HUMORVOLL, CHARMANT, SYMPATHISCH UND ETWAS VERRÜCKT.«

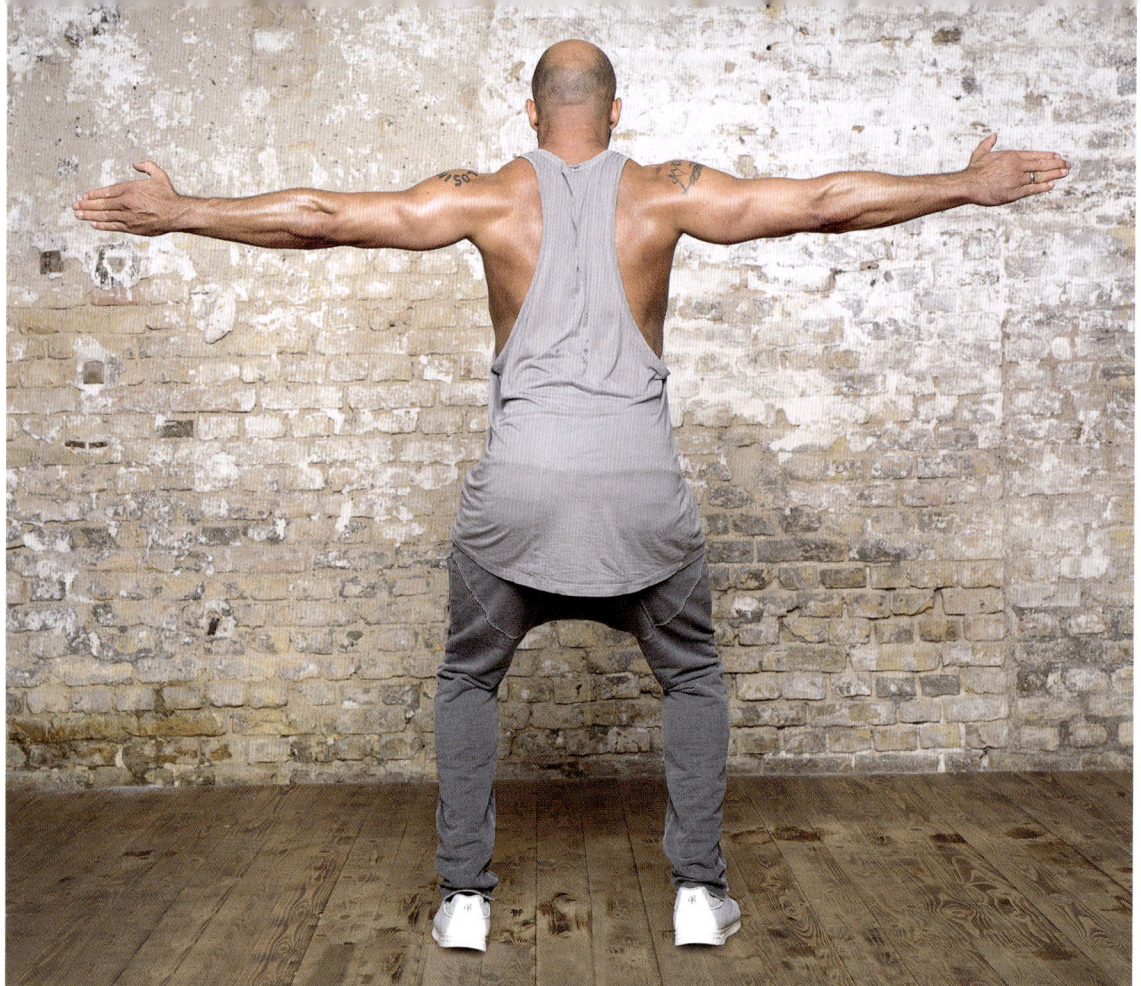

SCHMETTERLING IM STEHEN

1. Du gehst mit hüftbreit geöffneten Beinen und geradem Rücken in eine stabile Hocke. Strecke deine Arme in Schulterhöhe nach vorne aus, die Finger sind gestreckt und die Handflächen zeigen zueinander.

2. Jetzt bewegst du die Arme langsam und kontrolliert zur Seite, wie ein Schmetterling, der mit den Flügeln schlägt. Die Handflächen zeigen nach vorne. Kopf, Nacken und Rücken bilden eine gerade Linie. Eine Sekunde halten und dann gehst du mit den Armen wieder nach vorne zur Mitte.

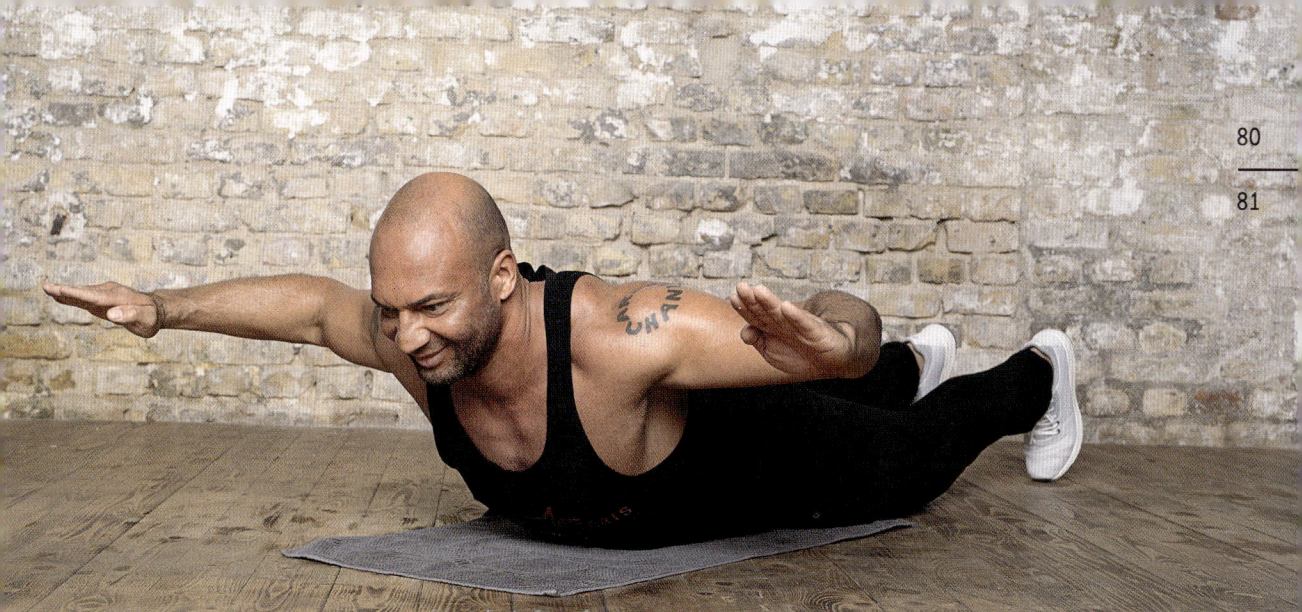

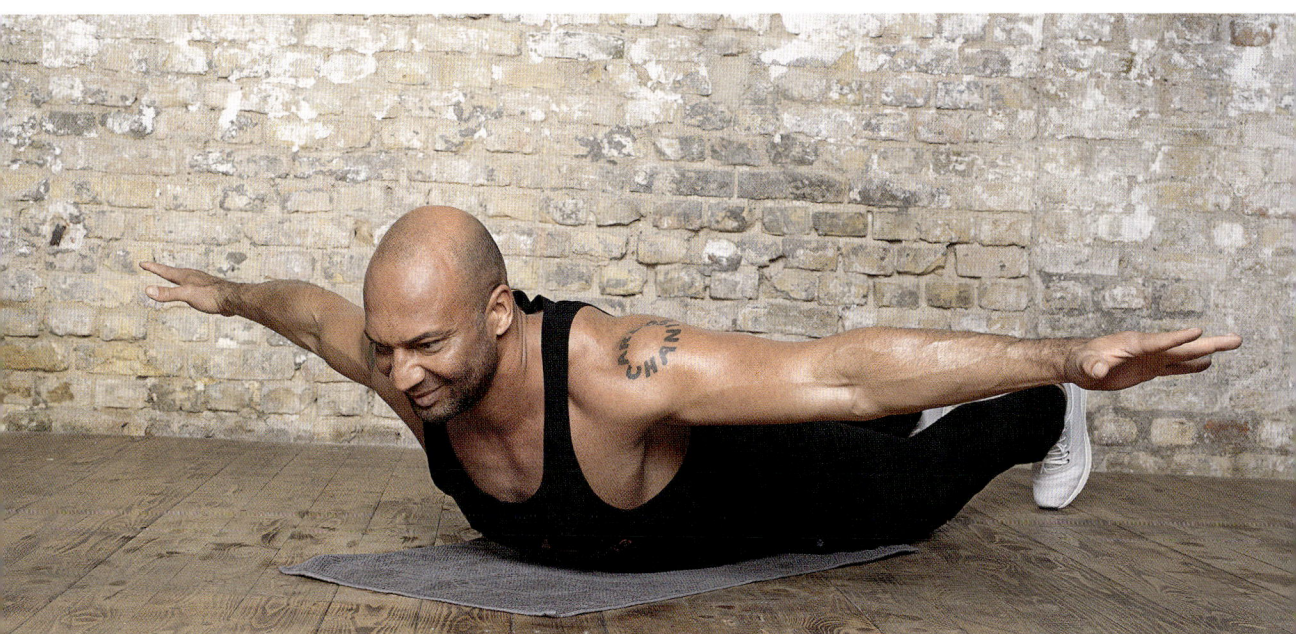

IM LIEGEN

1. Lege dich auf den Bauch. Deine Arme sind nach vorne ausgestreckt, die Handflächen zeigen zum Boden. Richte deinen Oberkörper unter Spannung ein wenig vom Boden auf. Deine Zehen sind auf dem Boden angestellt.

2. Die Handflächen sinken zu Boden und kurz bevor du den Boden berührst, ziehst du Arme wieder hoch und führst die Schulterblätter nach hinten wieder zusammen. Und weiter geht's!

Beine & Po

Rücken & Schultern

Brust & oberer Rücken

Bauch & Core

Unterer Rücken

Arme

Work-outs

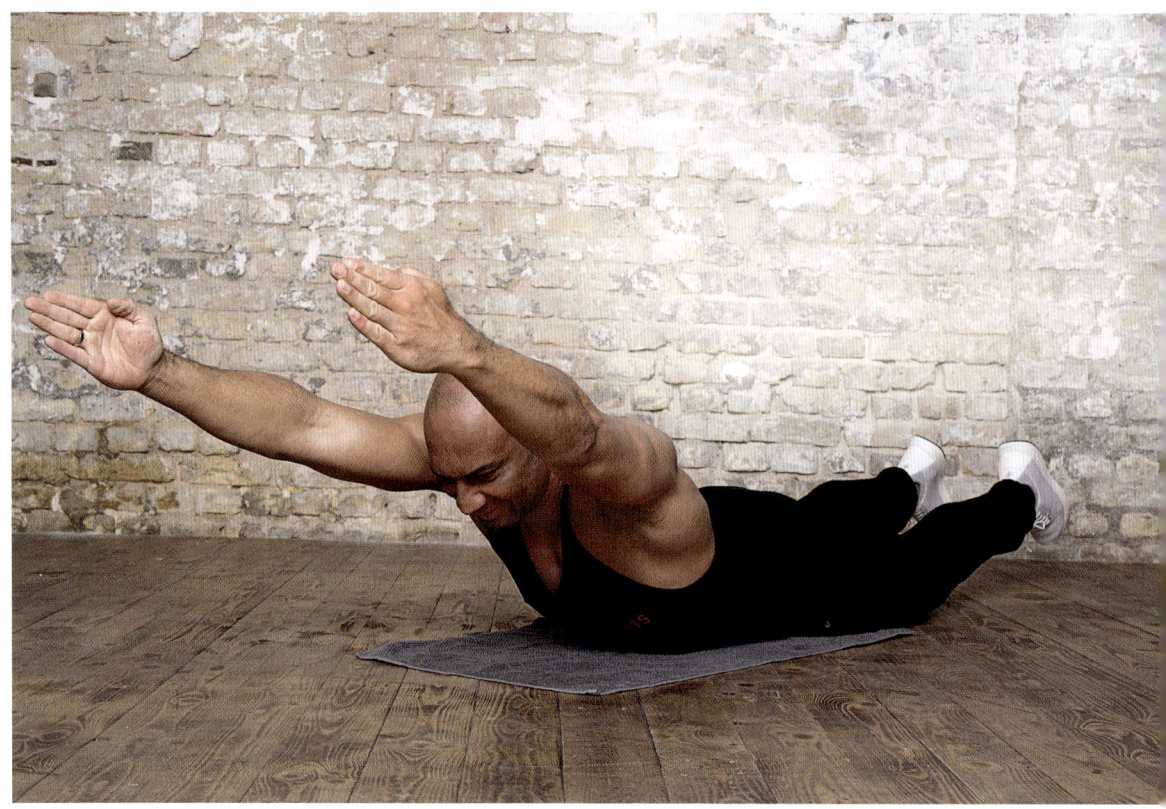

SUPERMAN

1. Lege dich auf den Bauch und strecke deine Arme nach vorn aus. Deine Beine sind ebenfalls gestreckt. Hebe nun Arme und Beine so weit wie möglich gestreckt an, sodass nur noch dein Oberkörper und deine Hüften auf den Boden liegen.

2. Halte die höchste Position für einige Sekunden, bevor du Arme und Beine wieder absenkst. Kurz bevor du den Boden berührst, gehst du wieder in die Aufwärtsbewegung. Weiter so!

SCHWIMMER

1. Die Ausgangsposition ist die gleiche wie bei Superman auf der linken Seite. Hebe aus der Bauchlage Arme, Beine und Kopf an. Spanne deine Gesäßmuskulatur an und mache deinen Rücken fest.

2. Jetzt bewegst du, jeweils diagonal versetzt, Arme und Beine zügig nach oben und wieder nach unten. Das rechte Bein ist also mit dem linken Arm oben und das linke Bein mit dem rechten Arm. Versuche, Arme und Beine so hoch wie möglich zu heben.

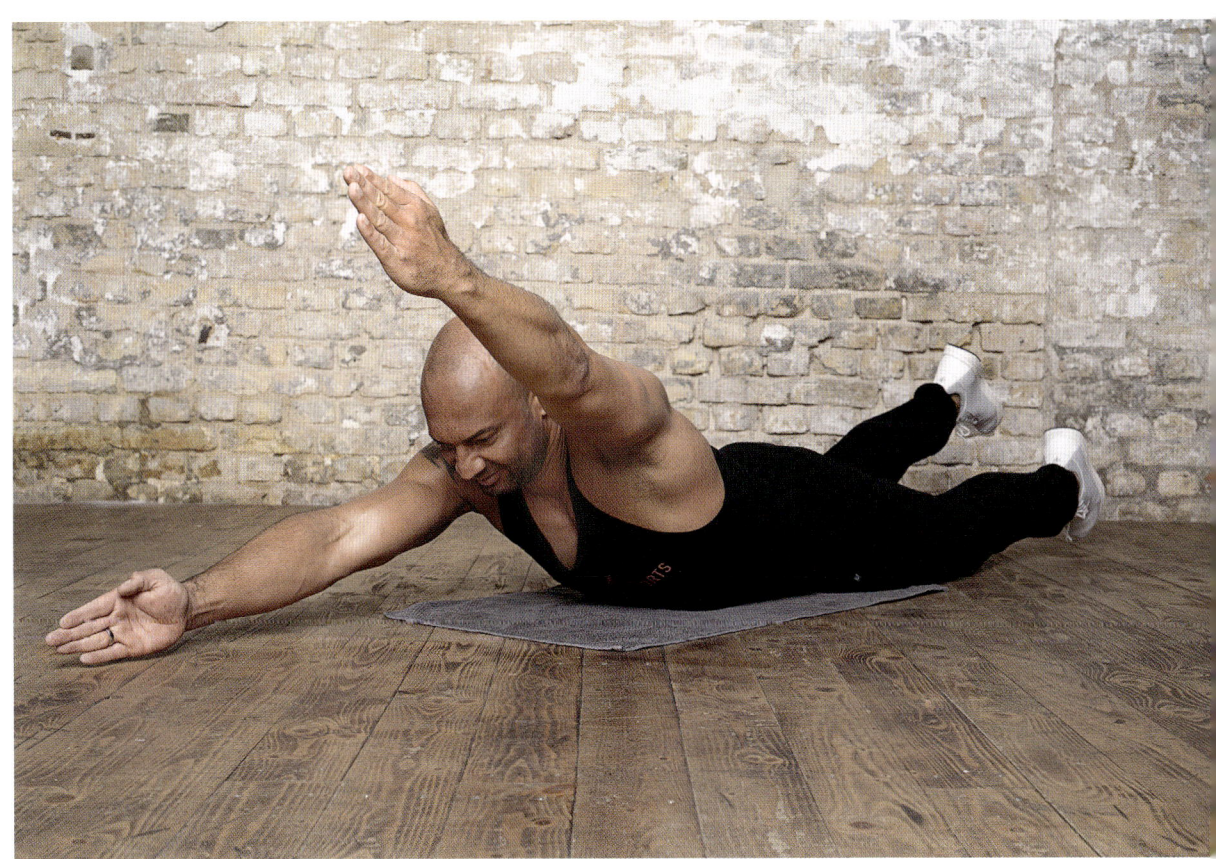

RUMPFHEBEN

1. Lege dich auf den Bauch und verschränke die Hände unter deiner Stirn. Die Fußriste liegen auf dem Boden auf.

2. Mit dem Ausatmen nimmst du den Oberkörper nach oben. Die Unterarme sind waagrecht. Kopf und Rücken bilden eine Linie. Halte die Position zwei Sekunden und senke deinen Rumpf wieder ab, ohne dass die Hände den Boden berühren. Dann gehst du wieder in die Aufwärtsbewegung. Die Stirn liegt auf deinen verschränkten Händen auf.

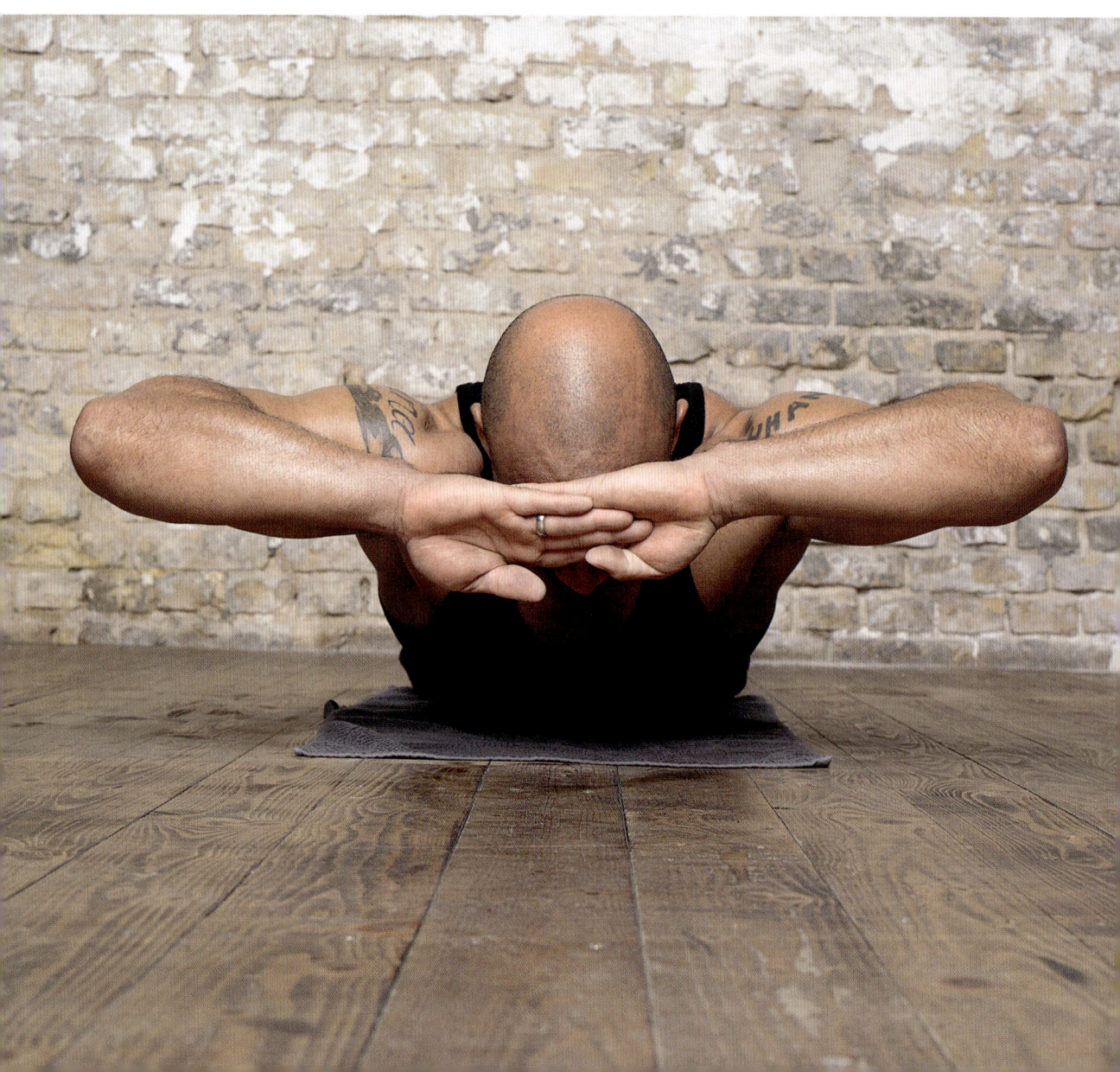

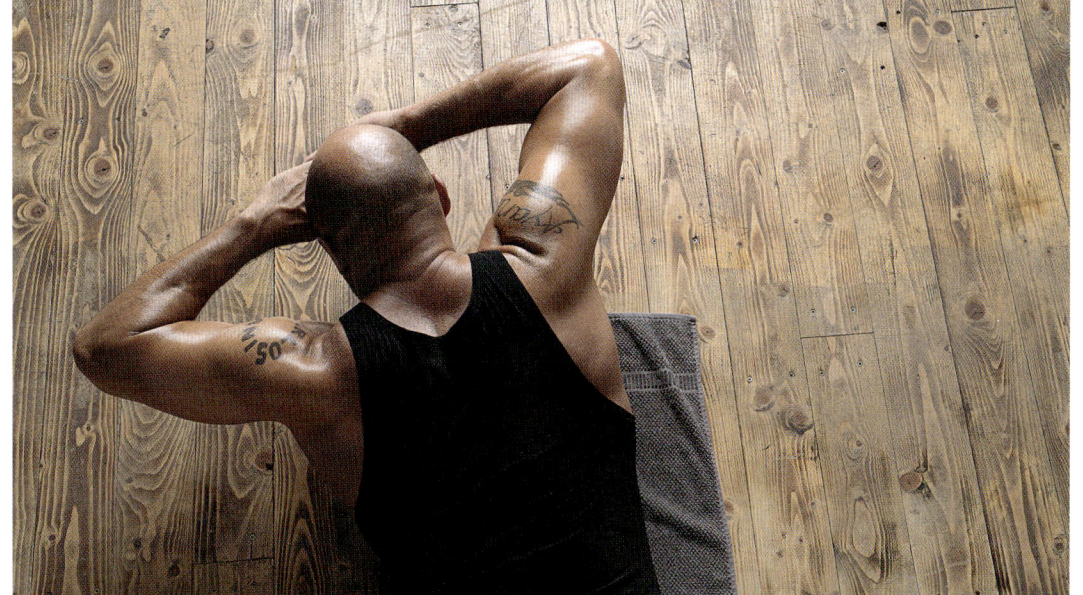

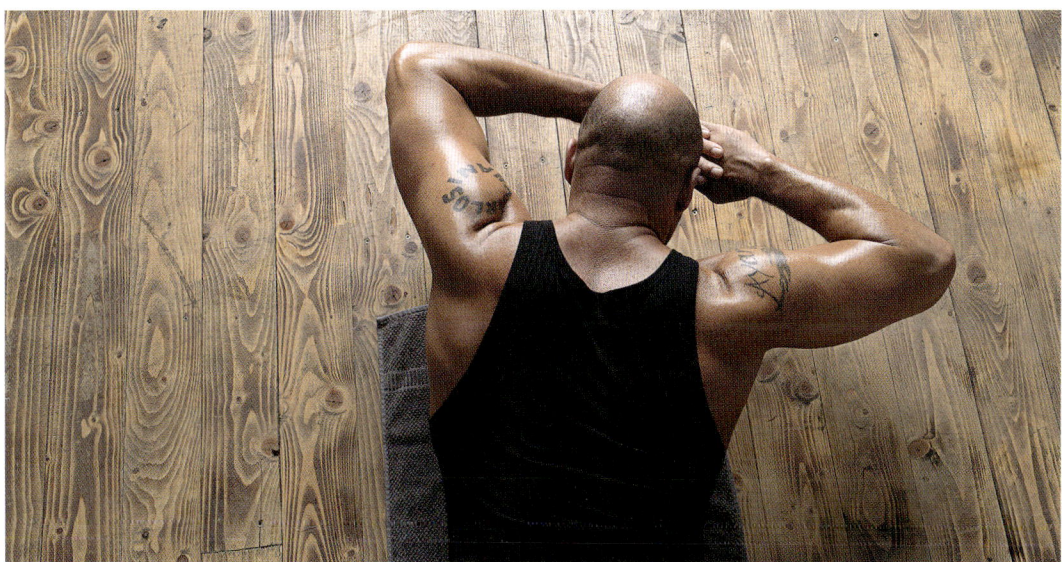

RUMPFPENDELN

1. Die Ausgangsposition ist die gleiche wie die beim Rumpfheben auf der linken Seite.

2. Mit dem Ausatmen nimmst du den Oberkörper nach oben und links. Die Stirn berührt den Handrücken. Halte die Position zwei Sekunden und ziehe den Rumpf nun in die Mitte und nach rechts, ohne dass die Hände den Boden berühren.

ÜBUNG 4:
MACHE DIR SELBST EIN VERSPRECHEN

Die meisten Leute scheitern an der fehlenden Verpflichtung gegenüber sich selbst. Sie versprechen sich selbst nicht, das, was sie wollen, auch wirklich mit all ihrer Kraft, Zeit und Energie umzusetzen.

Wenn du dich deiner Vision gegenüber nicht zu 100 Prozent verpflichtest, dann wirst du nie an deinem Ziel ankommen. Du benötigst deinen kompletten Fokus auf dein großes Ziel.

Wenn du diese Konzentration nicht hast, dann erreichst du leider nichts. Daher ist es nun deine Aufgabe, dich selbst deiner Idee gegenüber zu verpflichten und dir über folgende Aussagen Gedanken zu machen:

Meine Idee ist mir zu 100 Prozent wichtig, weil ...

Ich werde mich meiner Idee gegenüber zu 100 Prozent verpflichten, weil ...

Außerdem musst du dich bewusst für dein Ziel entscheiden. Als ich noch wenig Muskeln und mehr Fett hatte, begann ich damit, meine Muskulatur aufzubauen – und zwar durch stetige Wiederholung der Übungen und durch Veränderung und Anpassung meiner individuell zusammengestellten Workouts an meine Kondition, sodass ich meinen erreichten Status nicht nur halten, sondern bei Bedarf auch noch verbessern konnte. Dadurch ist meine Muskulatur gewachsen und hat sich kontinuierlich aufgebaut.

Das Gleiche gilt für Entscheidungen. Treffe sie täglich. Übe sie. Je regelmäßiger du dies trainierst, umso mehr wirst du es lernen, richtige Entscheidungen zu treffen.

Bitte mache dir zunächst bewusst, in welchen Situationen du bereits wichtige Entscheidungen für dein Leben getroffen hast:

Die erste wichtige Entscheidung, die ich getroffen habe, ist ...

Die zweite wichtige Entscheidung, die ich getroffen habe, ist ...

Die dritte wichtige Entscheidung, die ich getroffen habe, ist ...

Jetzt überlege, welche Entscheidungen du in Bezug auf deine Vision treffen wirst:

Die erste wichtige Entscheidung, die ich treffen werde, ist ...

Die zweite wichtige Entscheidung, die ich treffen werde, ist ...

Die dritte wichtige Entscheidung, die ich treffen werde, ist ...

Übrigens: Entscheidungen können nie falsch sein. Sie sind immer richtig, wenn du zu 100 Prozent den Weg gehst, den deine Entscheidung dir vorgibt, und entsprechend handelst.

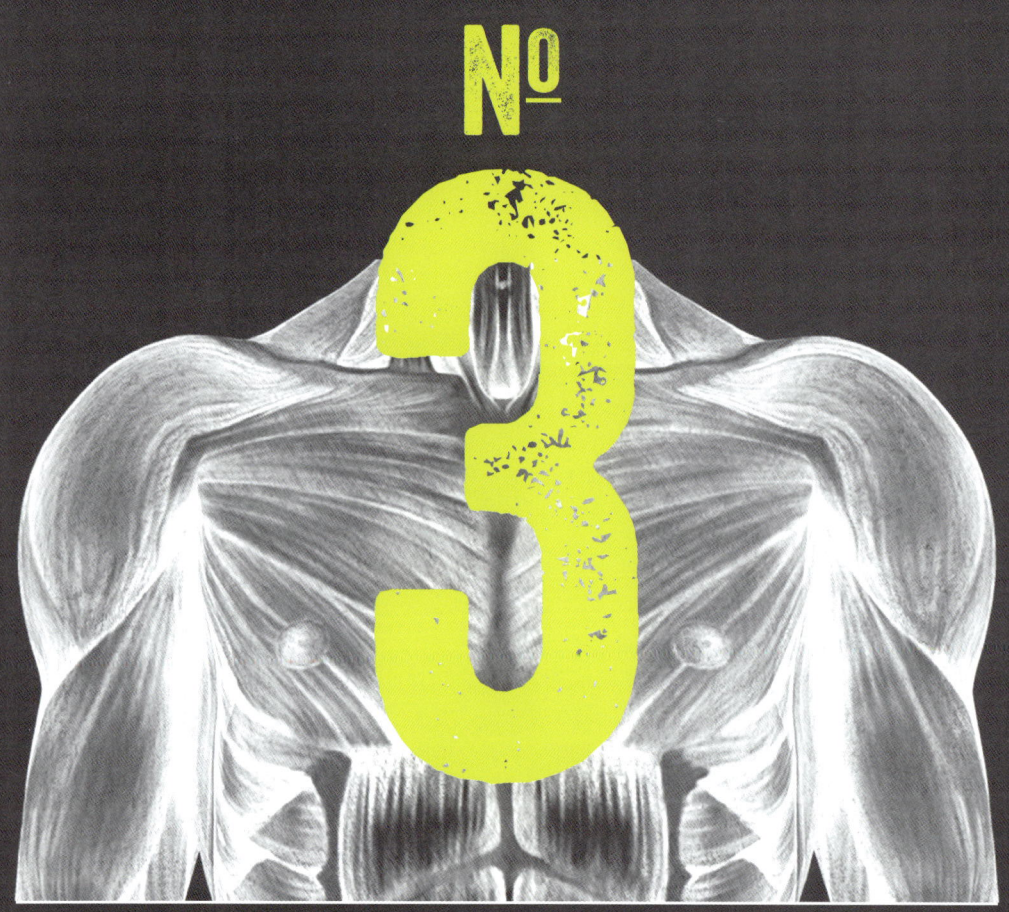

Nº 3

BRUST & OBERER RÜCKEN

WANDLIEGESTÜTZ

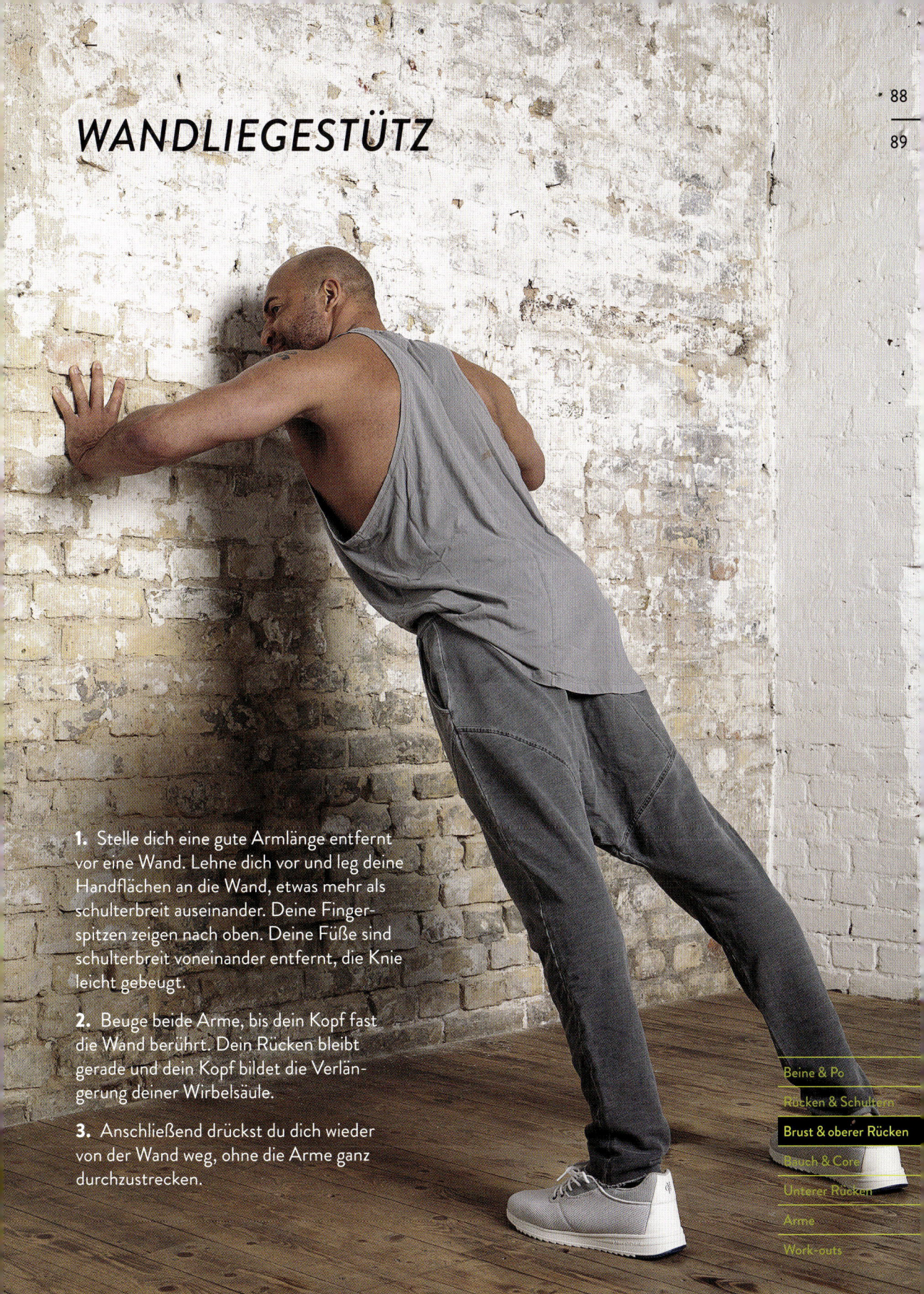

1. Stelle dich eine gute Armlänge entfernt vor eine Wand. Lehne dich vor und leg deine Handflächen an die Wand, etwas mehr als schulterbreit auseinander. Deine Fingerspitzen zeigen nach oben. Deine Füße sind schulterbreit voneinander entfernt, die Knie leicht gebeugt.

2. Beuge beide Arme, bis dein Kopf fast die Wand berührt. Dein Rücken bleibt gerade und dein Kopf bildet die Verlängerung deiner Wirbelsäule.

3. Anschließend drückst du dich wieder von der Wand weg, ohne die Arme ganz durchzustrecken.

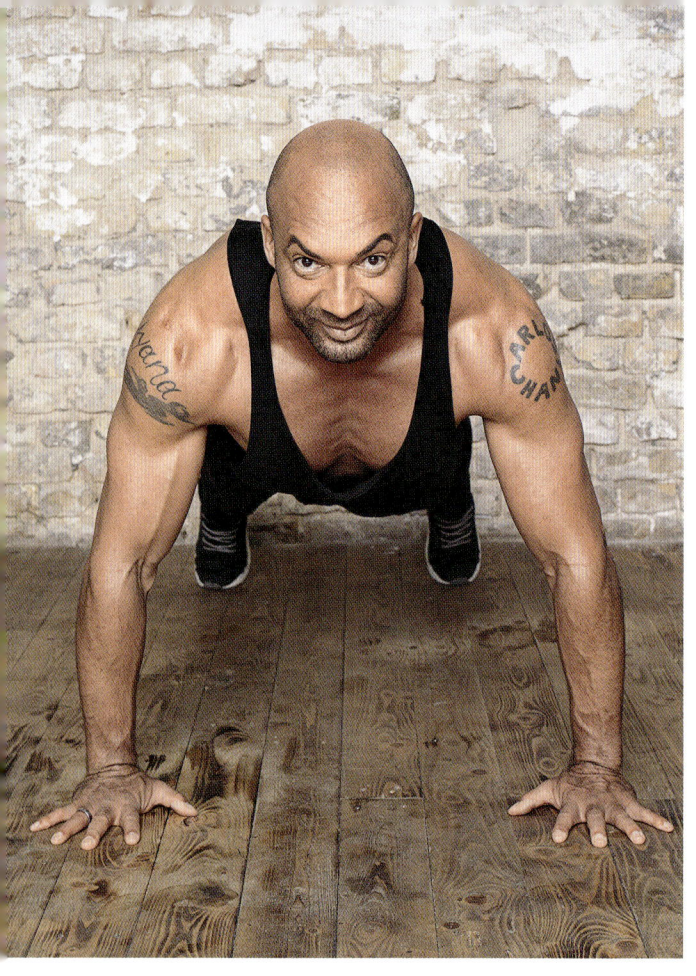

LIEGESTÜTZ

1. Lege dich auf den Bauch, strecke deine Beine aus und stelle deine Zehenspitzen auf. Die Hände sind direkt unter den Schultern und die Finger sind gespreizt.

2. Spanne alle Muskeln an und stemme dich nun vom Boden hoch.

3. Senke den Körper ab, bis deine Oberarme mindestens parallel zum Boden sind. Die Ellenbogen sollten dabei möglichst nach hinten zeigen. Je näher deine Brust dem Boden kommt, desto effektiver ist der Liegestütz. Dein Körper bleibt die ganze Zeit gerade, von den Fersen bis zum Nacken.

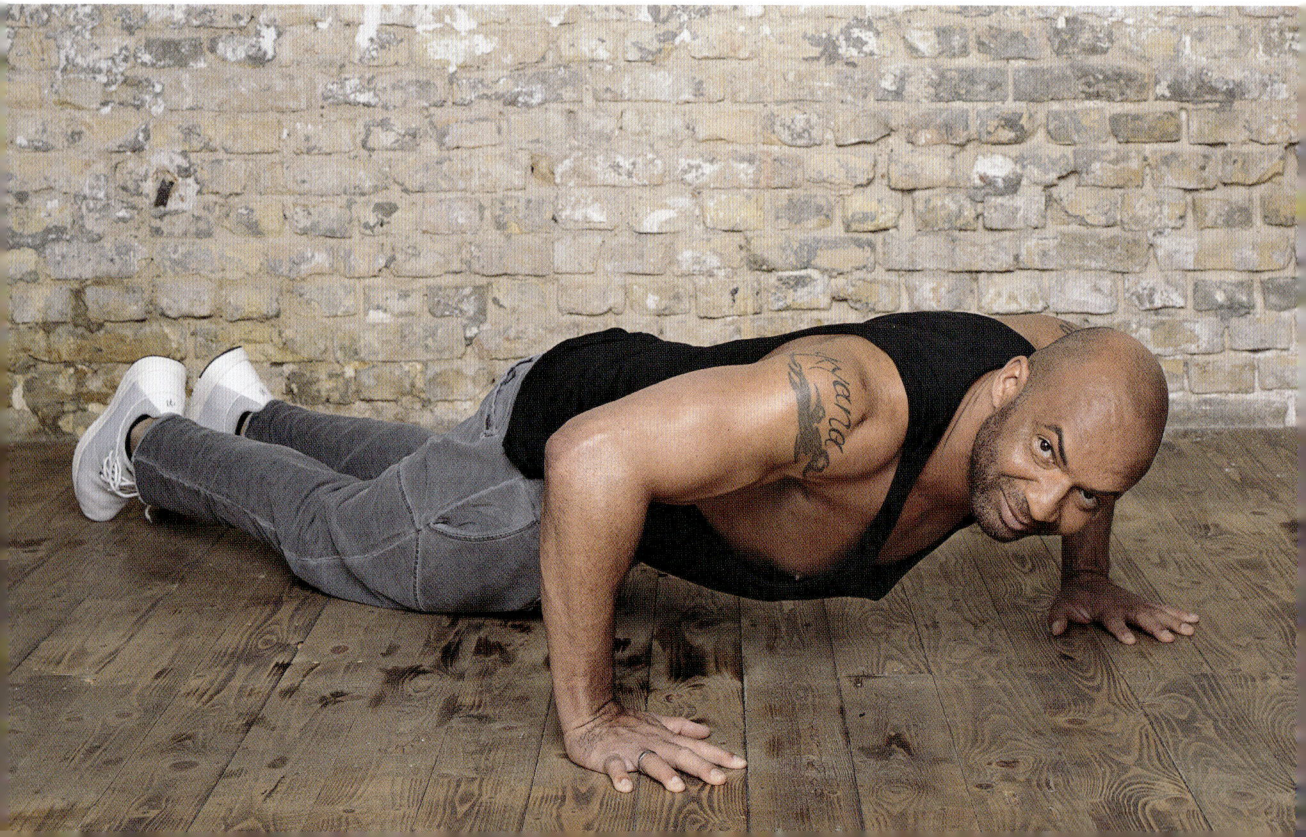

VERSETZT

1. Gehe in die Ausgangsposition für einen Liegestütz. Deine Hände musst du über Schulterbreite und leicht versetzt positionieren.

2. Nach einem Satz zur einen Seite machst du kurz Pause und wiederholst dann zur anderen Seite.

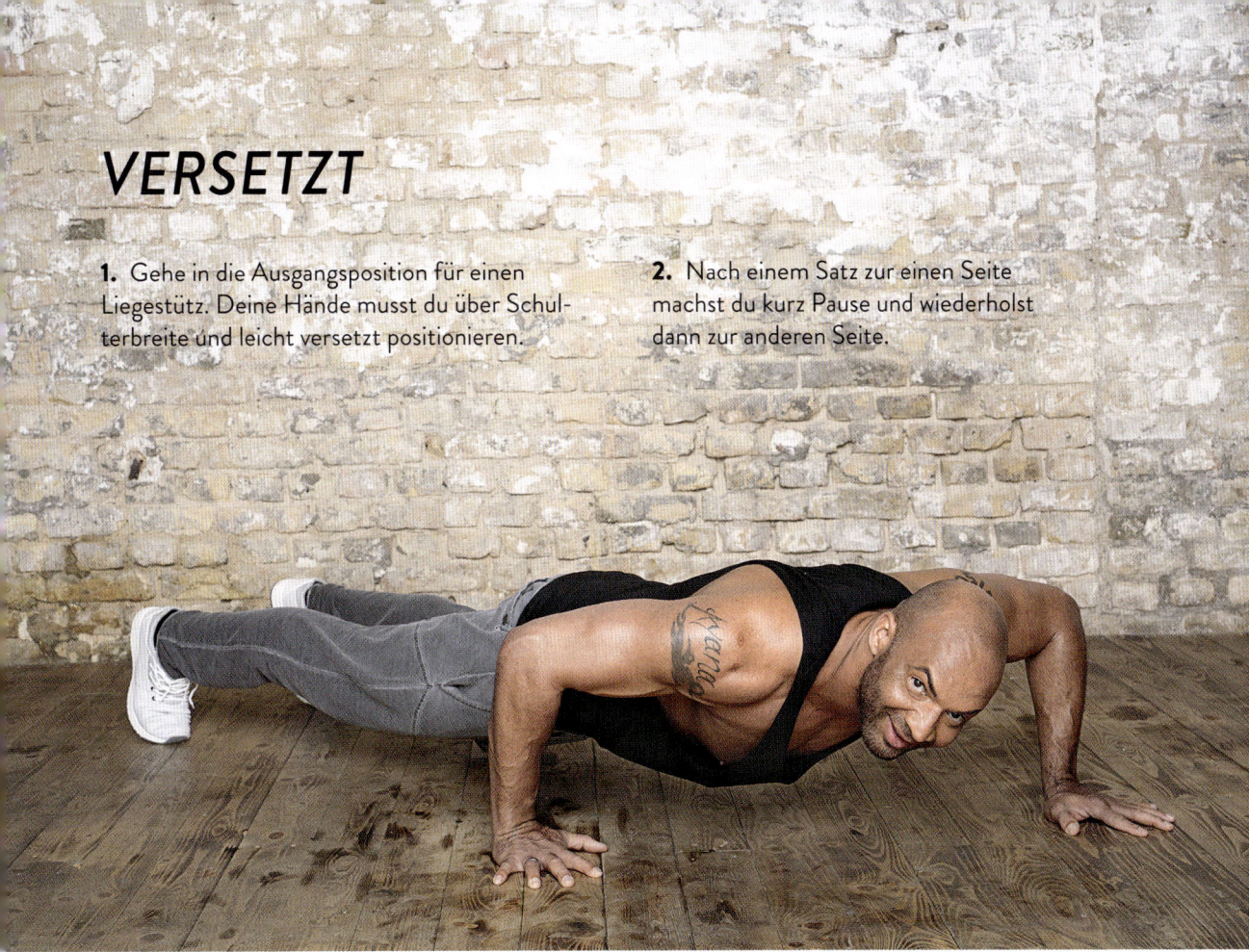

IM KNIEN

1. Lege dich auf den Bauch und stütze dich mit fast durchgestreckten Armen vom Boden ab. Deine Hände sind etwas mehr als schulterbreit voneinander entfernt und deine Fingerspitzen zeigen nach vorn. Winkle deine Beine an. Deine Knie liegen eng zusammen und tragen das gesamte Körpergewicht.

2. Beuge langsam deine Arme, sodass sie im 90-Grad-Winkel stehen. Halte deinen Rücken gerade.

3. Drücke dich langsam wieder nach oben. Achte darauf, die Ellbogen nicht vollständig durchzudrücken.

Beine & Po
Rücken & Schultern
Brust & oberer Rücken
Bauch & Core
Unterer Rücken
Arme
Work-outs

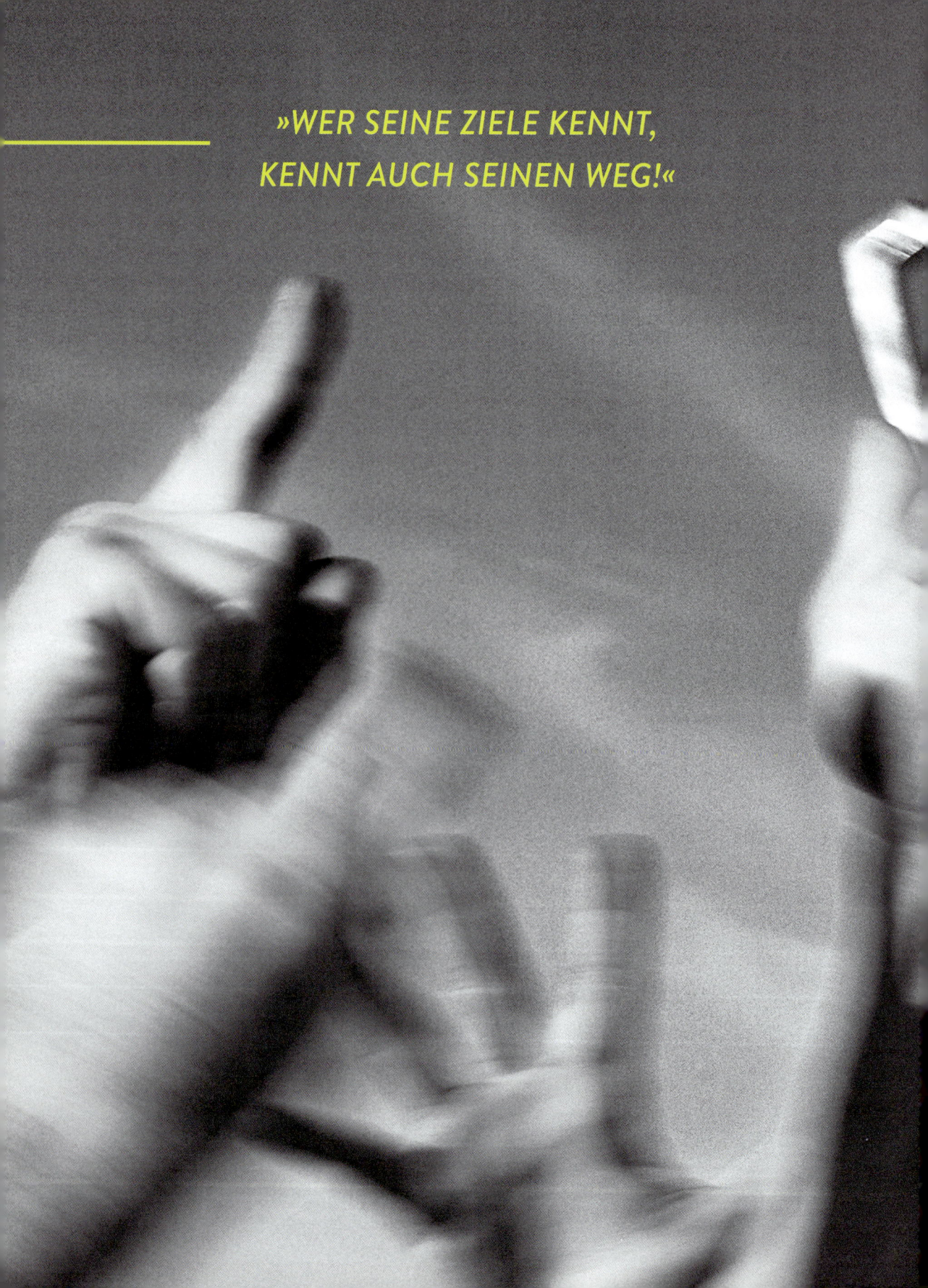

»WER SEINE ZIELE KENNT, KENNT AUCH SEINEN WEG!«

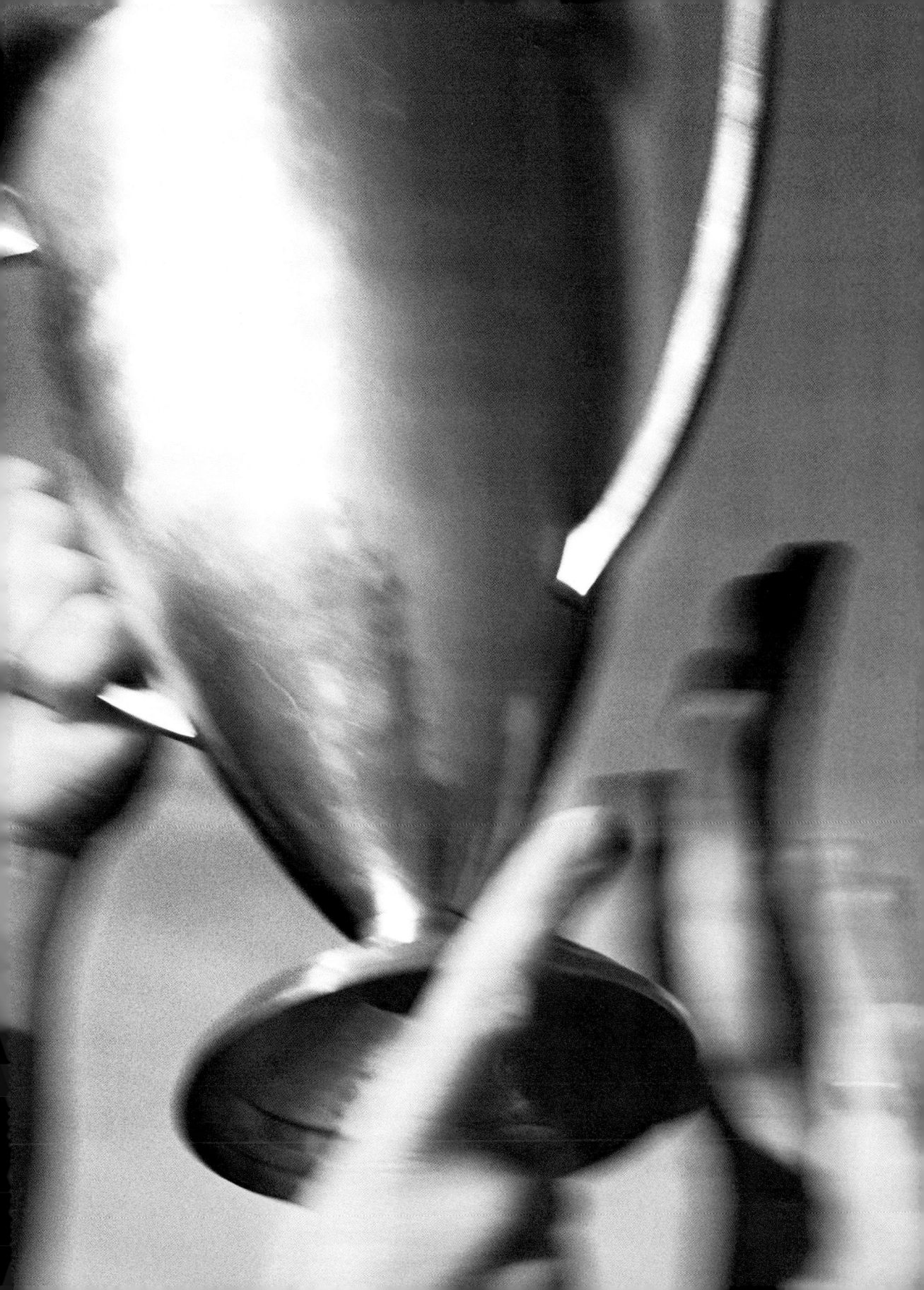

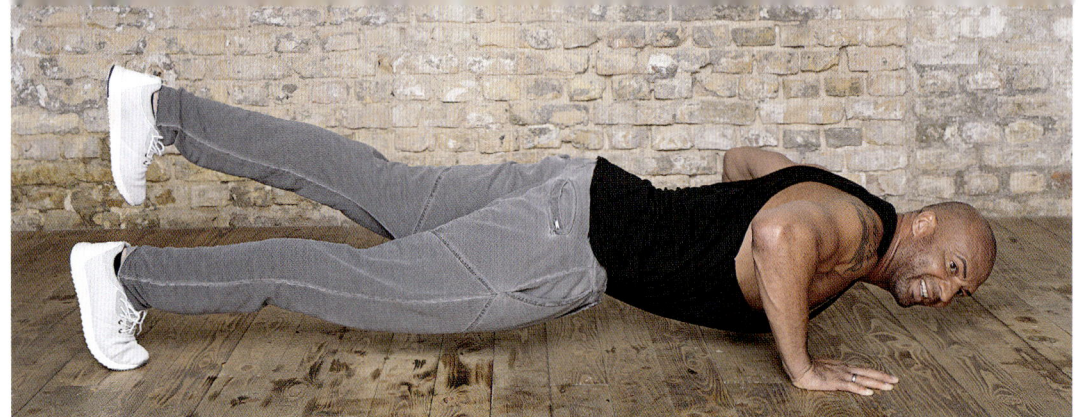

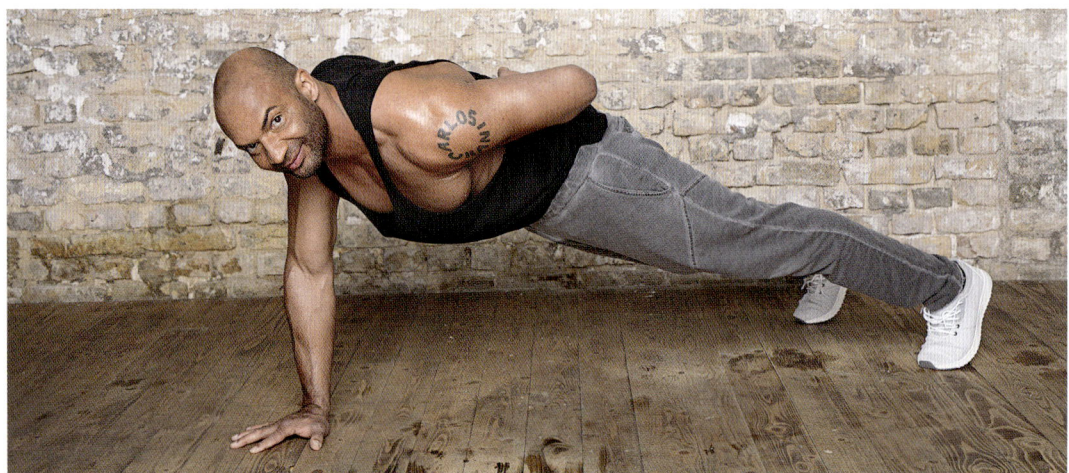

LIEGESTÜTZ AUF EINEM BEIN

1. Gehe in die Standard-Liegestützposition. Hebe eines deiner Beine mit geflextem Fuß an. Achte darauf, dass dein Körper angespannt und gerade bleibt.

2. Mache einen Liegestütz. Wechsle nach dem Absetzen das Bein

AUF EINEM ARM

1. Gehe in die Liegestütz-Ausgangsposition und platziere deine Hände etwas enger als schulterbreit auf dem Boden. Deine Fußspitzen presst du fest in den Boden.

2. Lege eine Hand auf deinem unteren Rücken ab. Die Finger der anderen Hand sind weit gespreizt, um dir genug Stabilität zu geben. Beim Absenken bleibt dein Ellbogen eng am Körper. Versuche, deine Schultern möglichst gerade zu halten.

3. Achte darauf, dass deine Schultern und dein Oberkörper auch beim Hochpressen gerade bleiben und sich nicht zur Seite drehen.

DIAMANT

1. Dein Körper bildet in der Standard-Liegestützposition eine gerade Linie. Lege Daumen und Zeigefinger aneinander, sodass sie einen Diamanten formen.

2. Aus dieser Position beugst und streckst du die Arme. Achte bei der Ausführung darauf, dass deine Ellbogen selbst beim Beugen und Strecken eng am Körper bleiben.

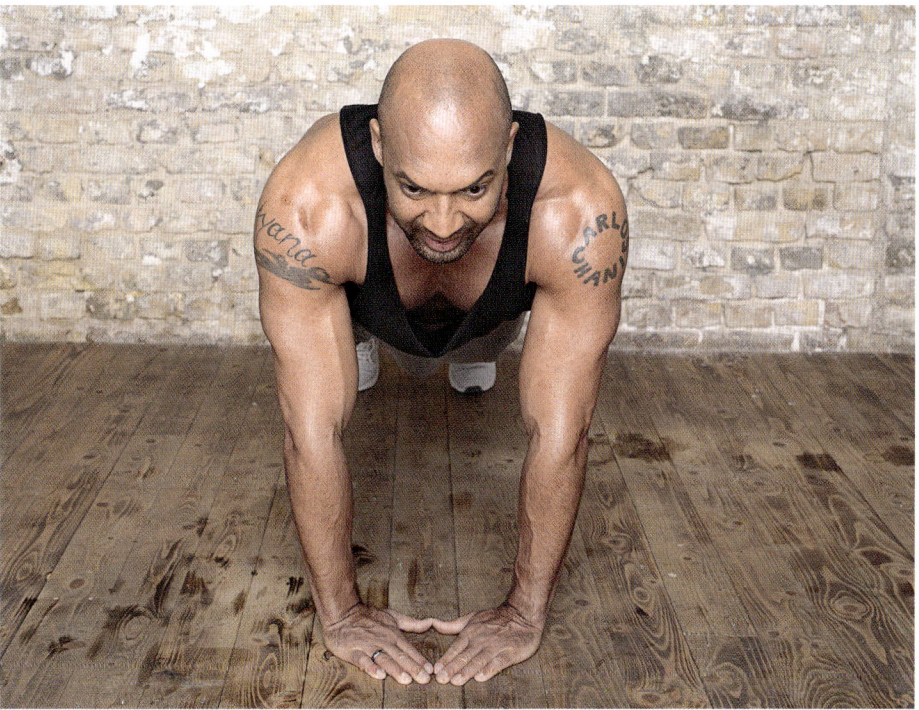

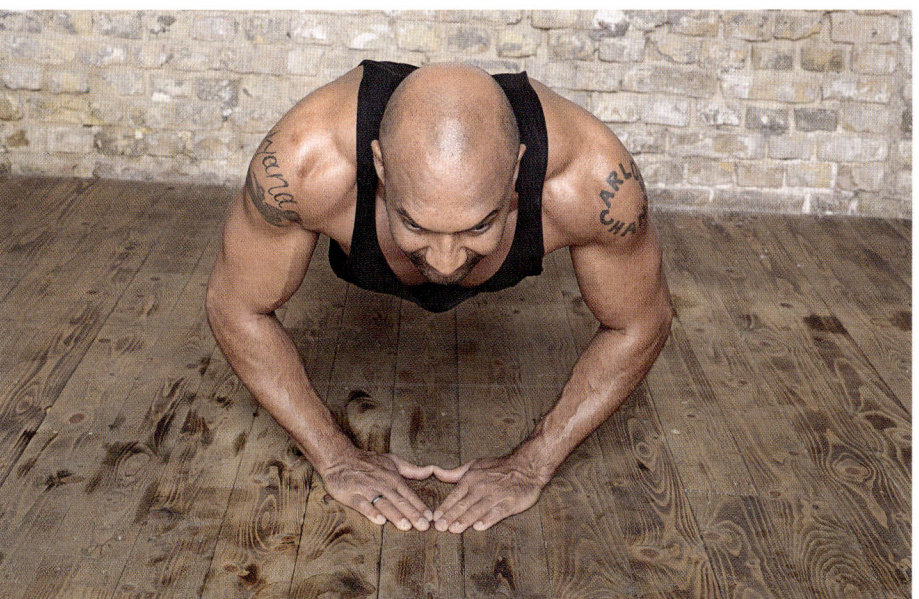

SKORPION

1. Gehe in die Standard-Liegestützposition wie auf Seite 90 oben beschrieben. Spanne nun deinen Bauch an und beuge deine Arme. Dein Gewicht sollte möglichst auf den Händen ruhen.

2. Hebe den rechten Fuß an, beuge dein Bein und führe den Fuß so weit wie möglich in Richtung Rücken. Deine Hüfte und dein Oberkörper dürfen sich dabei leicht drehen, deine Schultern bleiben aber gerade und parallel zum Boden.

3. Führe deinen Fuß langsam wieder zurück und strecke deine Arme durch, bis du wieder in der Ausgangsposition bist. Jetzt folgt das linke Bein.

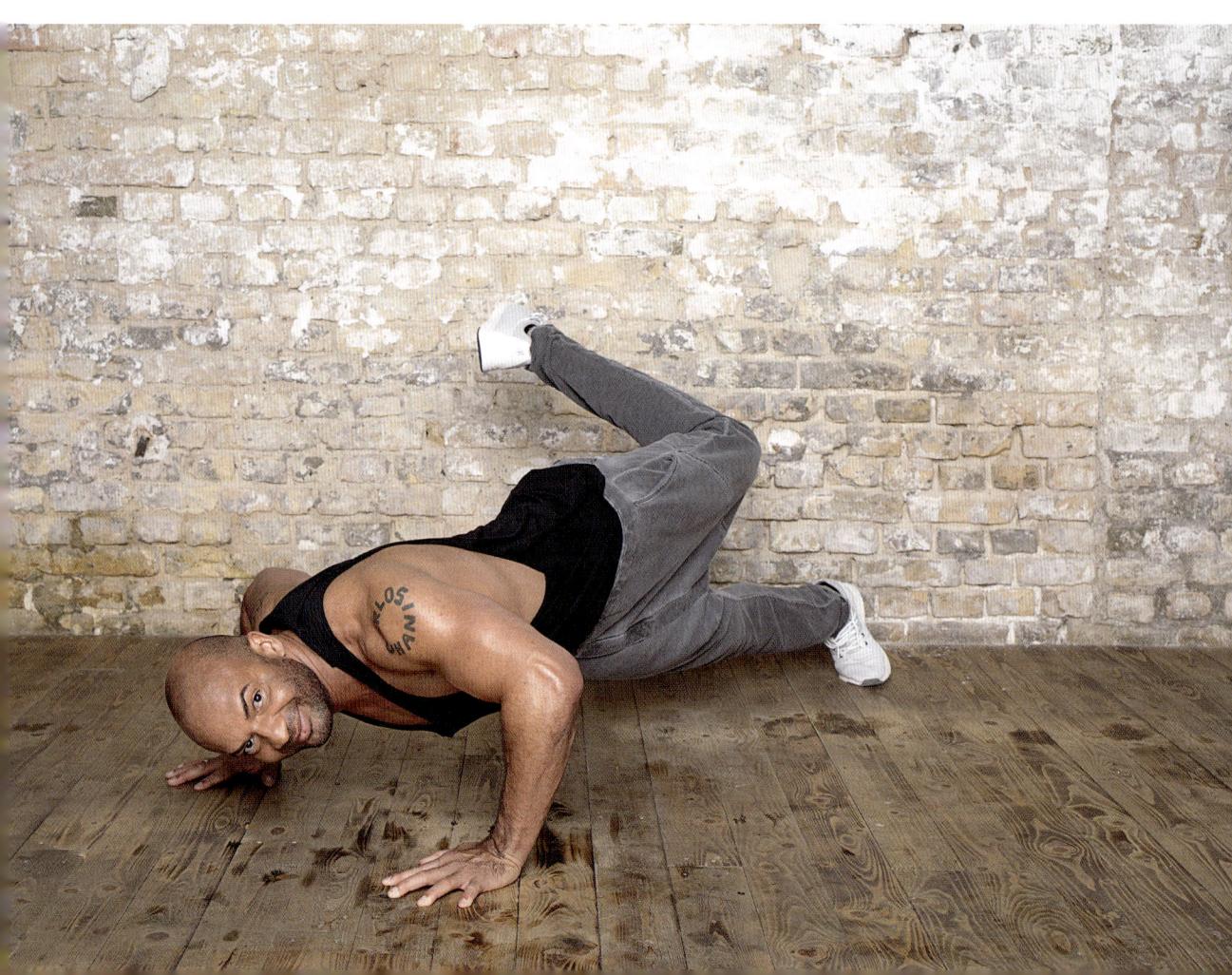

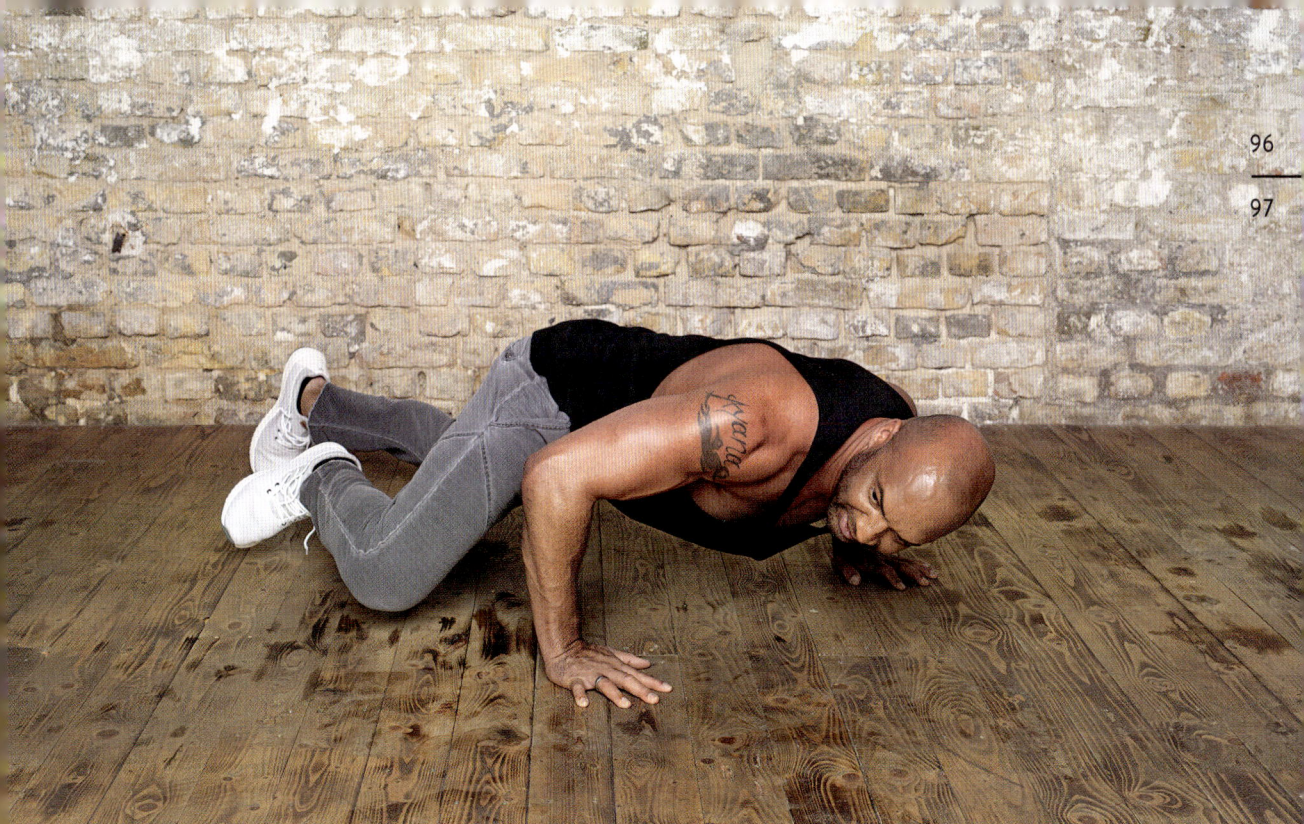

SPINNE

1. Gehe in die Ausgangsposition für einen Liegestütz. Deine Arme sind im 90-Grad-Winkel gebeugt und befinden sich auf Schulterhöhe neben deinem Körper.

2. Beuge nun das rechte Bein an, drehe es leicht und versuche, dein Knie so weit wie möglich in Richtung Schulter zu führen.

3. Gehe mit dem Bein in die Ausgangsposition zurück und wiederhole die Bewegung mit links.

ÜBUNG 5: ÜBERWINDE DEINE NEGATIVEN GLAUBENSSÄTZE

Jeder Mensch hat negative Glaubenssätze – entweder bewusst oder unbewusst. Wir alle werden von unserer Familie, den Medien oder der Gesellschaft sozialisiert und nehmen dabei automatisch Meinungen an, die vielleicht gar nicht uns selbst entsprechen. Das Problem daran ist, dass diese negativen Glaubenssätze dich von Dingen abhalten können, die du ohne sie erreichen könntest.

Schreibe auf, welche negativen Glaubenssätze du persönlich in dir trägst.

Meine negativen Glaubenssätze über mich selbst sind:

Meine negativen Glaubenssätze über mein Leben sind:

Notiere für jeden einzelnen dieser Glaubenssätze, warum du denkst, dass er stimmt.

Ich halte meine Glaubenssätze für richtig, weil …

Ich weiß natürlich nicht, was genau du gerade geantwortet hast. Dafür bin ich mir aber sicher, dass du festgestellt hast, dass es gar nicht so einfach ist, Begründungen für den angeblichen Wahrheitsgehalt deiner Glaubenssätze zu finden. Das liegt daran, dass Glaubenssätze fast nie rational mit dem Verstand zu beantworten sind. Sie entbehren meistens jeder realen Grundlage.

Für dich und dein persönliches Be-Your-Best-Programm ist es wichtig, dass du deine negativen Glaubenssätze nicht nur überwindest, sondern sie auch durch positive Glaubenssätze ersetzt.

Ich möchte dir dies am Beispiel eines Wasserglases verdeutlichen: Stelle dir vor, dass dieses Glas bereits seit einer Woche mit Wasser gefüllt auf deinem Küchentisch steht. In diesem Zustand ist das Wasser alt und verbraucht. Was würde passieren, wenn du in dieses bereits volle Wasserglas neues Wasser hineinschüttest? Genau, das Glas würde überlaufen, weil das neue frische Wasser keinen Platz darin hat. Wenn du das Glas allerdings vorher leer machst, ist darin wieder Platz und du kannst neues frisches Wasser trinken. Und genauso ist es mit deinem Kopf.

Deshalb ersetze die negativen Glaubenssätze, die du gerade aufgeschrieben hast, durch positive Formulierungen.

Meine negativen Glaubenssätze über mich selbst lauten positiv formuliert:

Meine negativen Glaubenssätze über mein Leben lauten positiv formuliert:

Vergleiche nun beide Versionen miteinander und achte bewusst auf die Unterschiede.

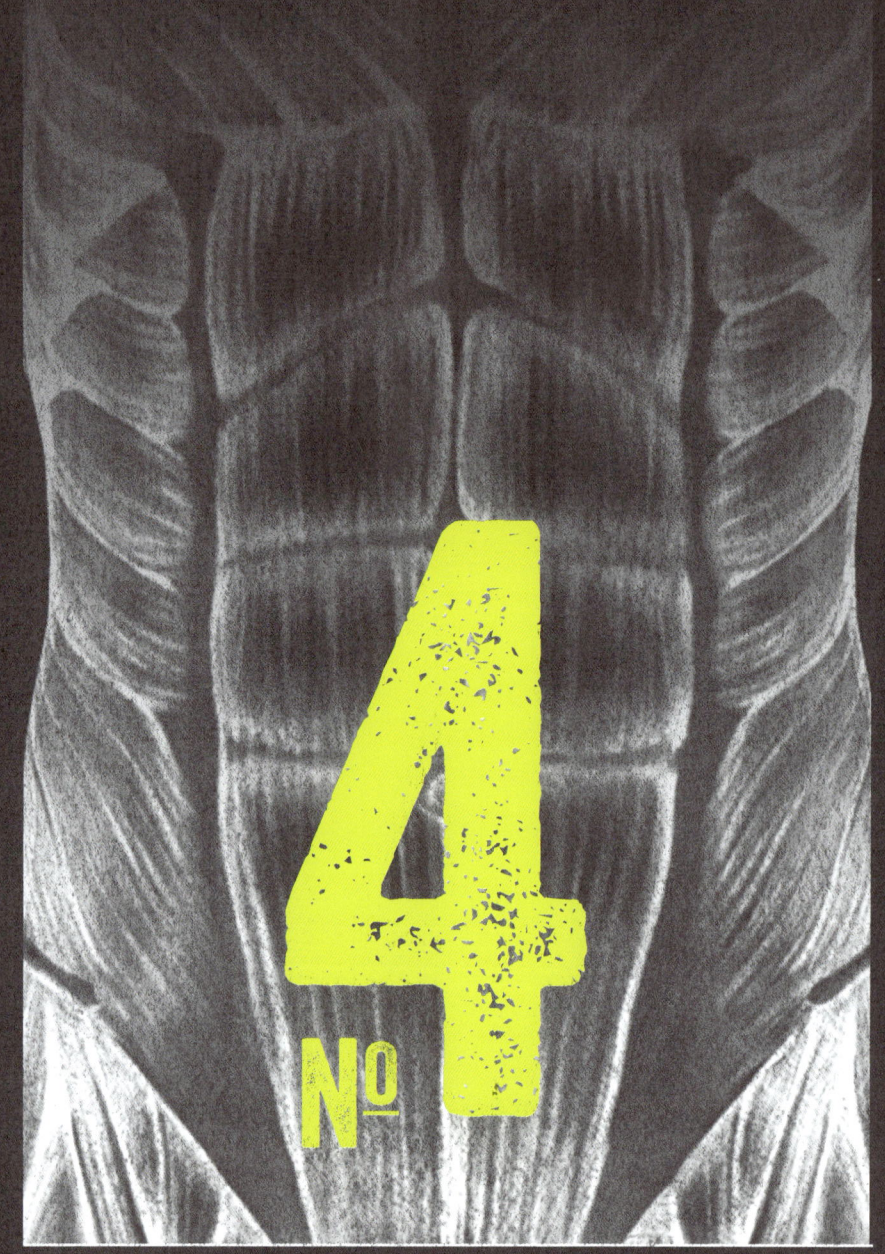

BAUCH & CORE

CRUNCH

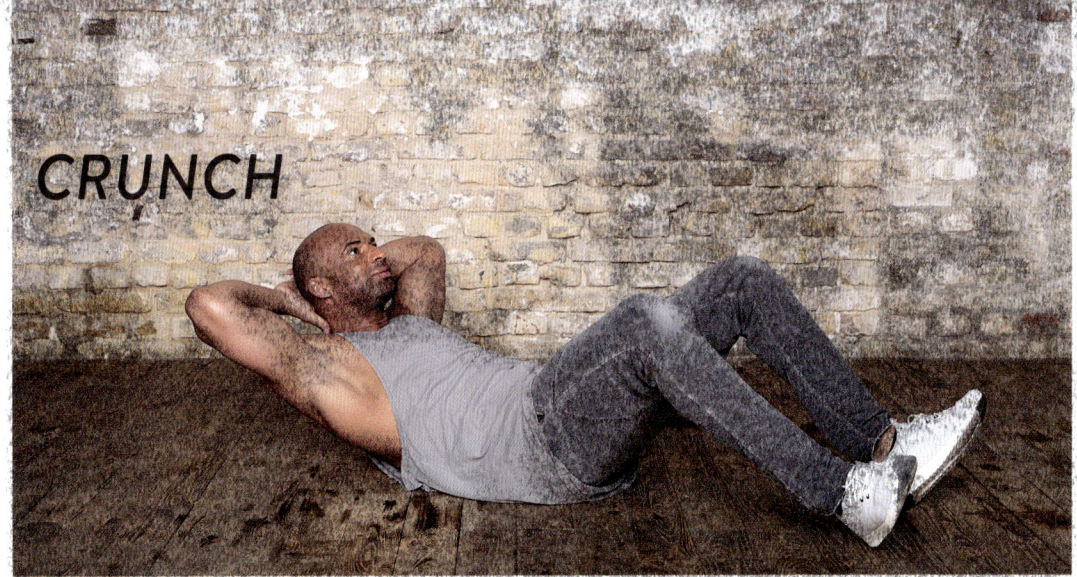

1. Lege dich auf den Rücken und stelle die Füße auf. Drücke deine Fersen in den Boden und ziehe deine Zehenspitzen an. Deine Hände sind verschränkt hinter dem Kopf.

2. Hebe nun deinen Oberkörper an und rolle den Kopf und die Schulterblätter langsam vom Boden ab. Dein Steißbein und deine Lendenwirbel bleiben am Boden.

3. Anschließend rollst du langsam wieder in Richtung Boden, legst dich aber nicht komplett ab, sondern stoppst einige Zentimeter über dem Boden, bevor du wieder nach oben gehst.

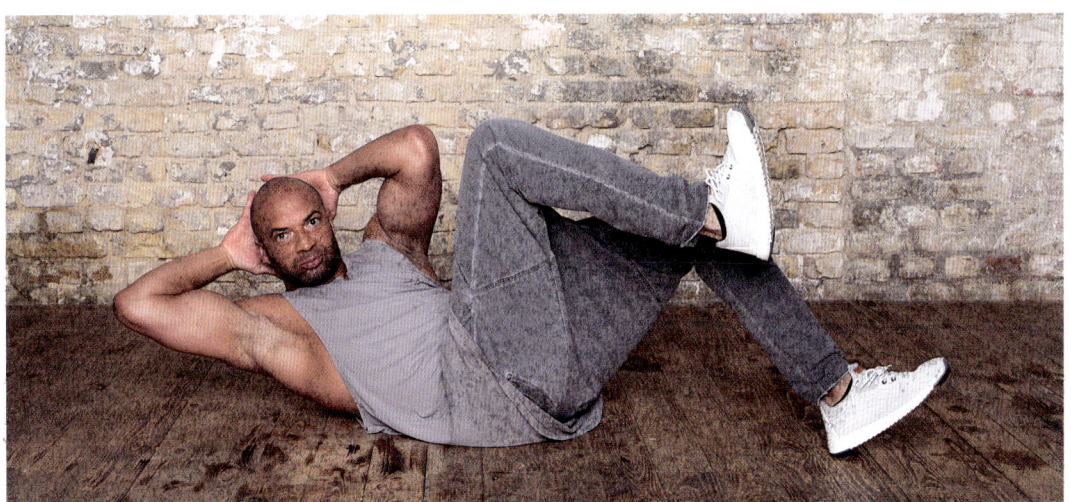

MIT ROTATION

1. Die Ausgangsposition ist die gleiche wie beim Basic-Crunch oben.

2. Beim Hochkommen drehst du dich nun zur Seite, sodass dein linker Ellbogen in Richtung des rechten Knies zieht, das du gleichzeitig anziehst. Achte darauf, dass dein Kopf in Verlängerung zur Wirbelsäule bleibt und nicht auf deine Brust drückt.

Beine & Po
Rücken & Schultern
Brust & oberer Rücken
Bauch & Core
Unterer Rücken
Arme
Work-outs

SIT-UPS

1. Lege dich auf den Boden und stelle deine Beine auf. Deine Arme sind mit den Handflächen nach oben hinter dem Kopf ausgestreckt. Du nimmst sie in die Bewegung mit. Dein Bauch ist angespannt. Drücke den unteren Rücken auf den Boden.

2. Hebe nun deinen Oberkörper gerade und aus dem Hüftgelenk komplett vom Boden ab, sodass du in der Endposition angekommen mit senkrechtem Oberkörper dasitzt.

3. Senke deinen Oberkörper langsam wieder in Richtung Boden, aber lege ihn vor der nächsten Wiederholung nicht komplett ab.

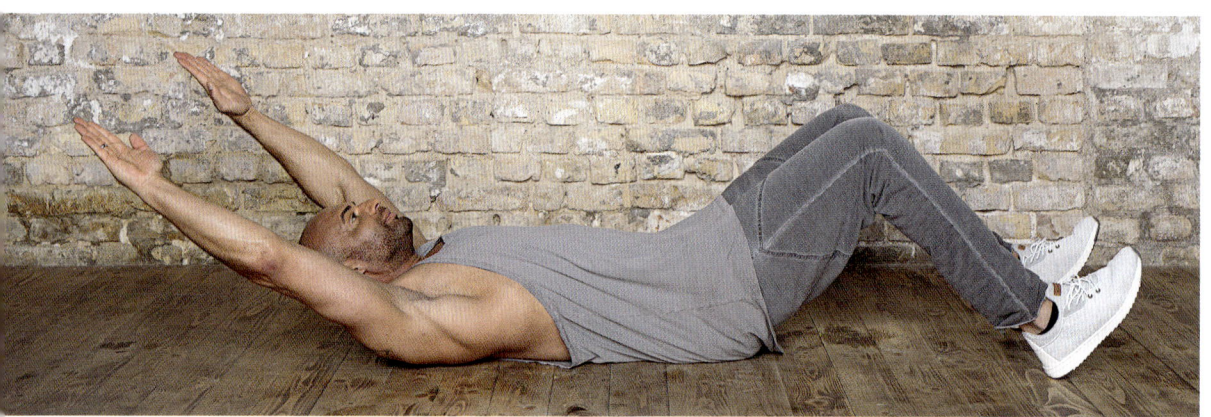

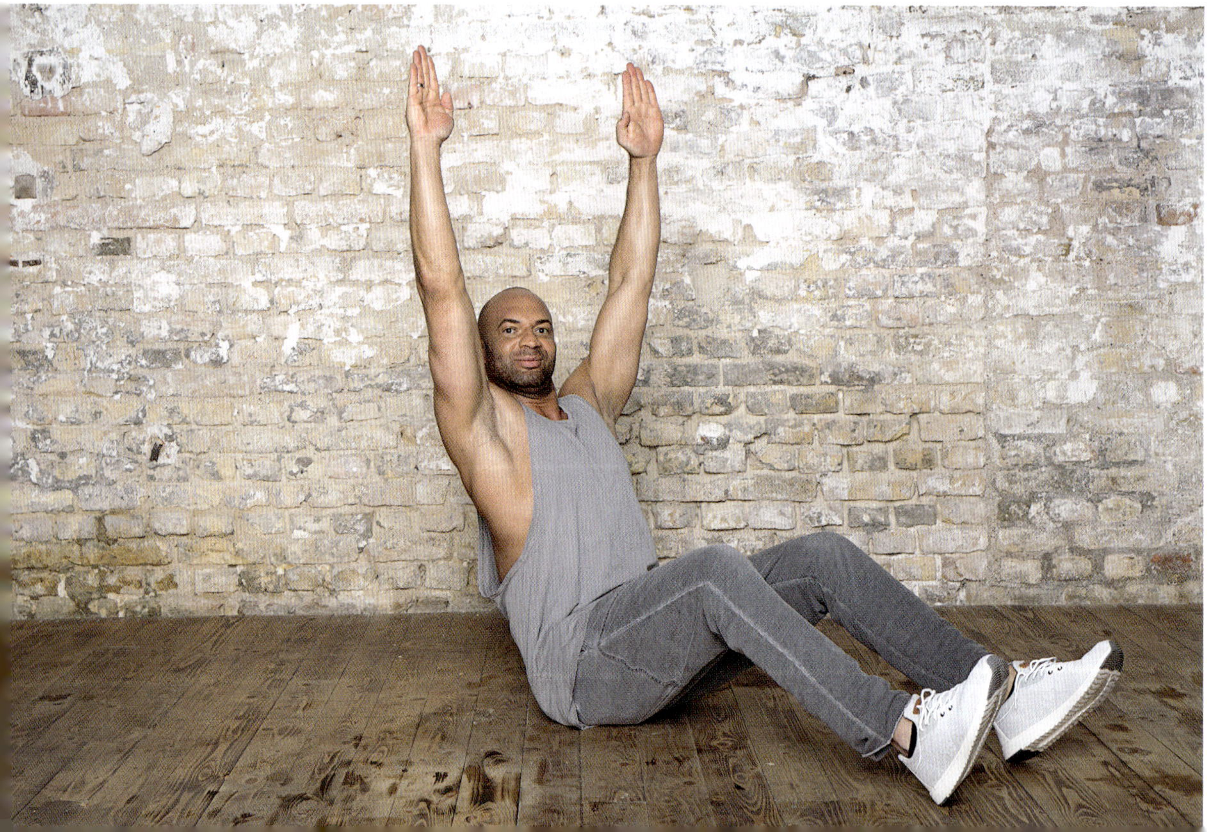

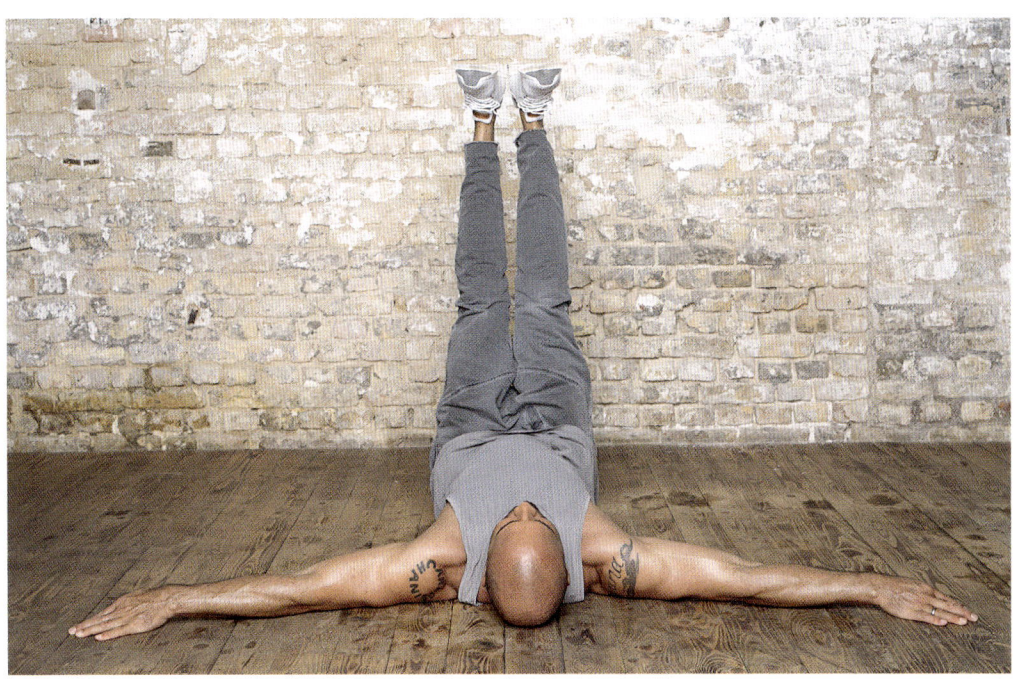

CORE-LIFT

1. Du liegst mit angestellten Beinen und zur Seite ausgebreiteten Armen auf dem Rücken. Der Blick ist nach oben gerichtet. Die Handflächen liegen auf dem Boden auf. Strecke die Beine gerade nach oben. Achte darauf, dass du nicht ins Hohlkreuz fällst. Die Füße sind geflext.

2. Drücke nun dein Gesäß nach oben, als würdest du an den Füßen zur Decke hin gezogen. Auch hier wieder auf den unteren Rücken achten: kein Hohlkreuz. Die Position halten, langsam wieder nach unten und wieder nach oben.

Beine & Po

Rücken & Schultern

Brust & oberer Rücken

Bauch & Core

Unterer Rücken

Arme

Work-outs

KLAPPMESSER

1. Lege dich flach auf den Rücken. Deine Arme und Beine sind ausgestreckt. Die Füße sind geflext.

2. Spanne deinen Bauch an und führe in einer Bewegung die gestreckten Beine und Arme mit dem Oberkörper nach oben und zusammen. Deine Fingerspitzen sollen deine Füße berühren. Die Wirbelsäule muss während der Bewegung und am höchsten Punkt gerade bleiben. Lediglich dein Po ist noch auf dem Boden und hält dein Gewicht für eine Sekunde.

3. Lasse deinen Oberkörper und die Gliedmaßen langsam (!) wieder zu Boden sinken.

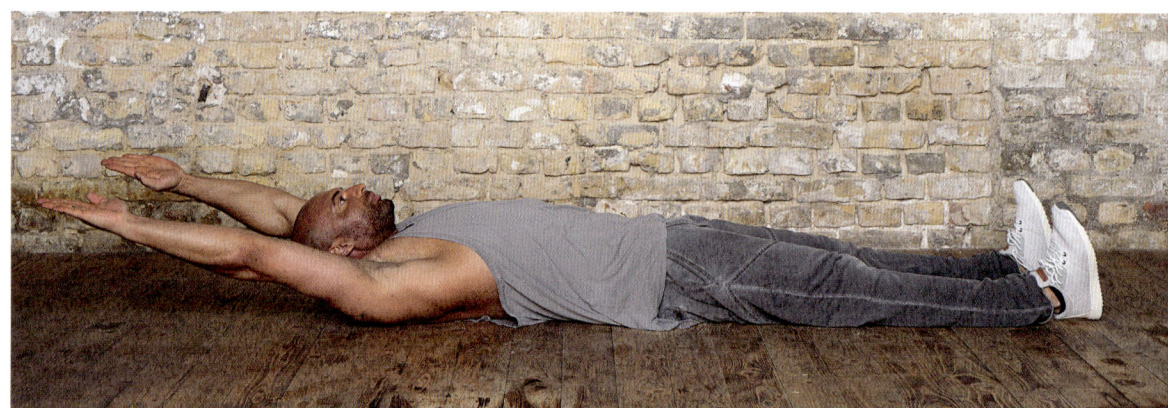

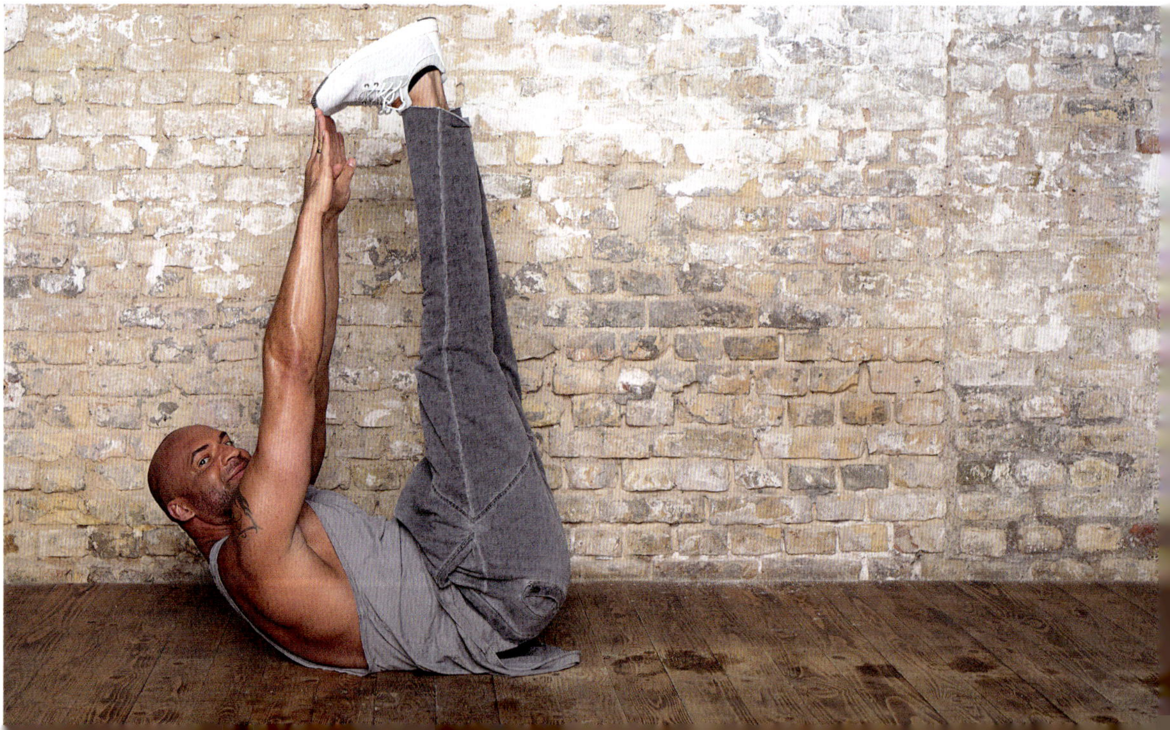

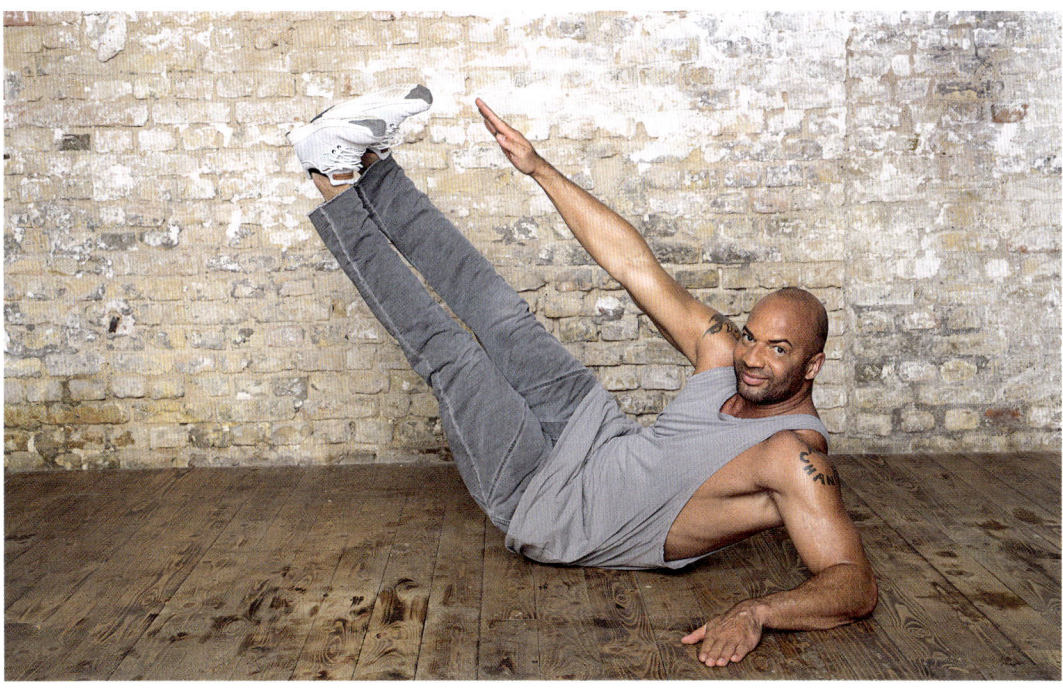

ZUR SEITE

1. Lege dich auf dem Boden auf die Seite und stütze dich mit deinem unteren Arm ab. Den oberen Arm streckst du nach oben. Deine Beine liegen gerade übereinander. Po- und Bauchmuskulatur sind angespannt und geben dir Stabilität.

2. Hebe aus dieser Ausgangsposition heraus deine Beine und deinen Rumpf so weit es geht, vom Boden ab. Dein Rücken soll dabei gerade bleiben und dein Kopf liegt in der Verlängerung zur Wirbelsäule.

3. Halte die Position am höchsten Punkt für einige Sekunden, mit dem oberen Arm parallel zu den Beinen, und lasse Beine und Rumpf dann wieder sinken, ohne sie ganz abzulegen.

Beine & Po
Rücken & Schultern
Brust & oberer Rücken
Bauch & Core
Unterer Rücken
Arme
Work-outs

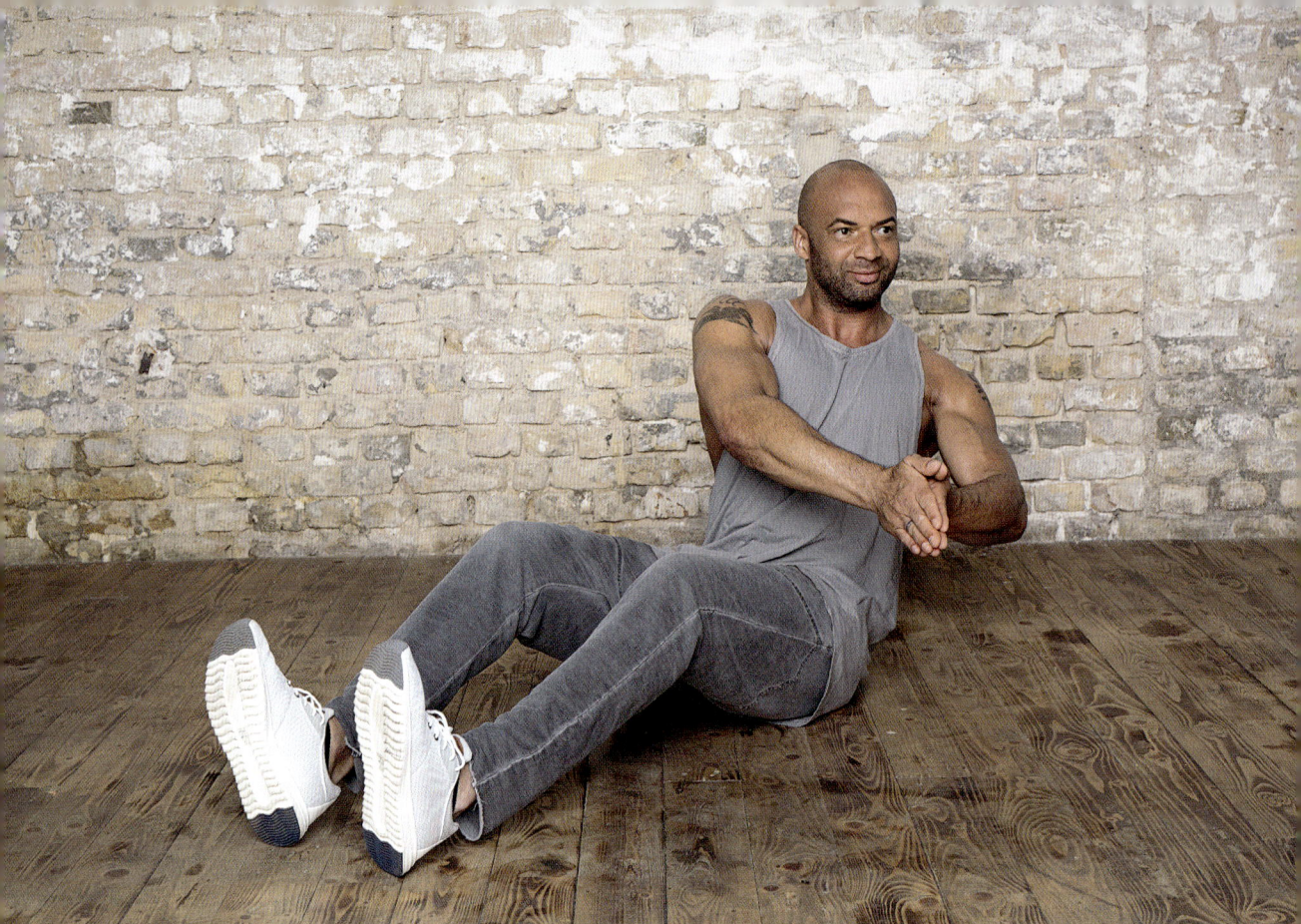

RUSSIAN TWIST

1. In der Ausgangsposition setzt du dich auf den Boden, hältst die Beine mit geflexten Füßen leicht angewinkelt und streckst deine Arme nach vorne aus. Die Handflächen drückst du aneinander.

2. Drehe deinen Oberkörper nach rechts und strecke deine Arme am rechten Knie vorbei. Gehe zurück in die Mittelposition und drehe dich dann genauso zur rechten Seite.

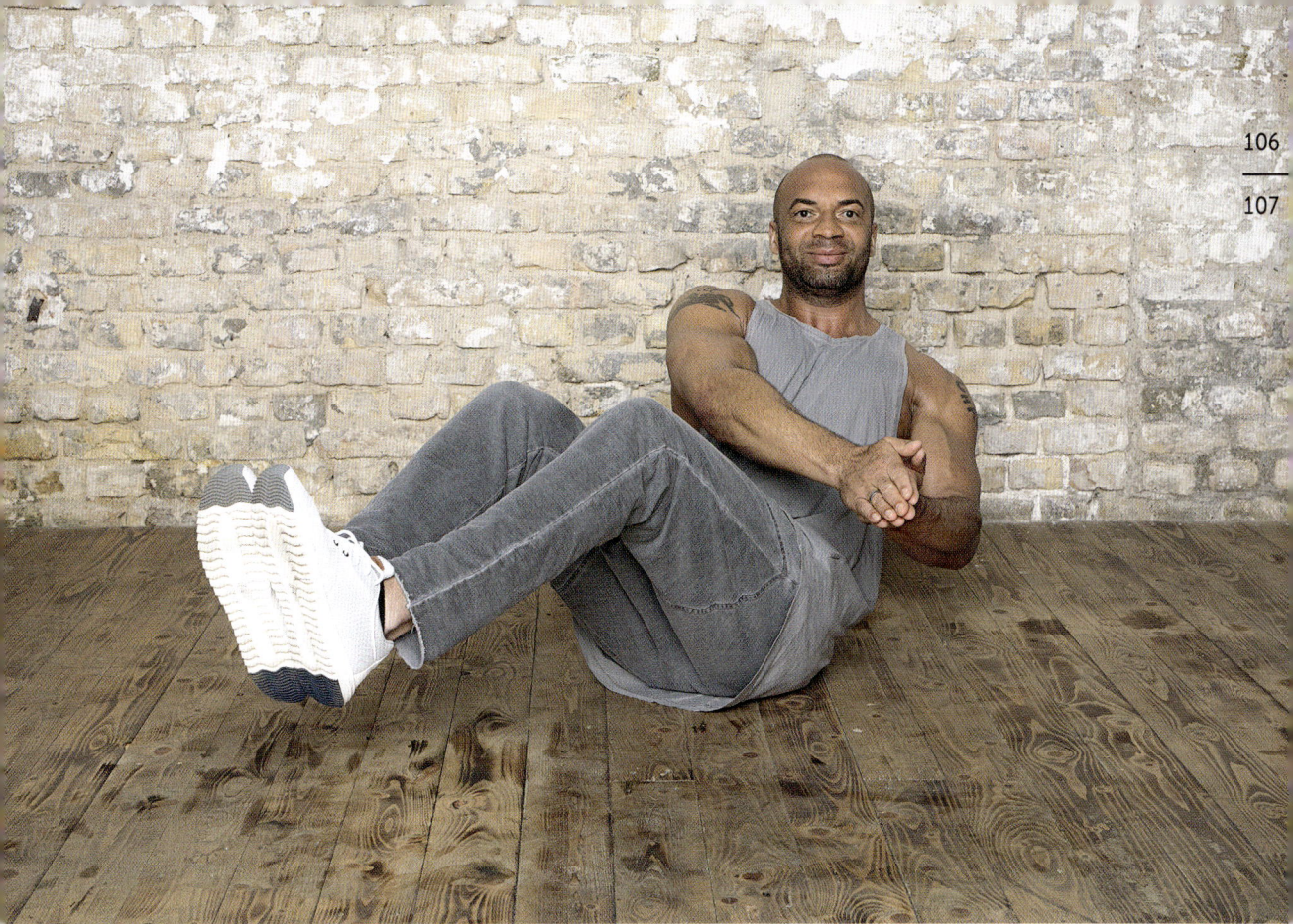

MIT ANGEHOBENEN BEINEN

1. Du steigerst die Schwierigkeit des Russian Twist indem du deine Beine vom Boden abhebst, sodass nur noch dein Po den Boden berührt. Bauch und Beine sind angespannt. Die Arm- und Handhaltung ist wie beim klassischen Russian Twist. Drehe dich mit dem Oberkörper nach links und mit den Beinen so weit wie möglich links.

2. Kurz halten und die Richtung wechseln, dabei immer darauf achten, dass die Füße in der Luft bleiben.

KÄFER

1. Du liegst auf dem Boden und verschränkst deine Arme hinter dem Kopf. Dann hebst du gleichzeitig mit dem Oberkörper deine gestreckten Beine mit geflexten Füßen an.

2. Jetzt beugst du das linke Bein im 90-Grad-Winkel an und führst das Knie in der Luft mit dem rechten Ellbogen möglichst nah zusammen, ohne dass sie sich berühren.

3. Dann wiederholst du die Bewegung zur anderen Seiten ohne Oberkörper und Beine abzulegen. Achte auf fließende Übergänge.

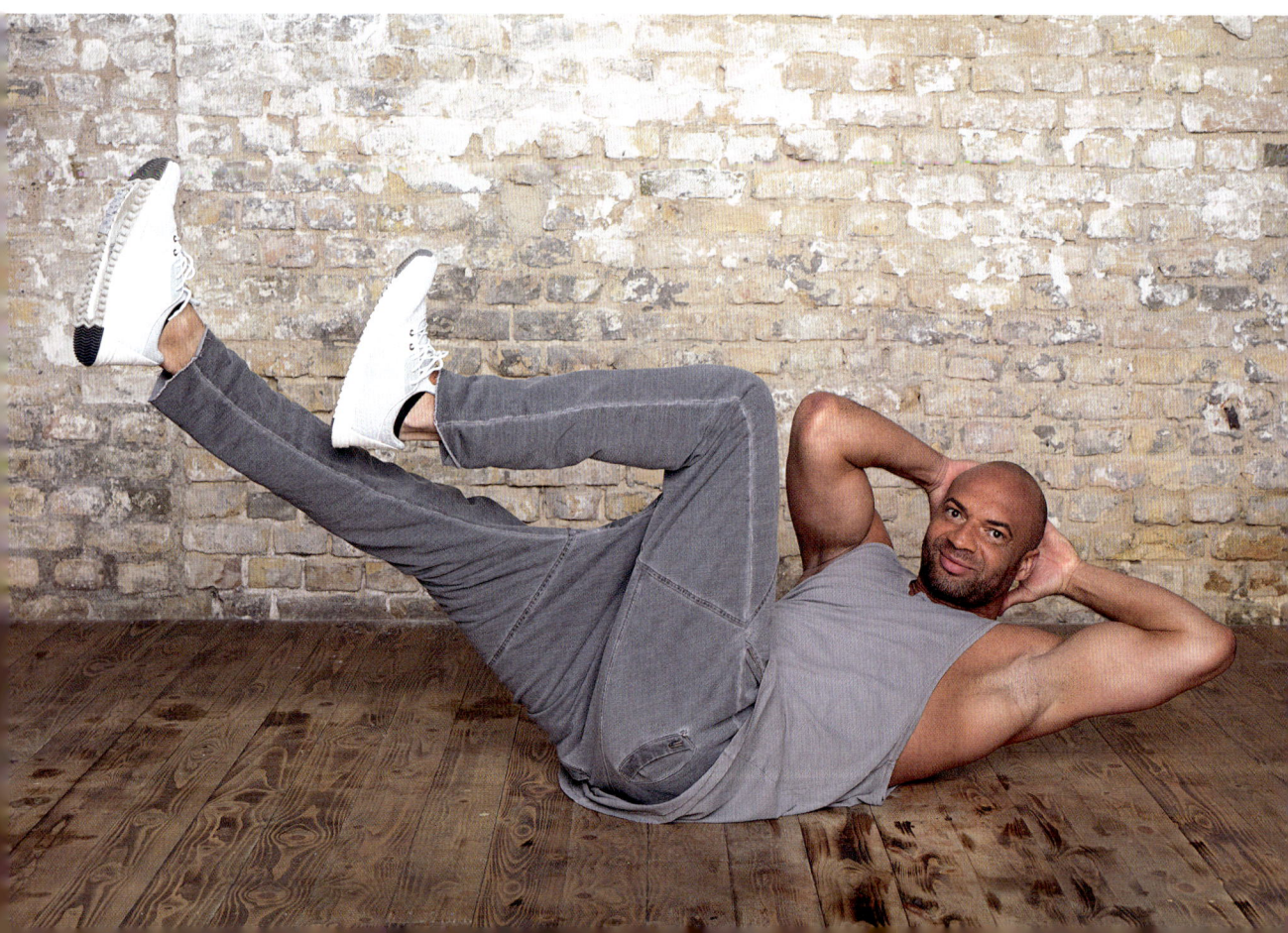

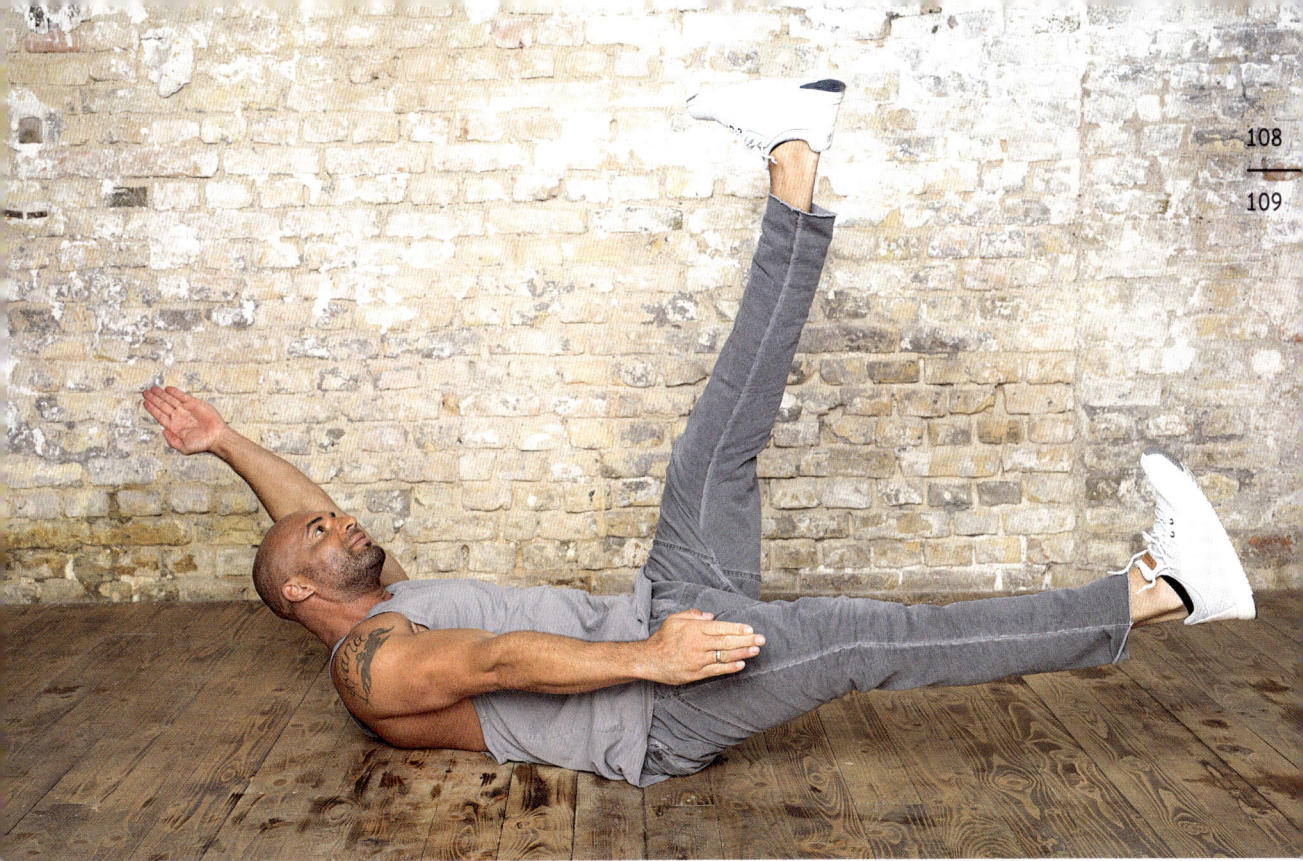

SOLDAT

1. Lege dich auf den Rücken. Deine Arme und Beine sind gestreckt, die Füße sind geflext.

2. Nun hebst du das rechte Bein gestreckt zur Decke und den rechten Arm nach hinten oben.

3. Wiederhole die Übung zur anderen Seite. Der Bewegungsablauf gleicht dem eines Soldaten, der (im Liegen) marschiert.

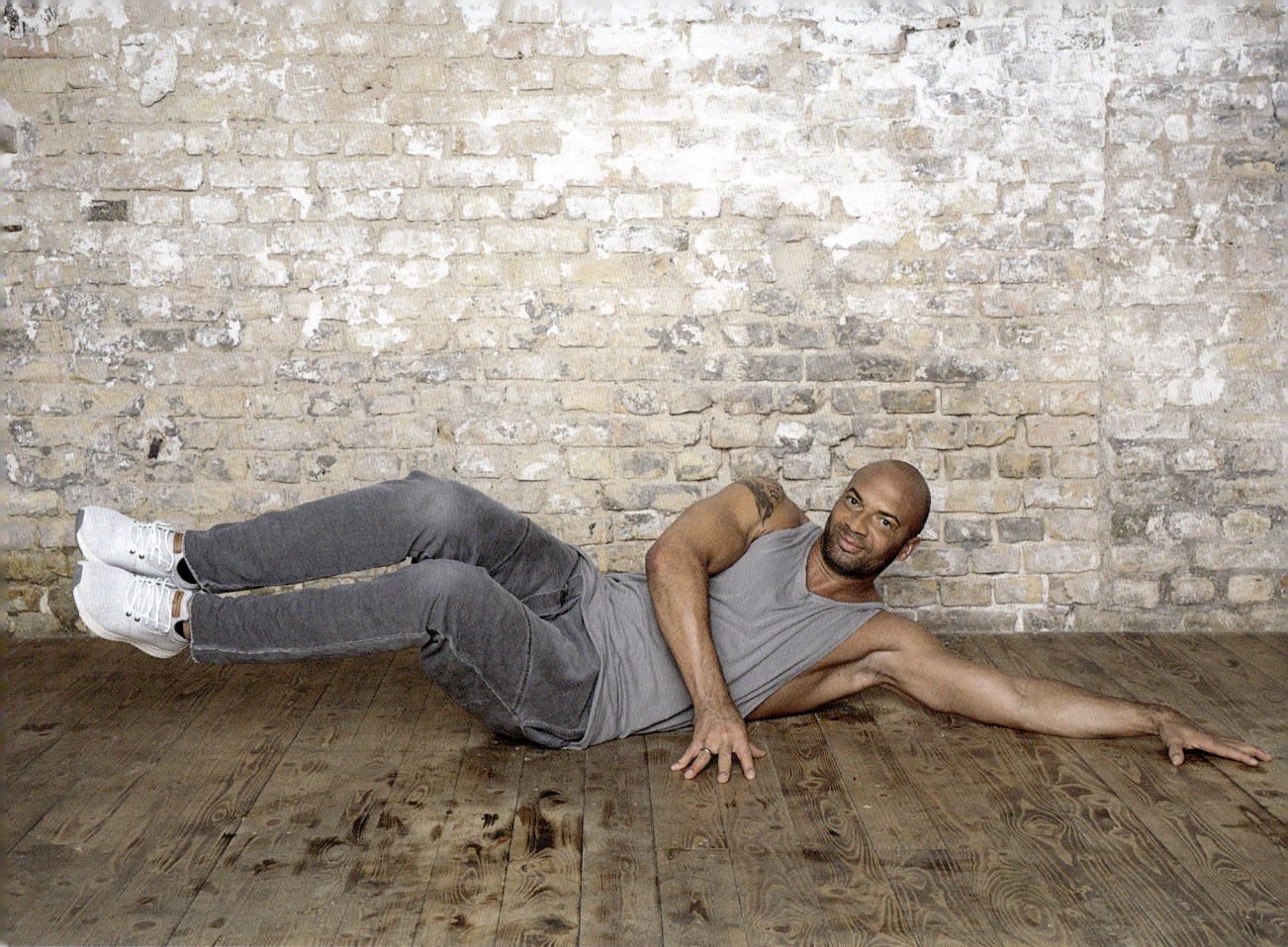

BECKENHEBEN SEITLICH MIT GEBEUGTEN BEINEN

1. Lege dich auf die linke Seite und stütze dich mit dem gestreckten linken Arm auf dem Boden ab. Mit der linken Hand stützt du dich vor dem Bauch ab. Deine Beine liegen übereinander, die Knie sind angewinkelt.

2. Hebe nun deine Beine geschlossen an, halte die Position kurz und senke sie wieder ab. Kurz bevor sie den Boden berühren, gehst du wieder nach oben.

3. Halte die Position für einen Moment und senke die Beine dann wieder ab. Achte darauf, dass dein Körper in einer geraden Linie bleibt.

4. Nach einem Satz Seitenwechsel.

MIT GESTRECKTEN BEINEN

1. Die Ausgangsposition ist die gleiche wie bei der Übung auf der linken Seite, nur dass du in dieser Variante die Beine streckst und die Füße flext.

2. Drücke deine Beine aus der Kraft der Körpermitte nach oben.

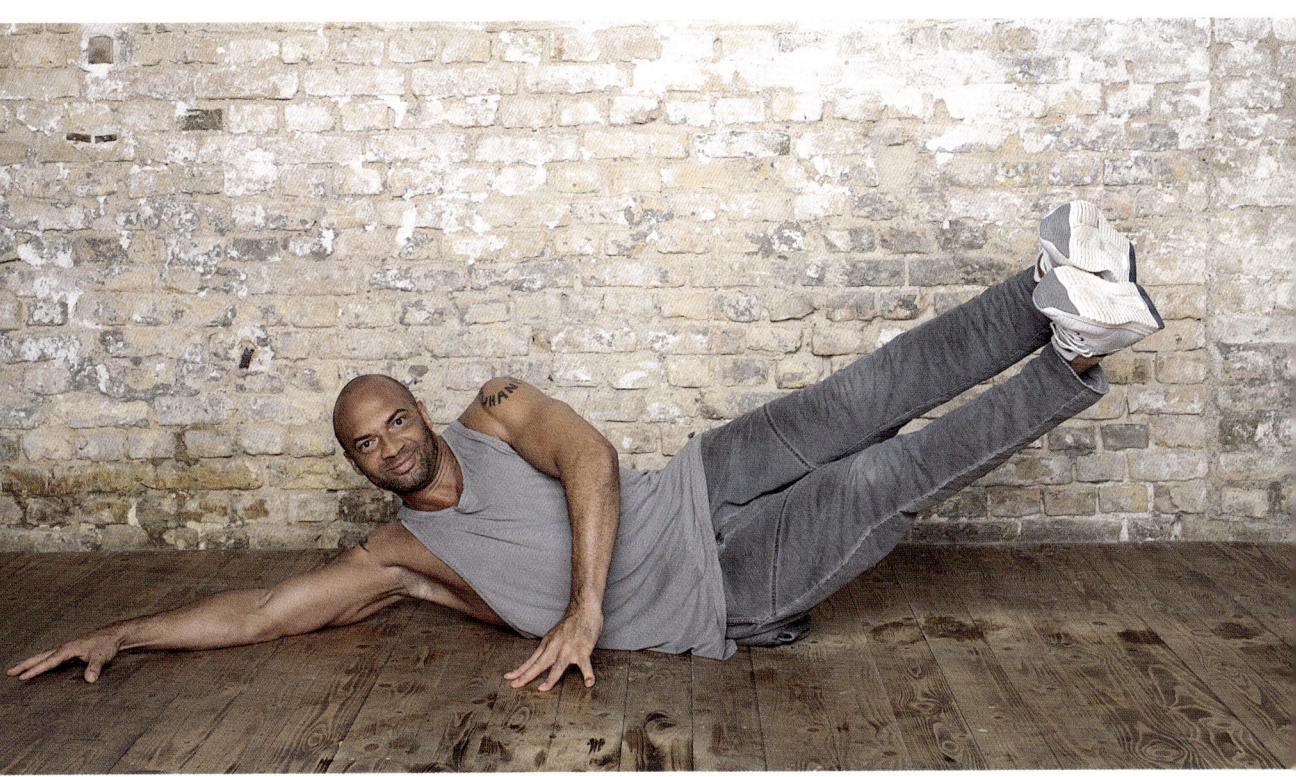

Beine & Po

Rücken & Schultern

Brust & oberer Rücken

Bauch & Core

Unterer Rücken

Arme

Work-outs

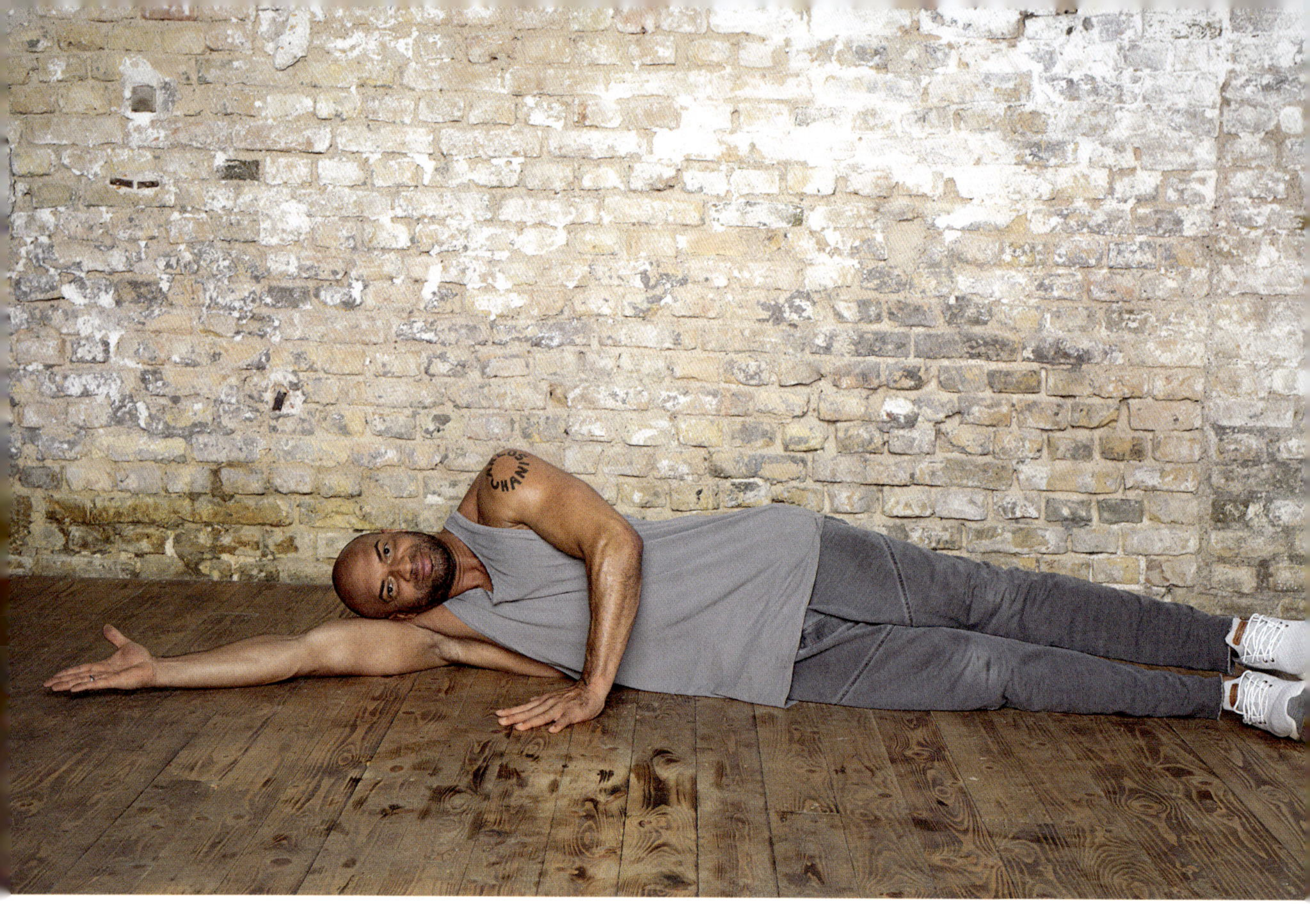

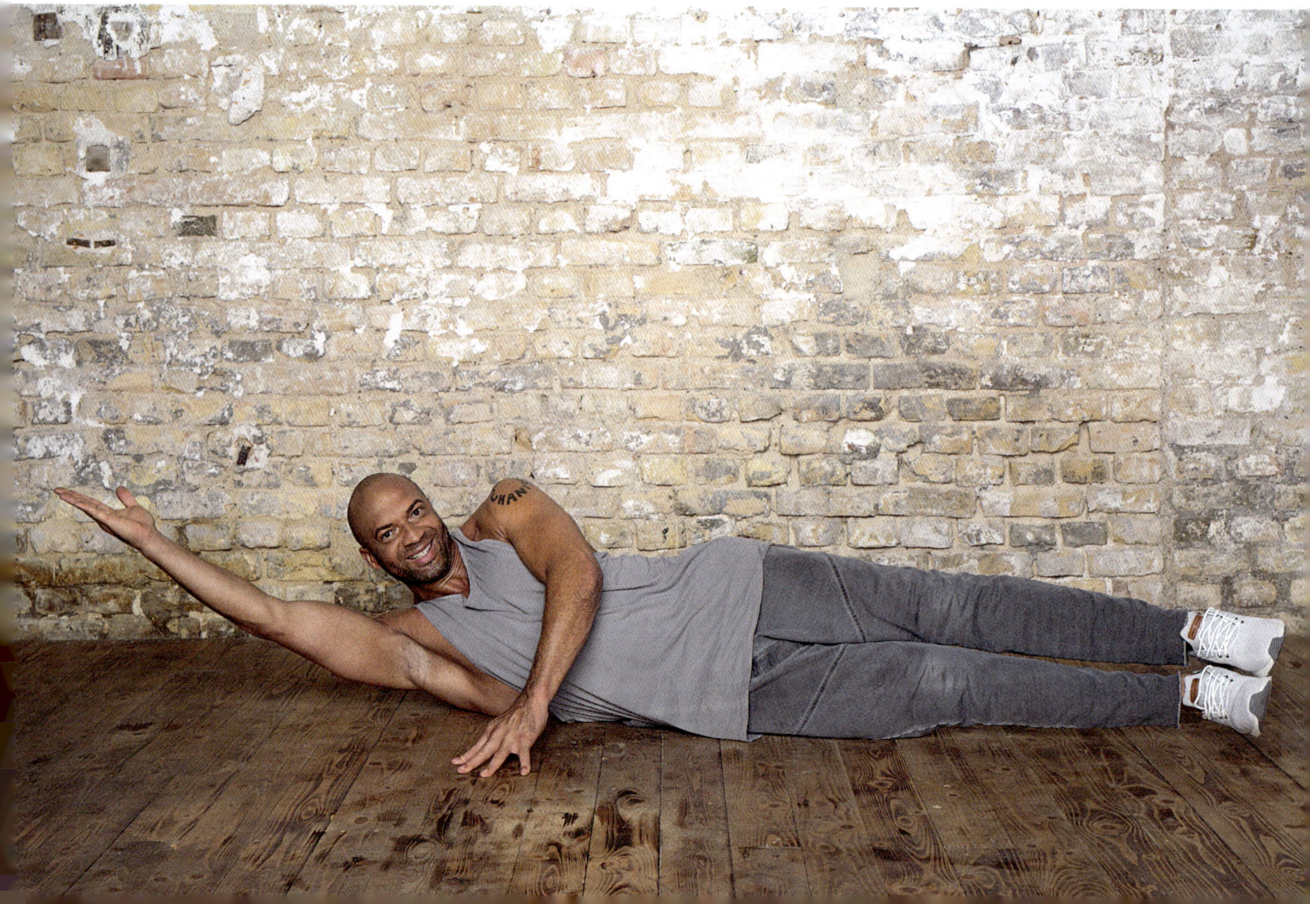

OBERKÖRPER-LIFT

1. Lege dich auf die Seite und achte darauf, dass dein Rücken und dein Kopf eine Linie bilden.

2. Setze den oberen Arm vor deinem Körper auf. Strecke den unteren Arm nach oben aus. Die Handfläche zeigt zur Decke. Wenn nötig, winkle deine Knie für mehr Stabilität etwas an.

3. Hebe nun deinen Oberkörper so hoch du kannst vom Boden ab. Achte darauf, dass dein Körper sich dabei nicht nach vorn neigt. Halte die oberste Position für ein bis zwei Sekunden und lass dich langsam wieder sinken.

Beine & Po
Rücken & Schultern
Brust & oberer Rücken
Bauch & Core
Unterer Rücken
Arme
Work-outs

UNTERARMSTÜTZ IM KNIEN

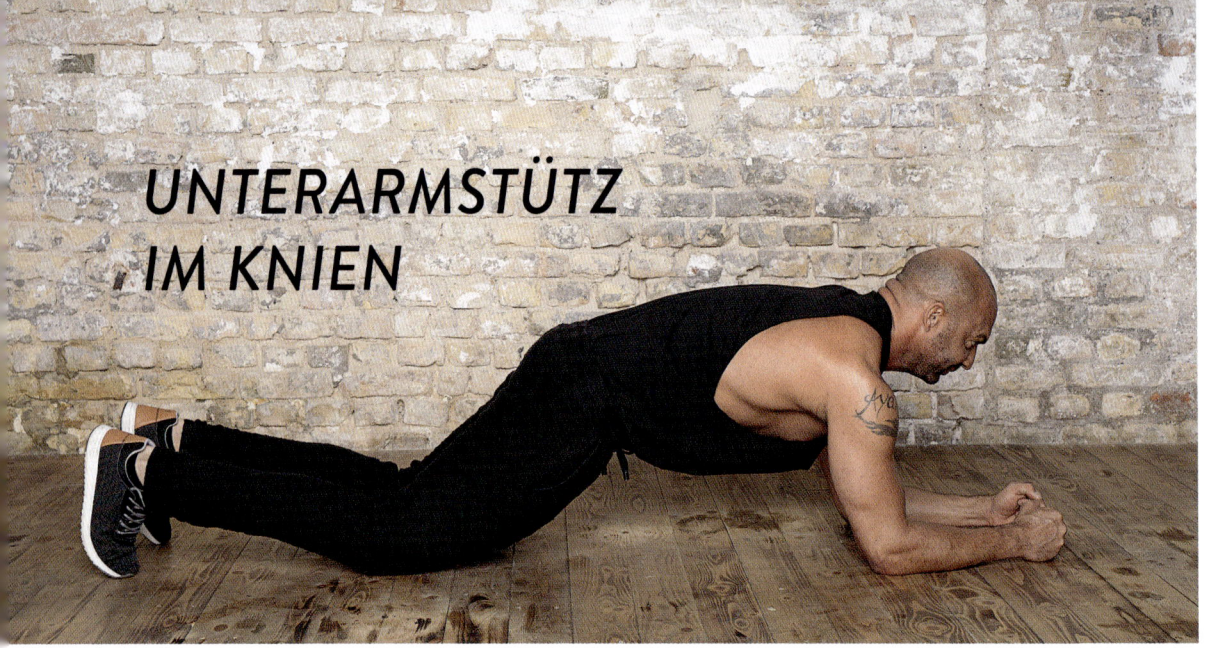

1. Gehe auf die Knie und lege deine Unterarme mit den Ellbogen direkt unter den Schultern auf dem Boden ab. Deine Knie bleiben leicht angewinkelt. Dein Blick ist nach unten gerichtet.

2. Strecke deinen Körper nun unter Spannung durch und stelle beide Füße auf den Zehen ab, aber lass die Knie auf dem Boden. Halte die Position, senke dich wieder ab und gehe wieder nach oben.

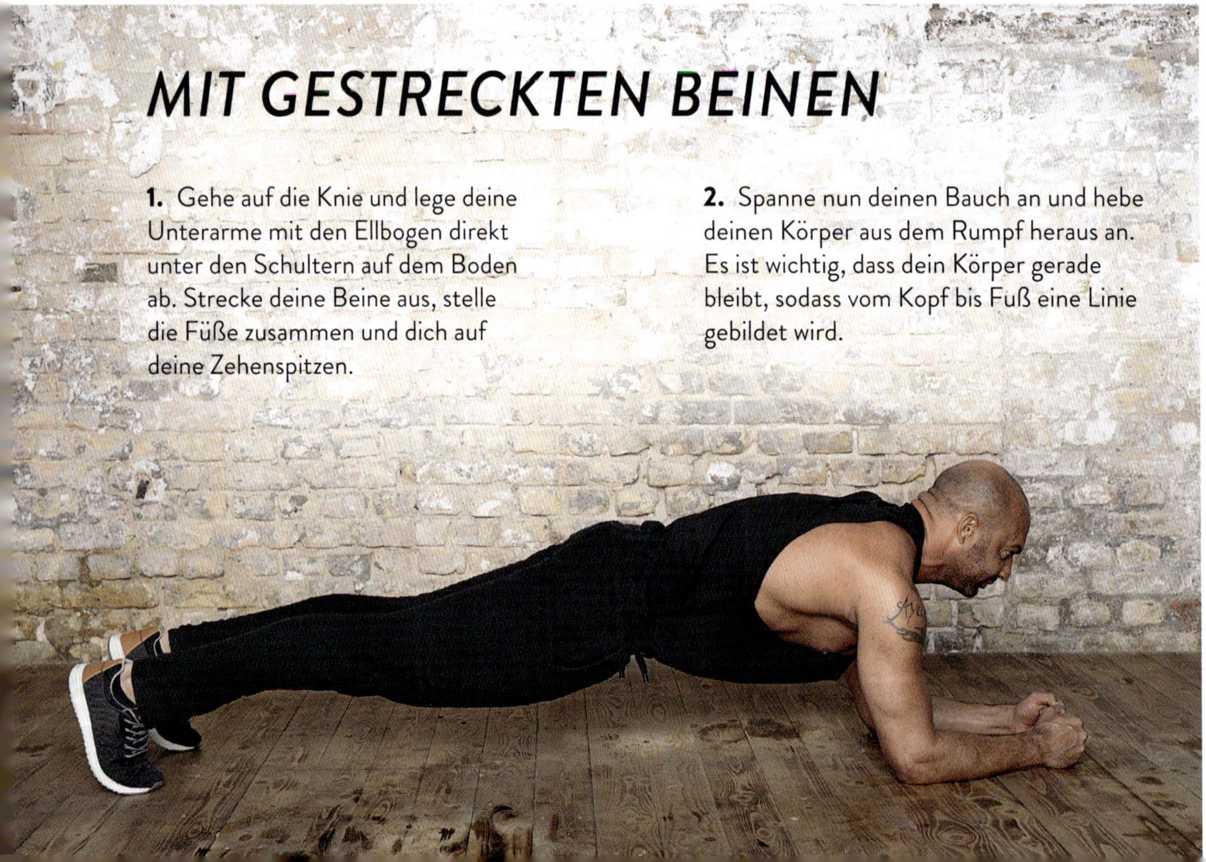

MIT GESTRECKTEN BEINEN

1. Gehe auf die Knie und lege deine Unterarme mit den Ellbogen direkt unter den Schultern auf dem Boden ab. Strecke deine Beine aus, stelle die Füße zusammen und dich auf deine Zehenspitzen.

2. Spanne nun deinen Bauch an und hebe deinen Körper aus dem Rumpf heraus an. Es ist wichtig, dass dein Körper gerade bleibt, sodass vom Kopf bis Fuß eine Linie gebildet wird.

DIAGONAL GESTRECKT

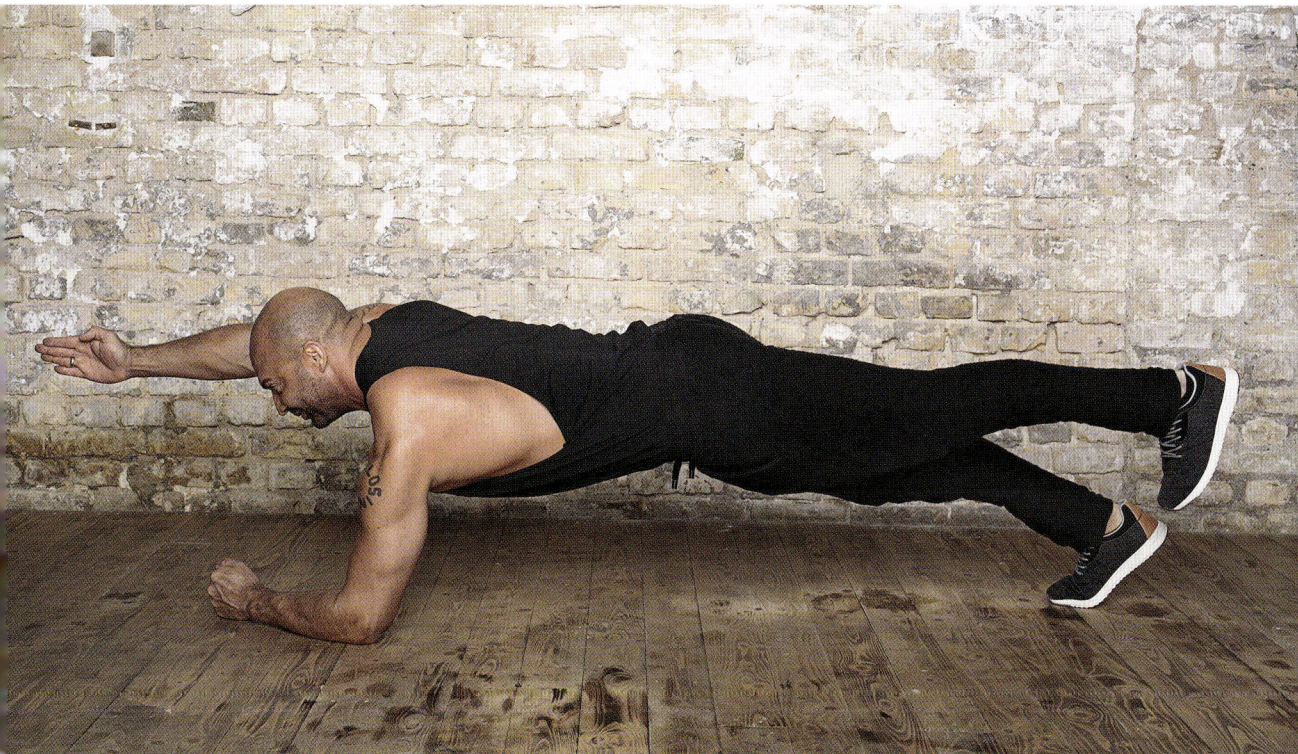

1. Mache alles wie bei der gestreckten Variante des Unterarmstützes.

2. Sobald du deinen Körper angehoben hast, streckst du den rechten Arm gestreckt nach vorne und das linke Bein mit geflextem Fuß nach hinten aus. Halte die Position für einige Sekunden.

3. Anschließend wechselst du die Seiten.

Beine & Po

Rücken & Schultern

Brust & oberer Rücken

Bauch & Core

Unterer Rücken

Arme

Work-outs

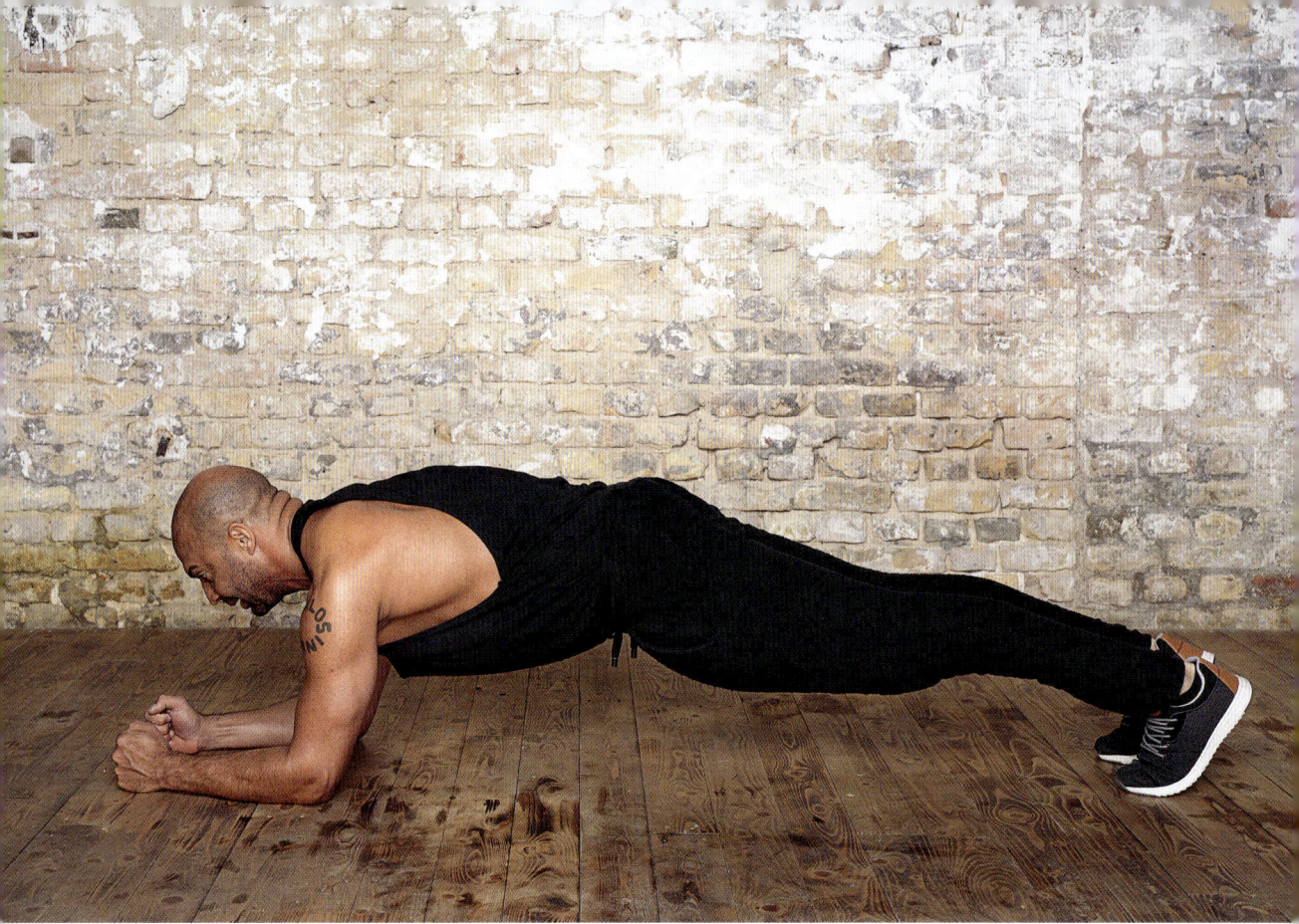

SÄGE

1. Gehe in den Unterarmstütz wie auf Seite 114 unten beschrieben. Dein Gewicht ruht auf den Unterarmen und den Fußspitzen. Deine Bauchmuskulatur ist stark angespannt.

2. Schiebe nun deinen Körper nur durch die Bewegung deiner Zehen nach vorn. Deine Unterarme knicken dabei etwas nach vorn ein, aber sie verlieren nie den Bodenkontakt.

3. Halte die Position unter Spannung für ein bis zwei Sekunden, schiebe dich dann wieder nach hinten und wieder nach vorn und nach hinten …

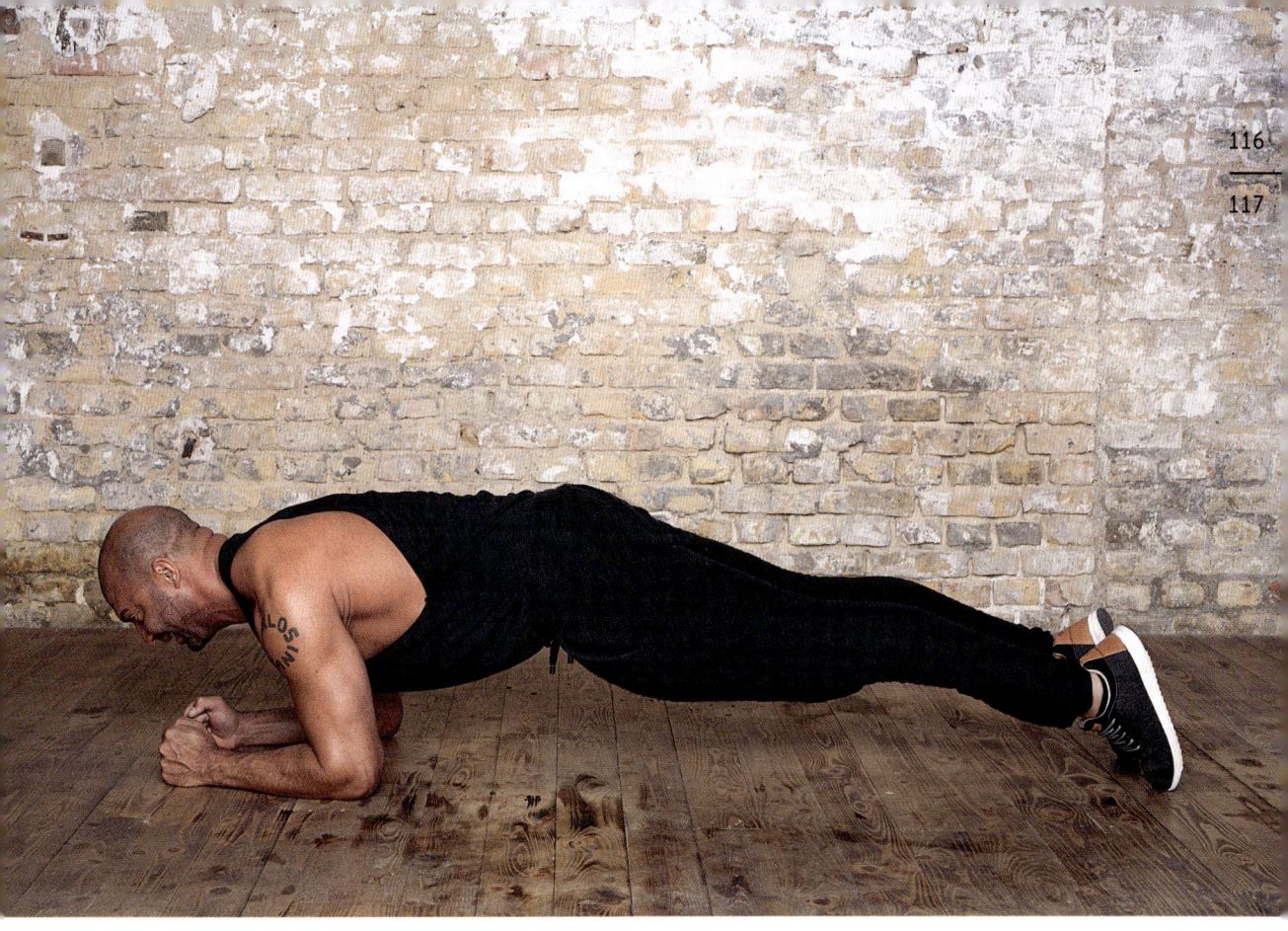

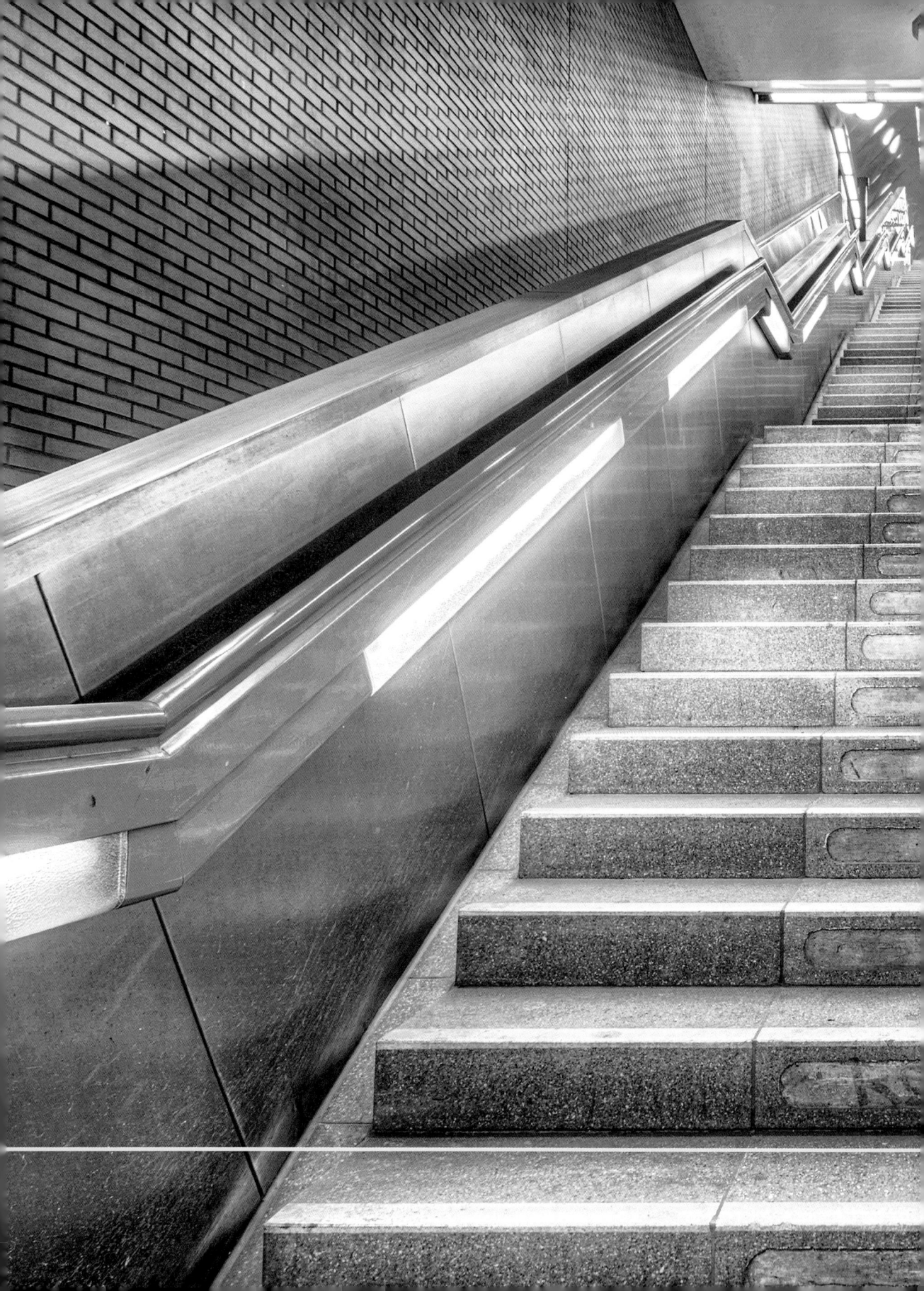

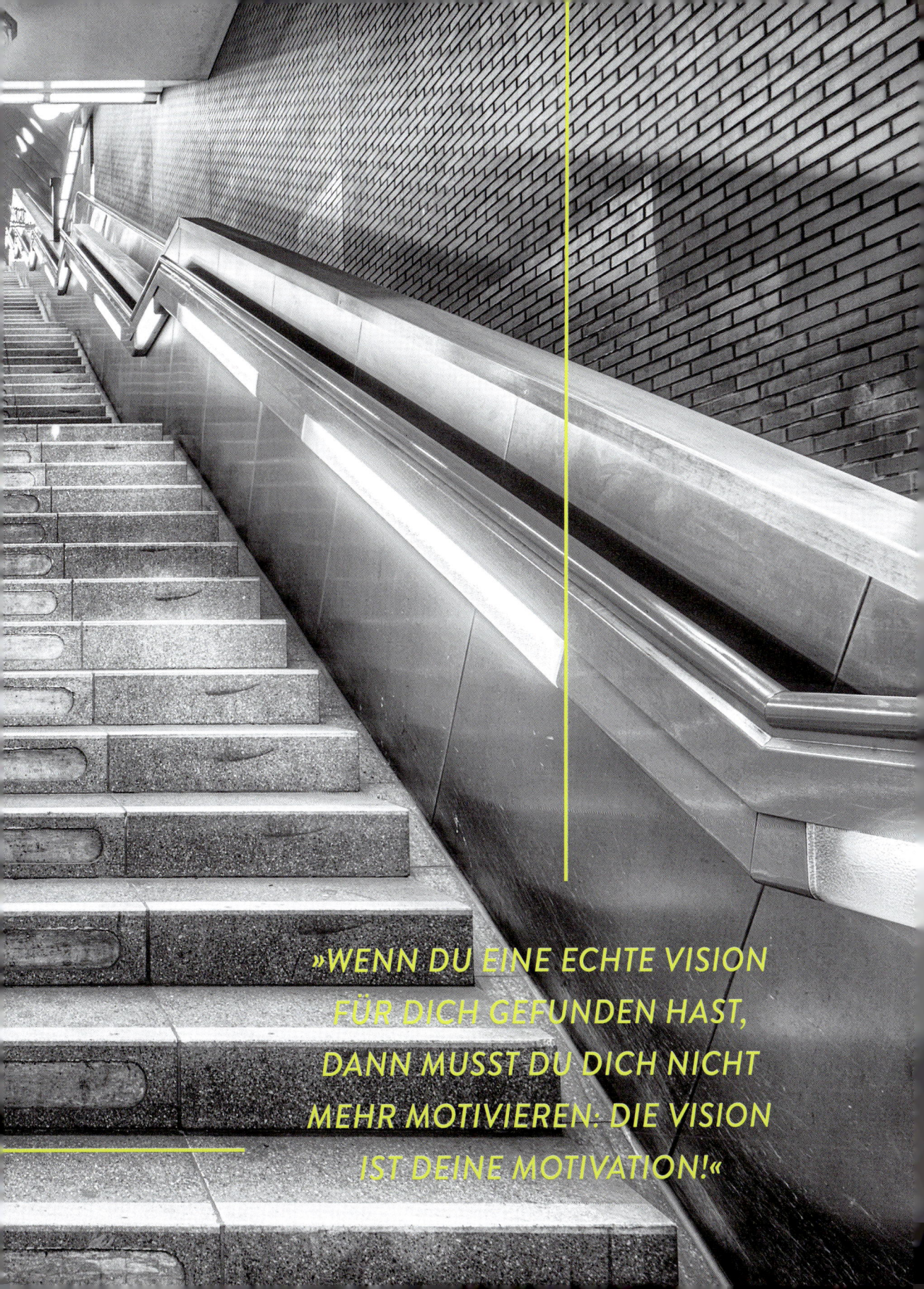

»WENN DU EINE ECHTE VISION FÜR DICH GEFUNDEN HAST, DANN MUSST DU DICH NICHT MEHR MOTIVIEREN: DIE VISION IST DEINE MOTIVATION!«

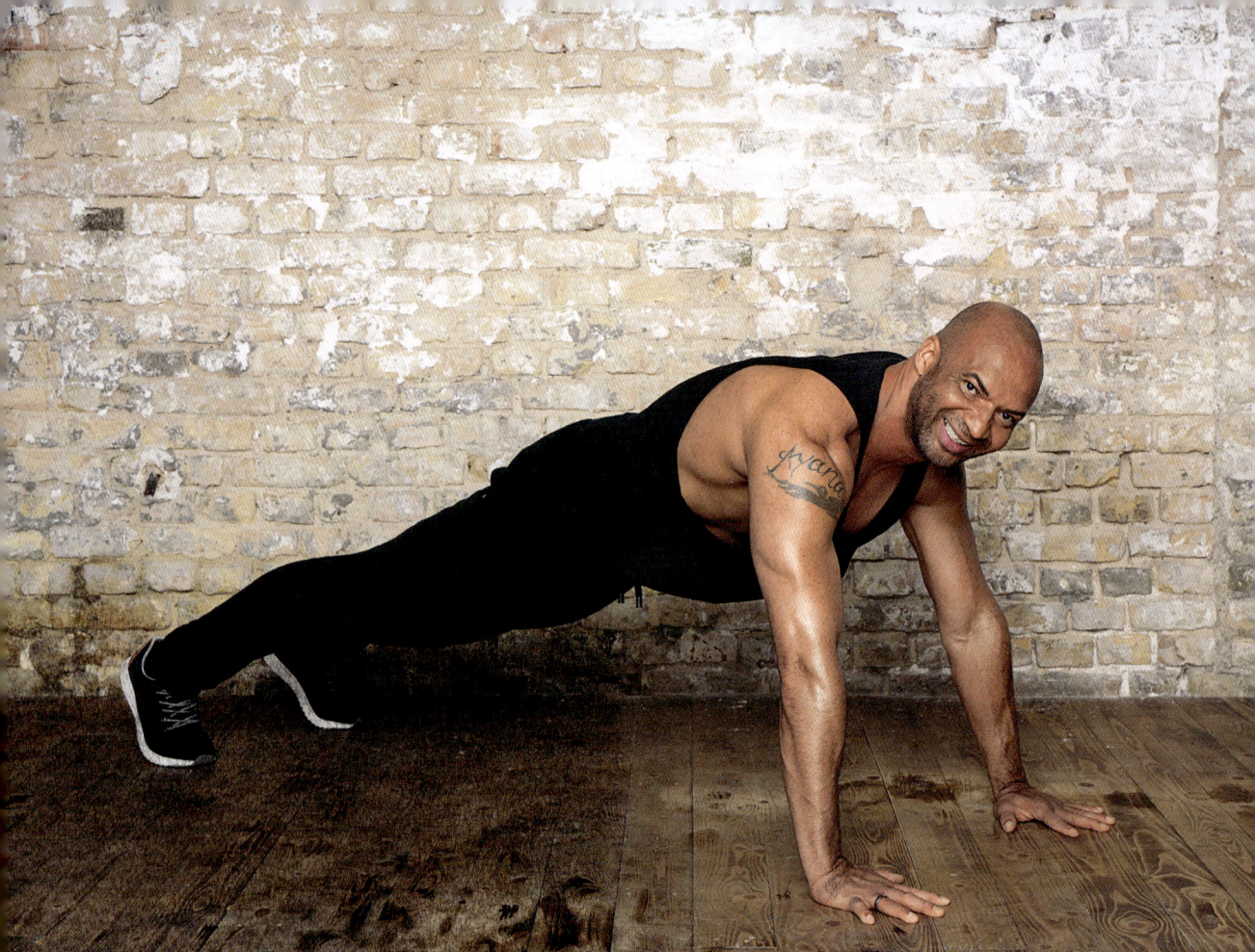

HOCHSTÜTZ

1. Gehe in den Vierfüßlerstand, setze die Fußspitzen auf und drücke deinen Körper hoch. Dein Gewicht ruht auf deinen Fußspitzen und den Händen, die du direkt unter den Schultern positioniert hast, die Beine streckst du nach hinten aus. Dein Körper bleibt vom Kopf über den Rumpf bis zu den Füßen gerade und dein Blick zeigt nach unten.

2. Halte die Position für einige Sekunden.

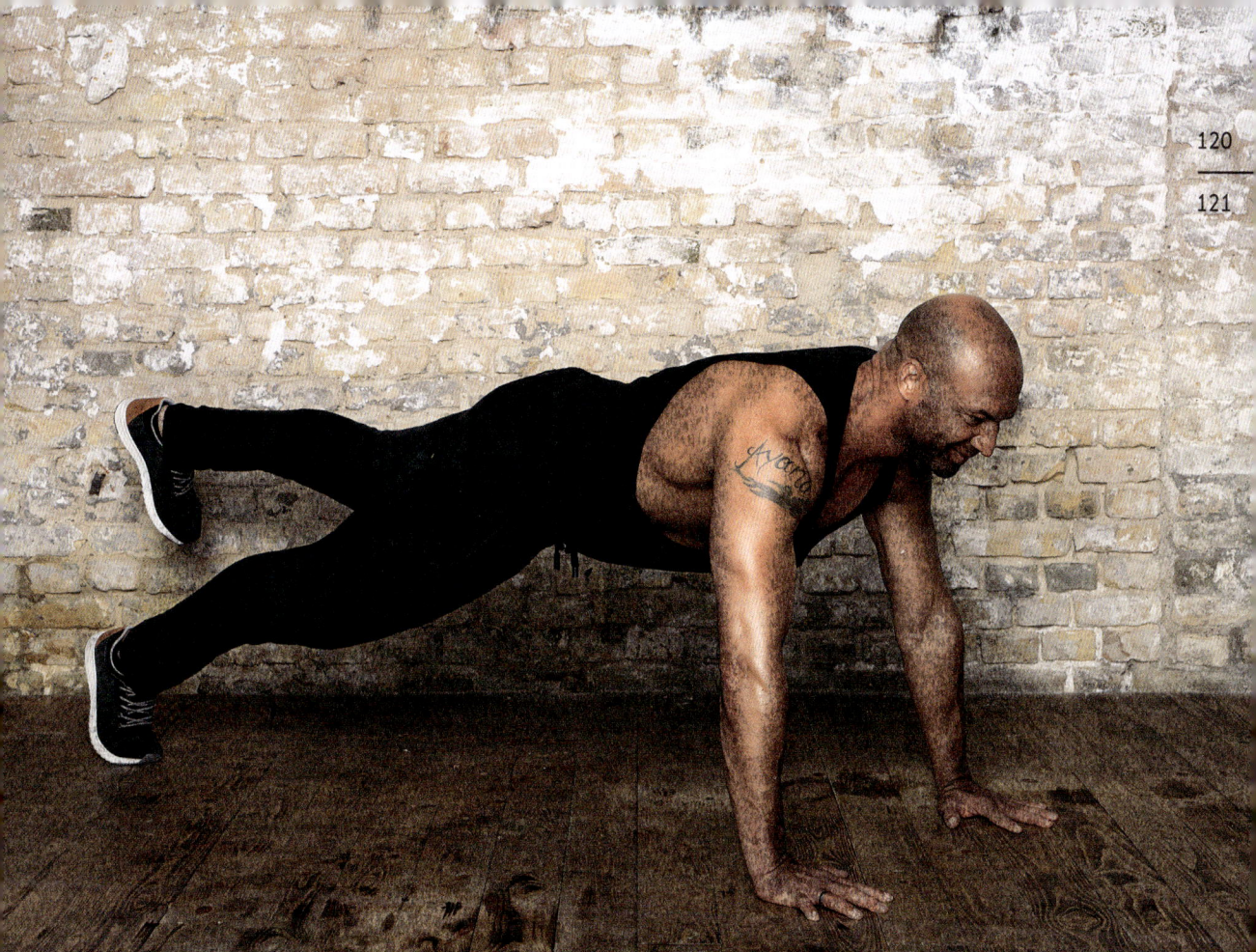

MIT EINEM BEIN

1. Begib dich in die Ausgangsposition für den Hochstütz. Hebe deinen Körper mit angespanntem Bauch und Po in einer geraden Linie an.

2. Halte die Position, verlagere einen Teil deines Gewichts auf das rechte Bein und hebe das linke Bein gestreckt an. Der Fuß ist angewinkelt. Strecke das Bein parallel zum Boden gerade nach hinten aus. Kurz halten und wieder absenken.

3. Wechsle das Bein.

Beine & Po

Rücken & Schultern

Brust & oberer Rücken

Bauch & Core

Unterer Rücken

Arme

Work-outs

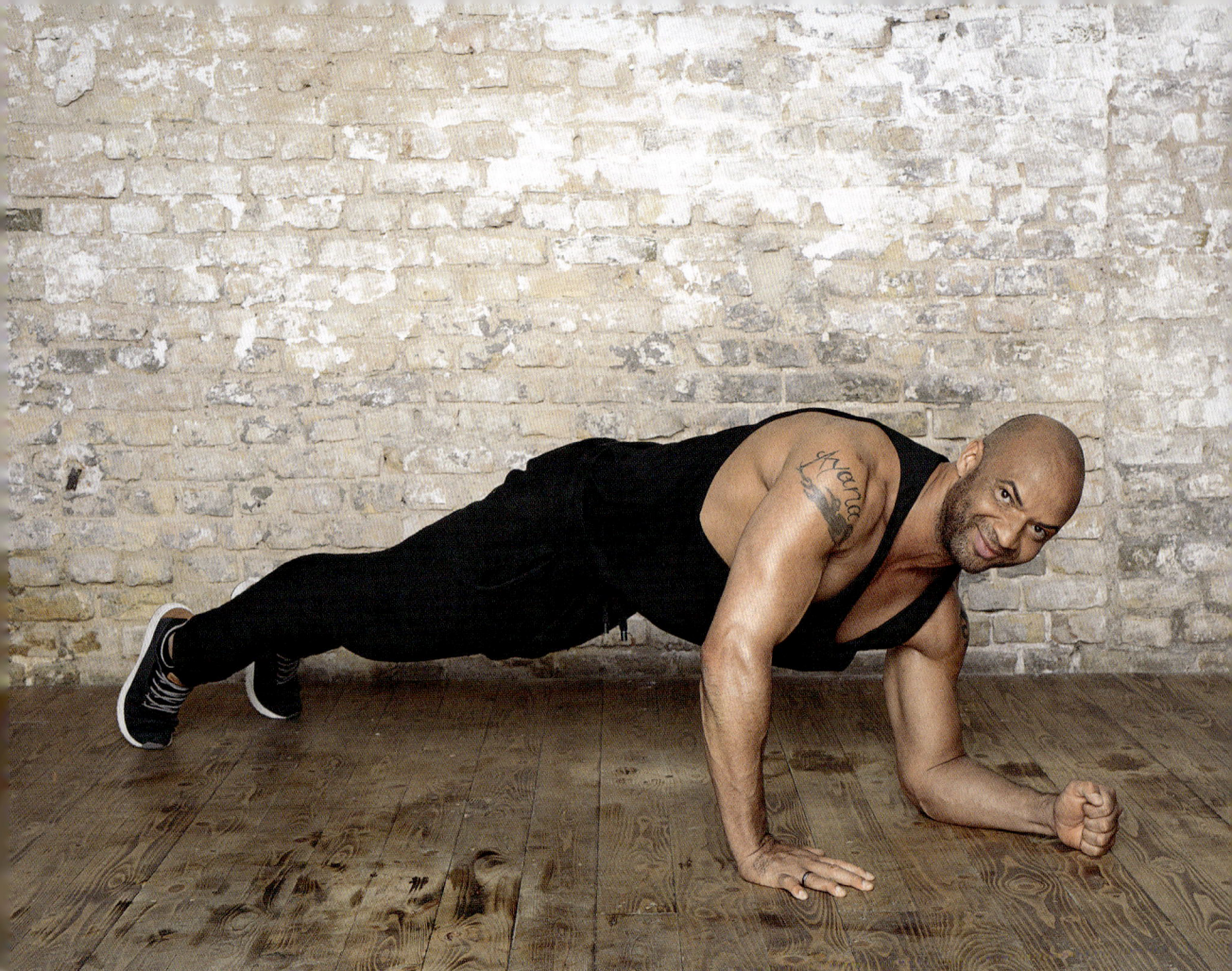

HOCHSTÜTZ DYNAMISCH

1. Gehe in die Ausgangsposition für den Hochstütz.

2. Lege nacheinander die Unterarme auf dem Boden ab. Achte darauf, dass die Ellbogen wie bei einem sauberen Unterarmstütz (siehe Seite 114) unter den Schultern sind.

3. Gehe gleich wieder in den Hochstütz und beginne mit dem anderen Arm von vorn. Vergiss nicht: Dein Körper bleibt fest und gerade und dein Bauch ist angespannt.

GEDANKEN FÜR DEIN BESSERES LEBEN

IN MIR IST DIE KRAFT,
DIE ICH BRAUCHE,
DIE GEDULD, DIE MIR
ZU FEHLEN SCHEINT,
DIE IDEE, DIE MICH
WEITERBRINGT.
ICH GLAUBE AN MICH!

ICH BIN BEREIT,
MICH VON DEM LEBEN ZU LÖSEN,
DAS ICH GEPLANT HABE,
DAMIT ICH DAS LEBEN FINDE,
DAS AUF MICH WARTET.

WENN ICH MEINEN WEG
GEFUNDEN HABE,
IST ES NICHT WICHTIG,
WIE GROSS MEINE SCHRITTE SIND.

DER GRÖSSTE FEHLER,
DEN MAN IM LEBEN
MACHEN KANN,
IST, IMMER ANGST ZU HABEN
EINEN FEHLER ZU MACHEN.

SCHAU NUR ZURÜCK,
UM ZU SEHEN,
WIE WEIT ZU GEKOMMEN BIST.

SEI STOLZ AUF DICH!
NIEMAND AUSSER DIR WEISS,
WIE VIEL KRAFT, TRÄNEN,
MUT UND VERTRAUEN
ES DICH GEKOSTET HAT,
DORT ZU SEIN,
WO DU JETZT BIST.

Beine & Po
Rücken & Schultern
Brust & oberer Rücken
Bauch & Core
Unterer Rücken
Arme
Work-outs

HOCHSTÜTZ MIT DREHUNG

1. Begib dich in die Ausgangsposition für einen Hochstütz (Bild Seite 120 oben). Denke daran: Vom Kopf über den Oberkörper bis zu den Füßen bildet dein Körper eine Linie. Dein Rumpf ist angespannt, deine Hände zeigen nach vorn und sind unter den Schultern.

2. Hebe nun einen Arm seitlich hoch, bis er zur Decke zeigt. Dein Gewicht ruht jetzt auf den Füßen und dem anderen Arm.

3. Kurz halten, absenken und die Seite wechseln.

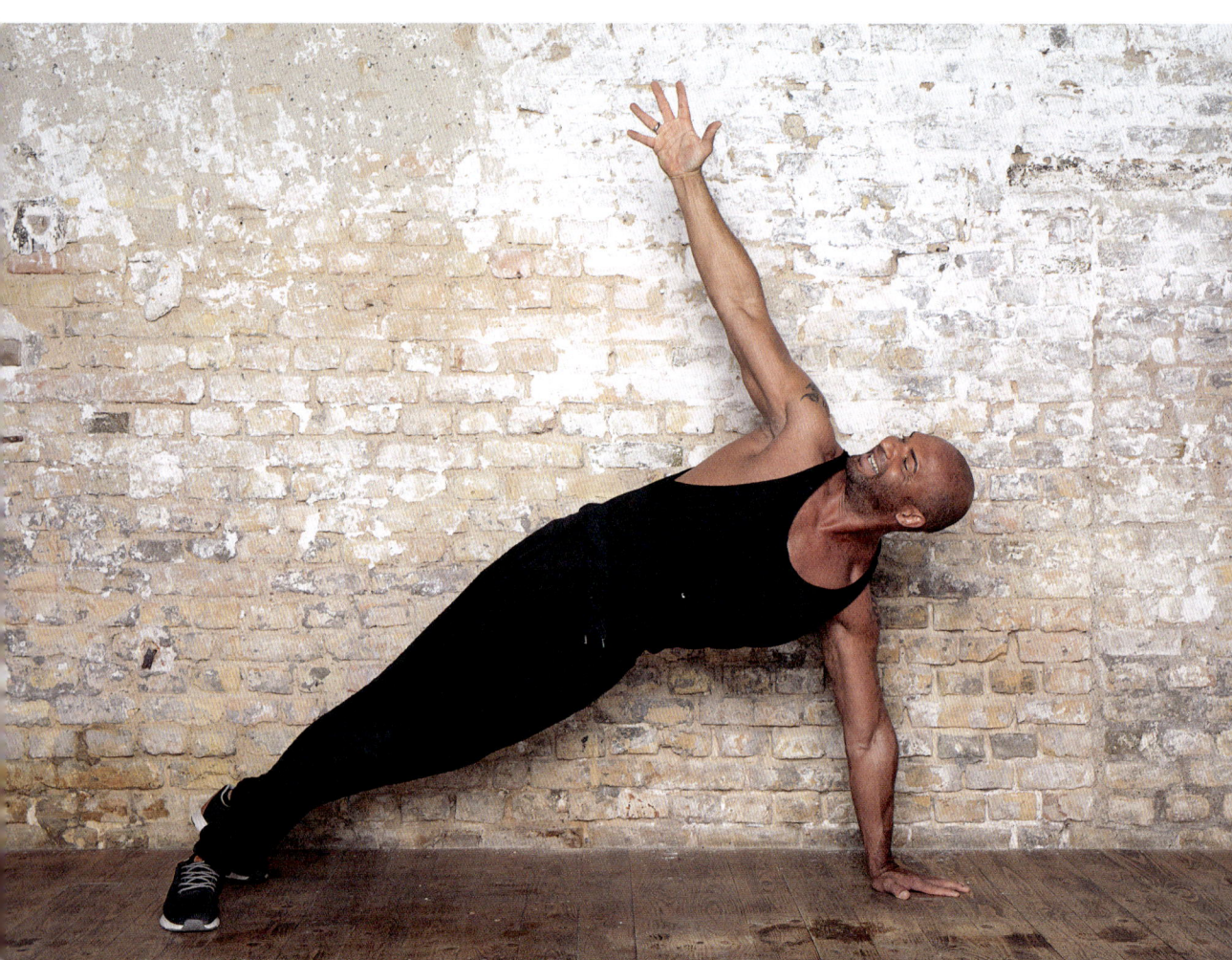

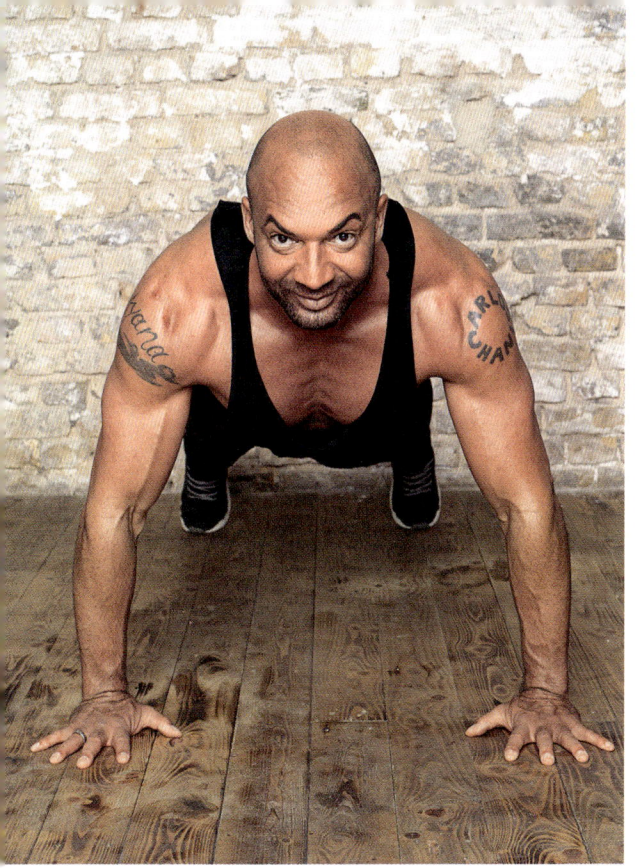 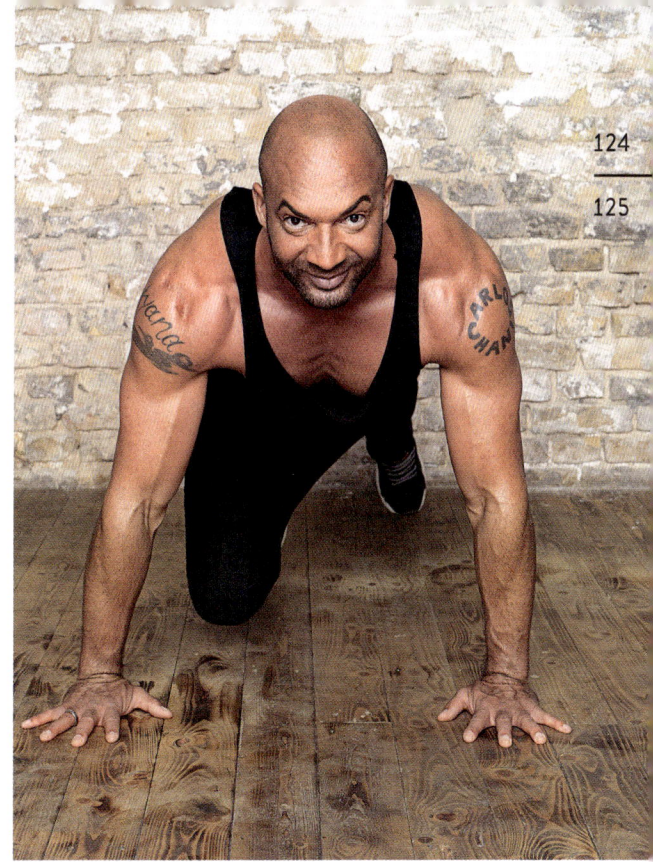

BERGSTEIGER

1. Gehe in die Ausgangsposition für den Hochstütz (siehe Seite 120). Deine Arme sind durchgestreckt, der Rücken ist gerade, der Bauch angespannt.

2. Ziehe dein Knie in einer sprunghaften Bewegung in Richtung Brustkorb. Das hintere Bein bleibt gerade gestreckt. Seitenwechsel.

Beine & Po
Rücken & Schultern
Brust & oberer Rücken
Bauch & Core
Unterer Rücken
Arme
Work-outs

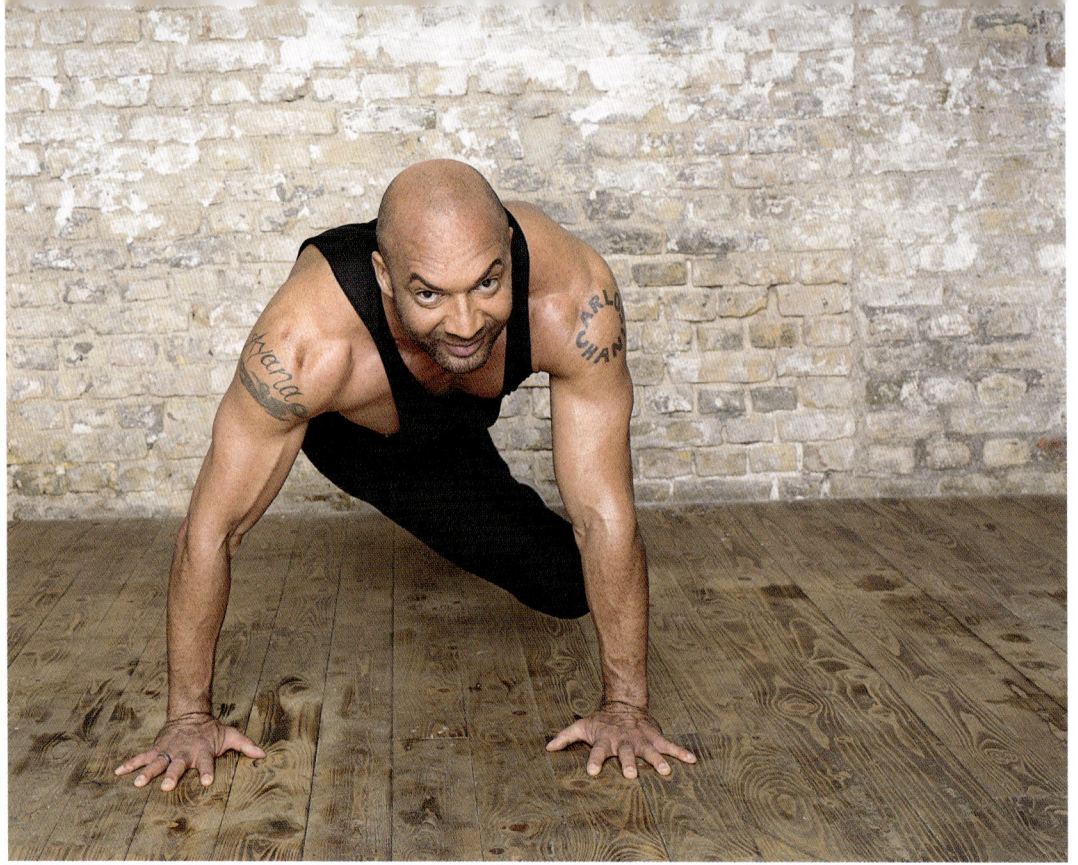

DIAGONAL

1. Gehe in die Hocharmstütz-Ausgangsposition (siehe Seite 120).

2. Hebe nun dein linkes Bein leicht an und führe das Knie am Körper entlang, in Richtung des rechten Ellenbogens und wieder zurück in die Ausgangsposition.

3. Jetzt ist das rechte Bein an der Reihe: Anheben und dicht am Boden entlang zum linken Ellbogen führen.

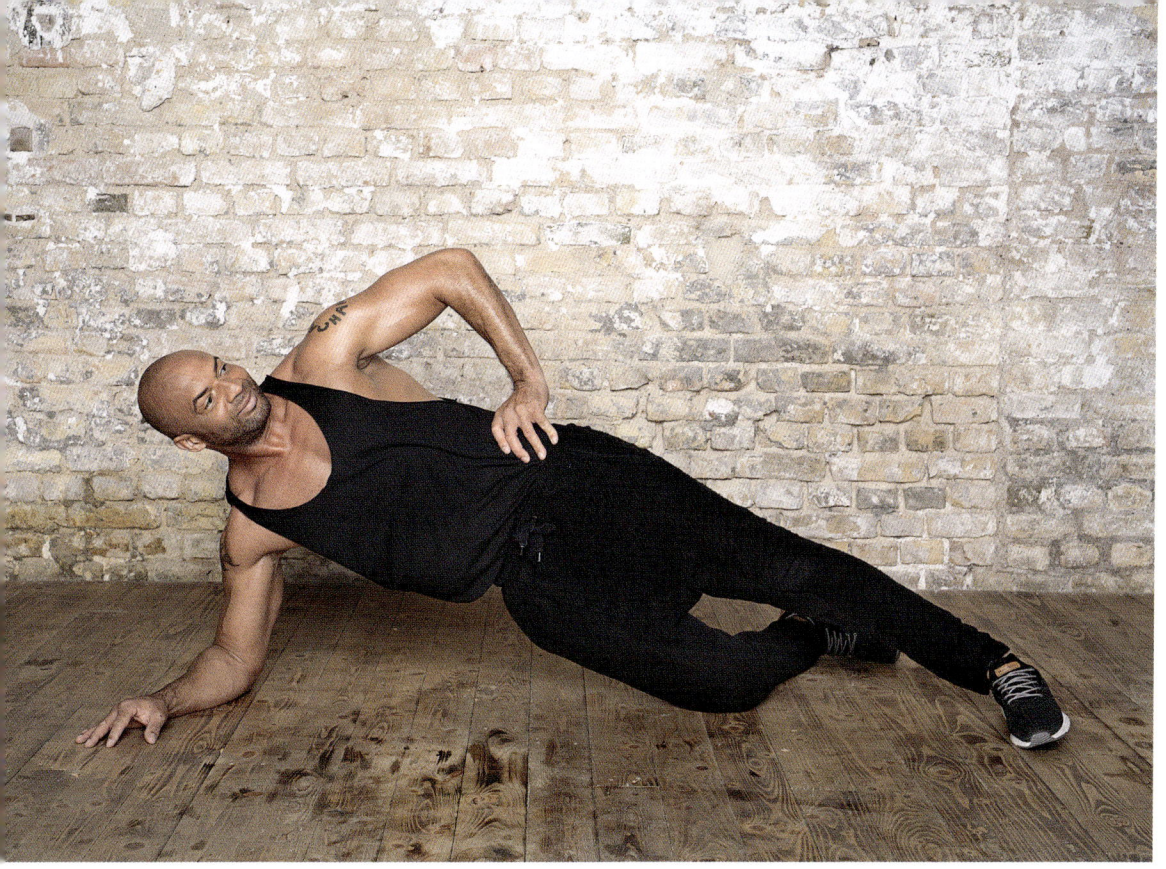

SEITSTÜTZ IM KNIEN

1. Lege dich seitlich auf den Boden und stütze dich mit dem unteren Arm ab. Den oberen Arm kannst du locker am Körper halten oder die Hand auf die Hüfte legen. Du winkelst das untere Bein an und stellst den oberen Fuß auf.

2. Spanne deine Bauchmuskulatur an und hebe dein Becken an, bis Oberkörper und oberes Bein eine Linie bilden. Halte die Position einige Sekunden und lasse dich dann langsam und kontrolliert wieder absinken. Kurz vor dem Boden gehst du wieder nach oben. Nach einem Satz Seitenwechsel.

Beine & Po
Rücken & Schultern
Brust & oberer Rücken
Bauch & Core
Unterer Rücken
Arme
Work-outs

SEITSTÜTZ MIT GESTRECKTEN BEINEN

Der Bewegungsablauf ist hier derselbe wie beim Seitstütz auf Seite 127, nur dass du beide Beine parallel übereinander streckst, die Fuße sind geflext.

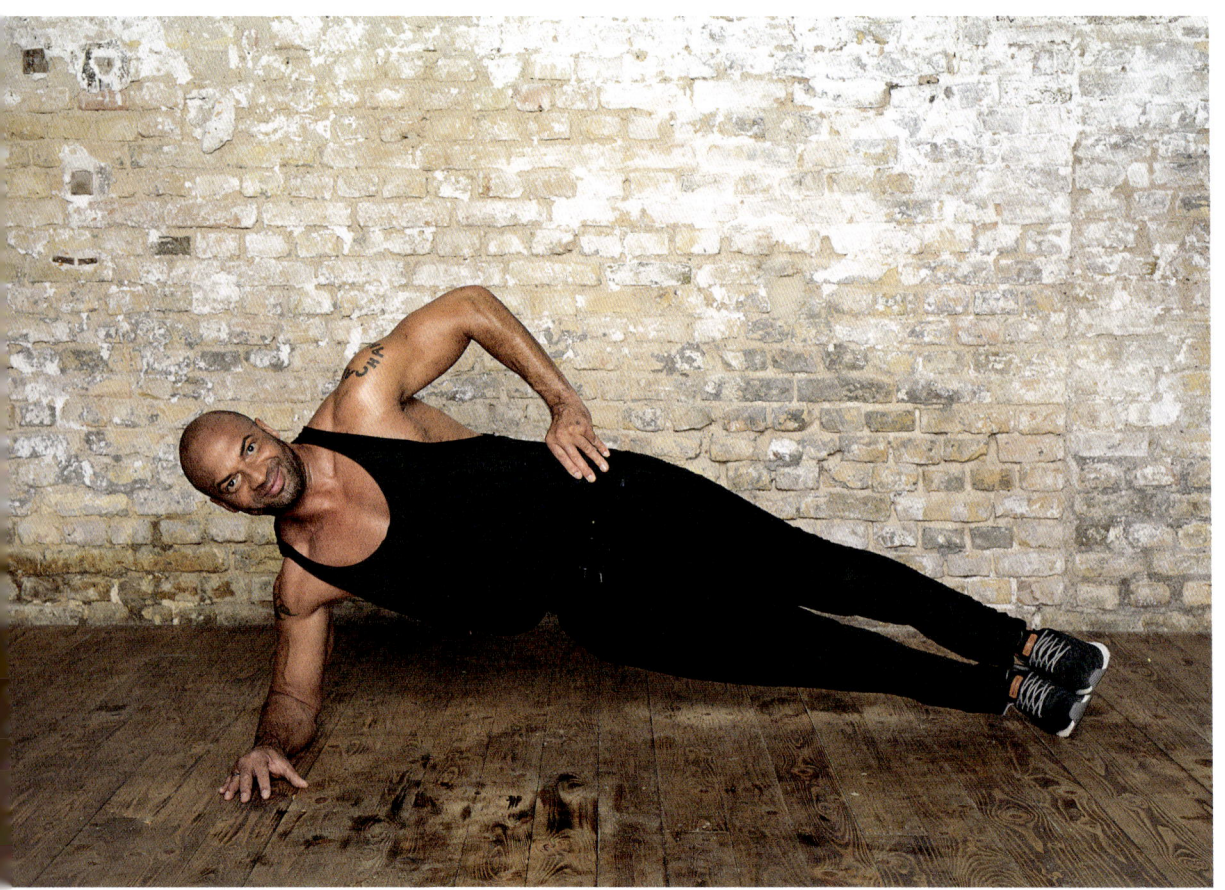

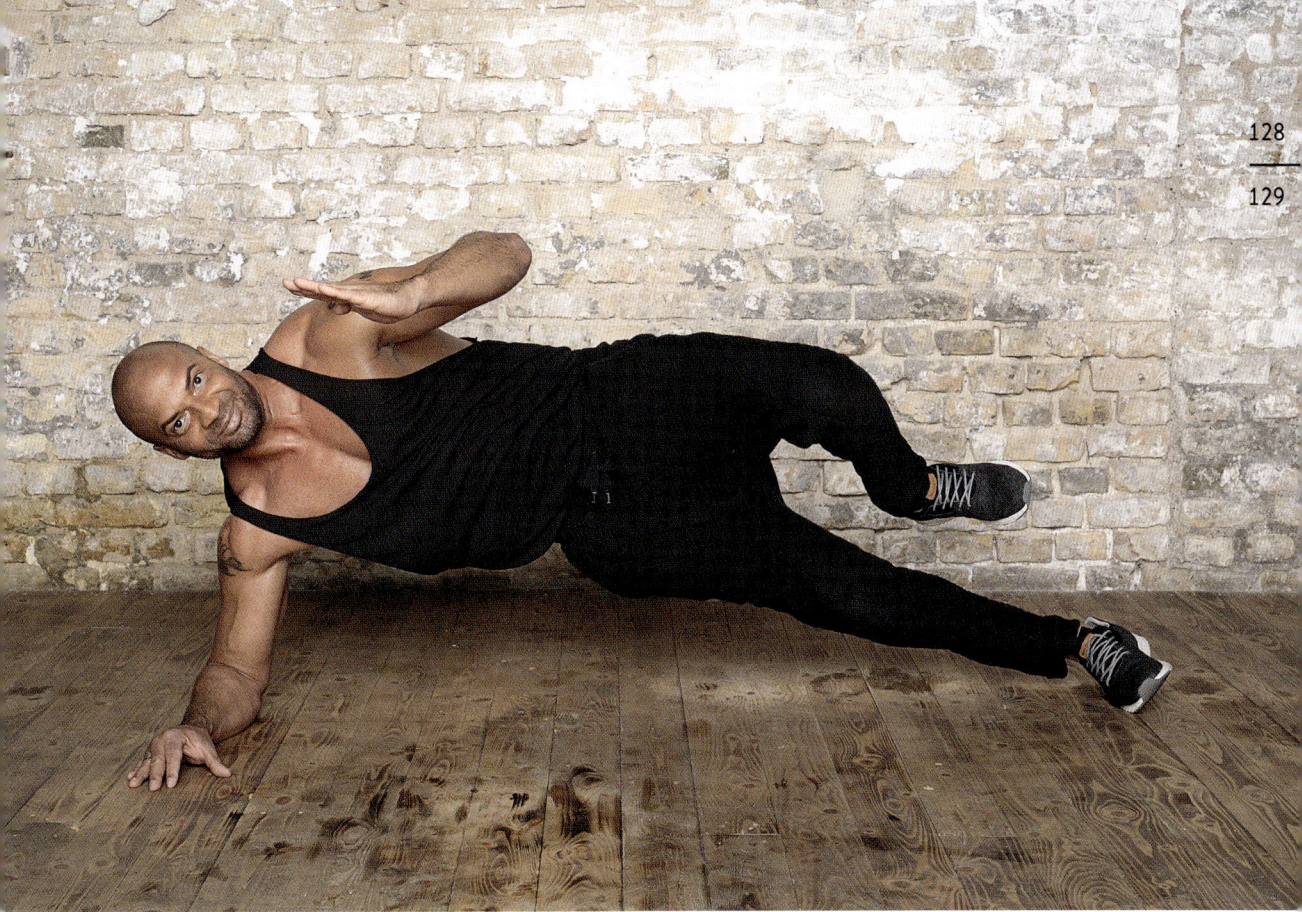

DYNAMISCH

1. Mache alles wie beim Seitstütz auf der linken Seite.

2. Wenn dein Körper in der Luft eine gerade Linie bildet, nimm den oberen Arm und das obere Bein und führe sie vor deinem Körper zueinander. Der Ellbogen geht zum Knie und wieder zurück.

3. Wird dir die Übung nach einigen Wiederholungen zu schwer, kannst du dein Bein zwischen den Vorwärtszügen kurz ablegen. Intensiver wirkt diese Übung aber, wenn dein Bein und dein Arm durchgehend in der Luft bleiben.

Beine & Po
Rücken & Schultern
Brust & oberer Rücken
Bauch & Core
Unterer Rücken
Arme
Work-outs

ÜBUNG 6:
RICHTE DEINEN FOKUS AUF DICH UND DEIN HANDELN

Eine wichtige Sache solltest du wissen: Einige Menschen um dich herum werden dein Ziel ablehnen – aber nicht, weil sie glauben, dass es nicht funktioniert.
Sie versuchen stattdessen, dich vom Erfolg abzuhalten, weil sie oft Angst haben, dass du dein Ziel erreichen kannst und sie dadurch vielleicht auf ihre eigene Unfähigkeit hingewiesen werden, für ihre eigenen Ziele zu kämpfen. Menschen wollen dich vom Erreichen deiner Ziele abhalten, weil sie dadurch darauf hingewiesen werden, dass sie es selbst nicht tun, obwohl sie es tun könnten. Sie vergleichen sich nämlich automatisch mit dir.

»SICHERLICH HAT ES AUCH IN DEINEM LEBEN BISHER SITUATIONEN GEGEBEN, IN DENEN DU DICH MIT ANDEREN VERGLICHEN HAST. VERGLEICHE SIND ABER NIE GUT, WEIL DU DADURCH DEN FOKUS AUF ANDERE LENKST UND VON DIR SELBST WEG RICHTEST«.

Bitte denke einmal nach, welche Vergleiche mit anderen du in den vergangenen sechs Monaten gezogen hast, und schreibe sie auf:

Der erste Vergleich, den ich gemacht habe, war:

Der zweite Vergleich, den ich gemacht habe, war:

Der dritte Vergleich, den ich gemacht habe, war:

Und nun mache diese Vergleiche zu einer Aussage, die einzig und allein dich betrifft und dich und deine positiven Eigenschaften und Leistungen in den Fokus rückt:

Wenn ich den ersten Vergleich positiv in Bezug auf mich formuliere, lautet er:

Wenn ich den zweiten Vergleich positiv in Bezug auf mich formuliere, lautet er:

Wenn ich den dritten Vergleich positiv in Bezug auf mich formuliere, lautet er:

Dein Handeln hängt ganz allein von dir ab und nicht von anderen. Deswegen ist es auch so wichtig, dass du proaktiv bist.

Proaktive Menschen lösen selbst Handlungen aus, auch wenn sie nicht dazu aufgefordert werden (im Gegensatz zu passiven Menschen, die nur auf etwas reagieren).

Ich muss dich an dieser Stelle sicher nicht fragen, welche Menschen langfristig erfolgreicher sein werden, oder?

Bitte überlege dir nun, bei welchen Situationen und Handlungen du proaktiv sein musst, um deinen erwünschten Erfolg zu erzielen:

Die erste Sache:

Die zweite Sache:

Die dritte Sache:

Wenn du selbst nicht proaktiv bist, dann entscheiden andere oder das Schicksal über deine Zukunft. Wenn du aber die Dinge anstößt und umsetzt, dann ist das der beste Garant für deinen Erfolg!

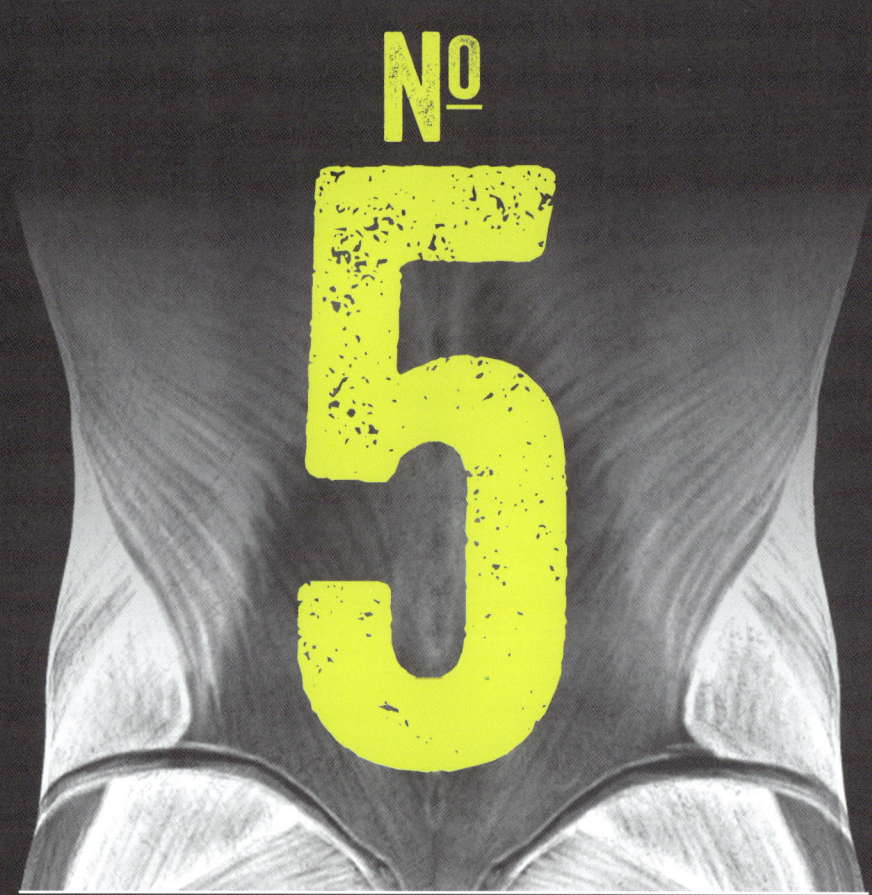

N° 5
UNTERER RÜCKEN

BECKENHEBEN

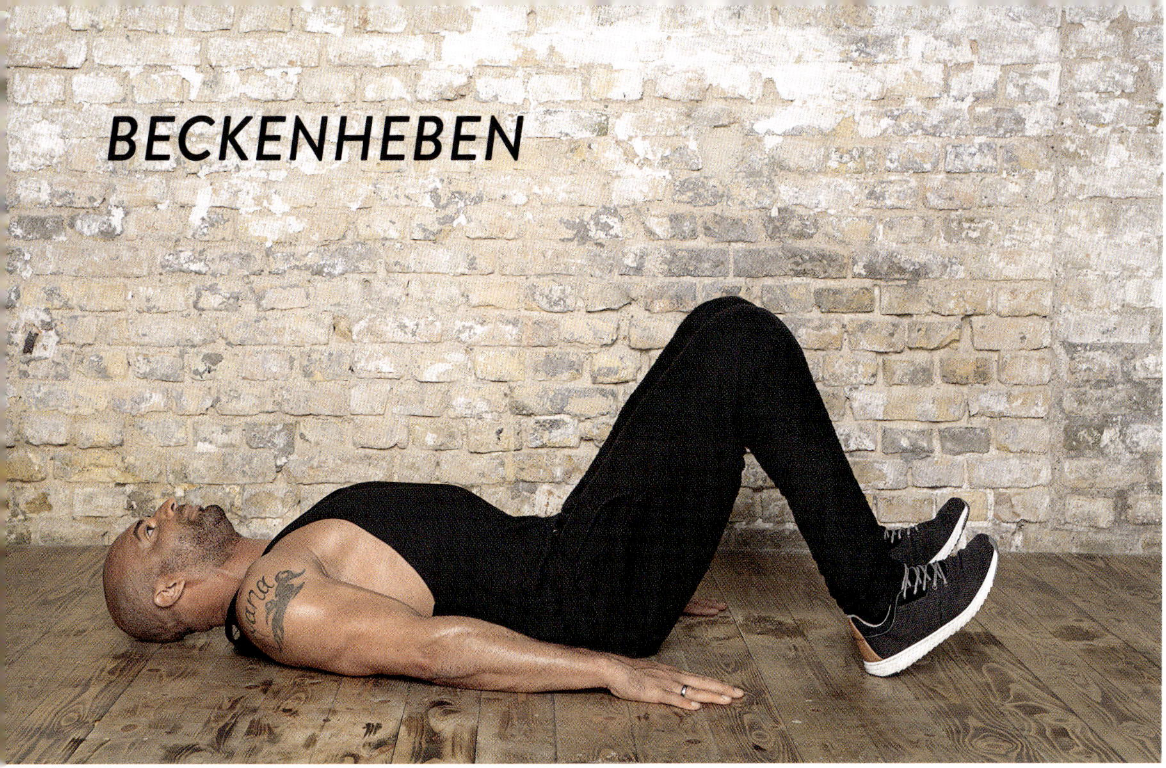

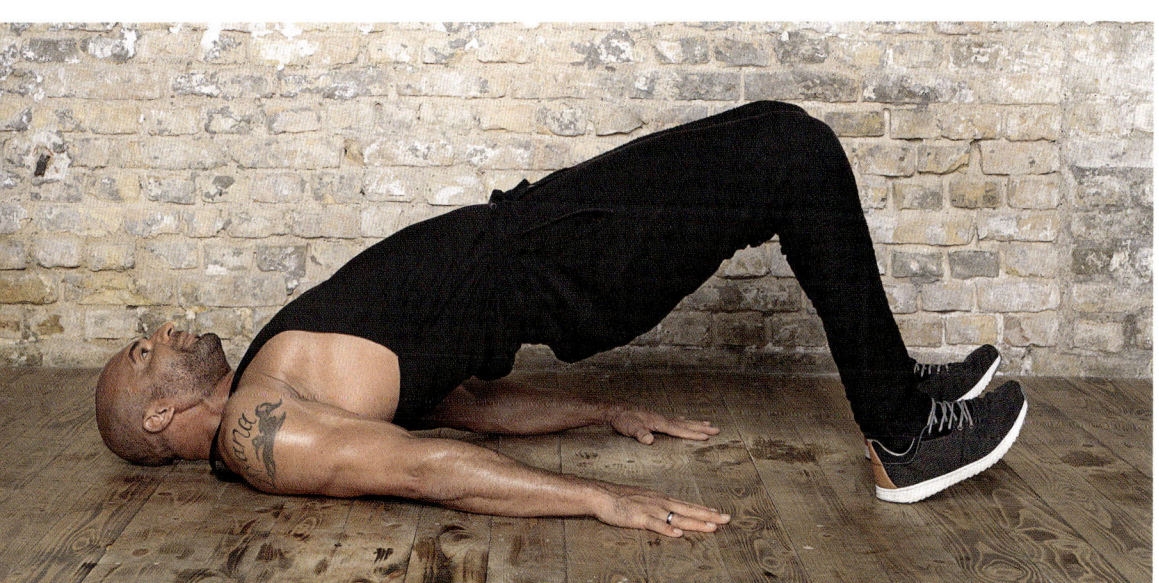

1. Lege dich auf den Rücken und stelle deine Fersen an. Deine Arme legst du seitlich neben deinem Körper ab. Die Hände liegen flach auf dem Boden.

2. Hebe nun das Becken langsam und kontrolliert nach oben an, bis Oberschenkel und Oberkörper eine Linie bilden.

3. Halte die Position für einige Sekunden und lass deinen Körper dann wieder Wirbel für Wirbel in die Ausgangsposition sinken.

Beine & Po
Rücken & Schultern
Brust & oberer Rücken
Bauch & Core
Unterer Rücken
Arme
Work-outs

BECKENHEBEN MIT EINEM BEIN

1. Gehe in die Ausgangsposition wie auf Seite 133 oben. Rolle wie in Step 2 den Rücken nach oben.

2. Hebe nun ein Bein von der Matte ab und strecke es mit geflextem Fuß fast vollständig durch. Deine Arme streckst du nach oben, die Handflächen zeigen zueinander, die Finger sind gespreizt. Halte die Position für einige Sekunden und stelle das Bein langsam und unter Spannung wieder auf. Seitenwechsel.

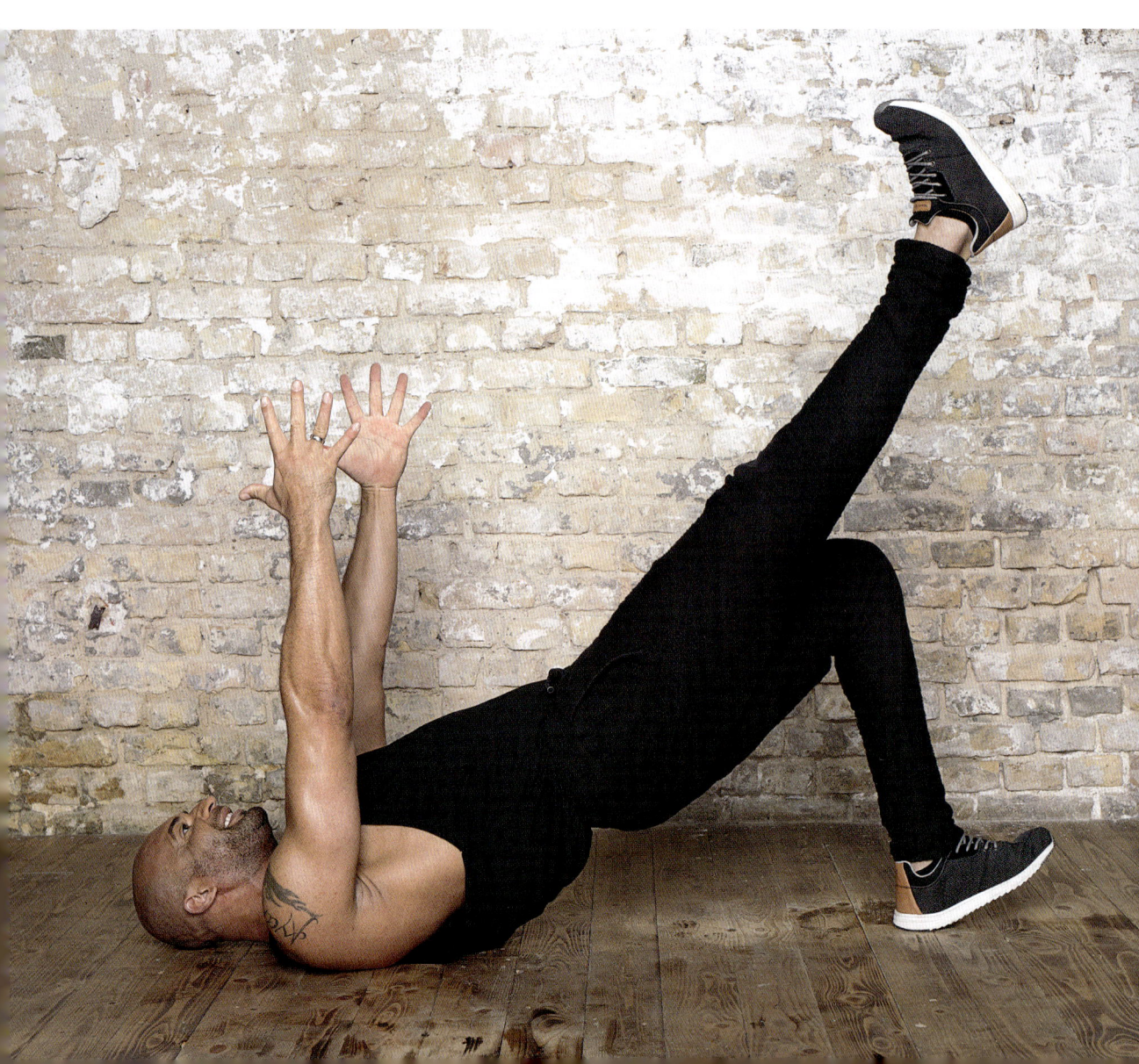

BE-YOUR-BEST-TIPPS

»JE STÄRKER DU AN DICH SELBST GLAUBST, DESTO MEHR INNERE MACHT SETZT DU IN DIR FREI.«

»STELLE DIR JEDEN MORGEN SELBST DIE FRAGE: WAS KANN ICH HEUTE TUN, UM MEINE ZIELE ZU ERREICHEN?«

»DEINE NEGATIVEN GEDANKEN SIND WIE MENTALE MONSTER: JE MEHR RAUM DU IHNEN IN DEINEM INNEREN GIBST, DESTO STÄRKER WERDEN SIE DEINE POSITIVEN GEDANKEN ÜBERLAGERN. ALSO VERTREIBE SIE.«

»IGNORIERE DIE FALSCHEN BOTSCHAFTEN DEINES GEHIRNS UND FOKUSSIERE DICH STATTDESSEN AUF DIE BOTSCHAFTEN, DIE WICHTIG FÜR DICH SIND.«

»SUCHE DIR EINEN RUHIGEN PLATZ, KONZENTRIERE DICH AUF DEINE ATMUNG UND LASSE DEINE GEDANKEN EINFACH FLIESSEN, OHNE SIE ZU BEWERTEN.«

»GEHE MIT DIR SELBST UM WIE MIT DEINEM BESTEN FREUND.«

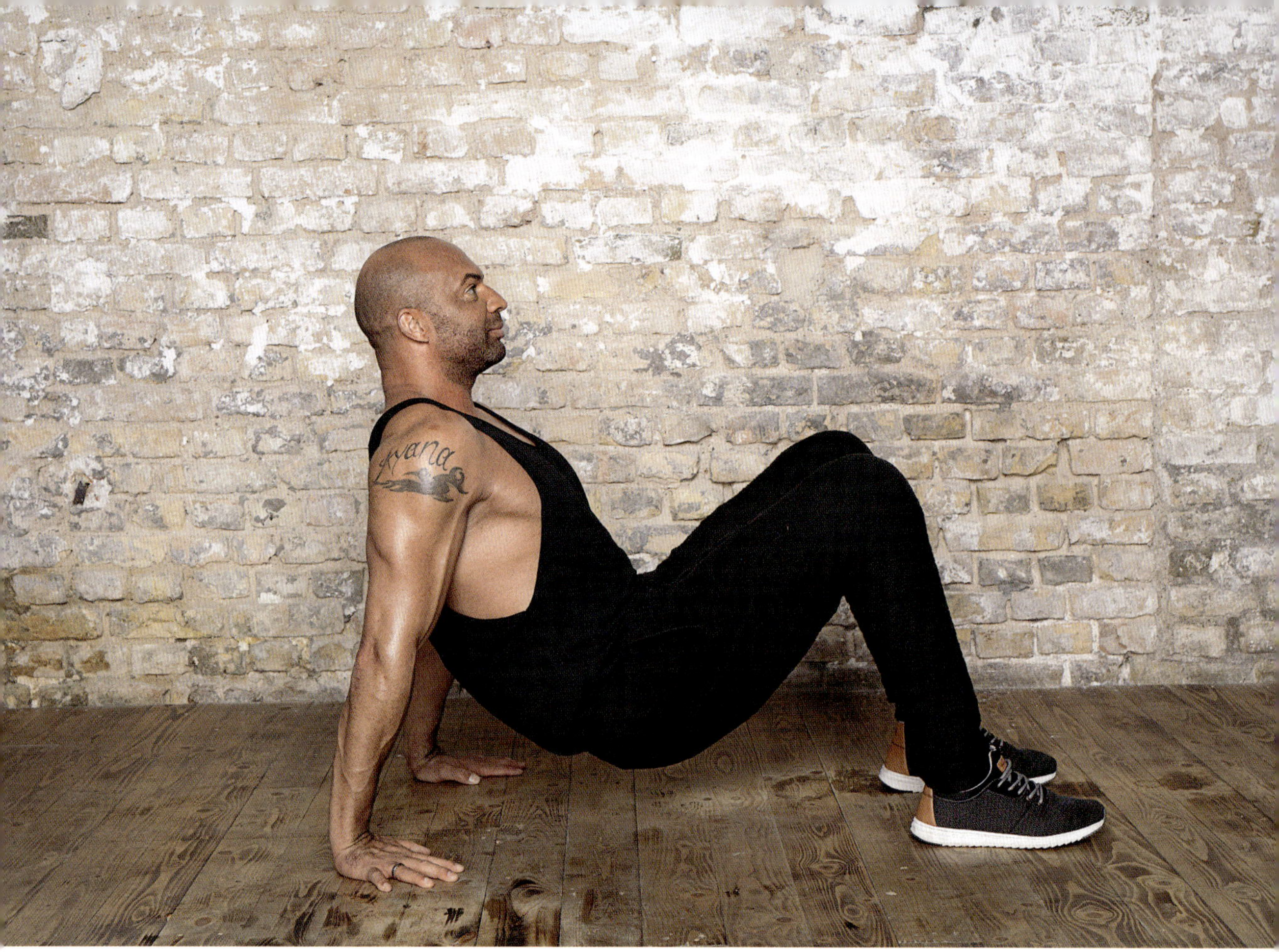

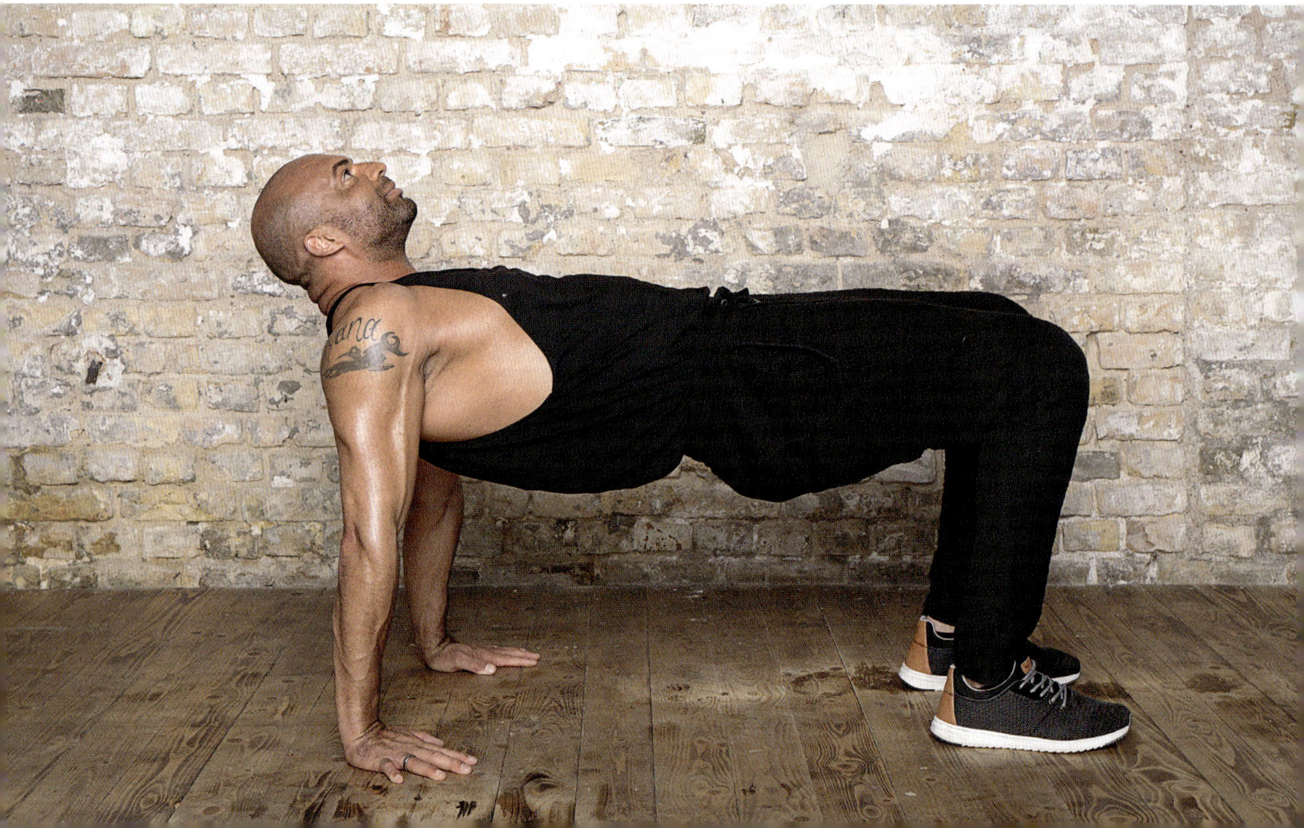

TISCH

1. Setze dich auf den Boden und stütze deine Hände schulterbreit hinter dem Becken ab. Die Finger zeigen nach vorn. Platziere deine Füße mit den Zehen nach vorn hüftbreit.

2. Atme tief ein und hebe mit der Ausatmung dein Becken so weit hoch, dass dein Oberkörper und deine Oberschenkel eine gerade Linie parallel zum Boden bilden. Dein Rumpf ist angespannt und deinen Blick richtest du zur Decke.

3. Halte die Position für einige Sekunden und komme dann langsam wieder in die Ausgangsposition zurück.

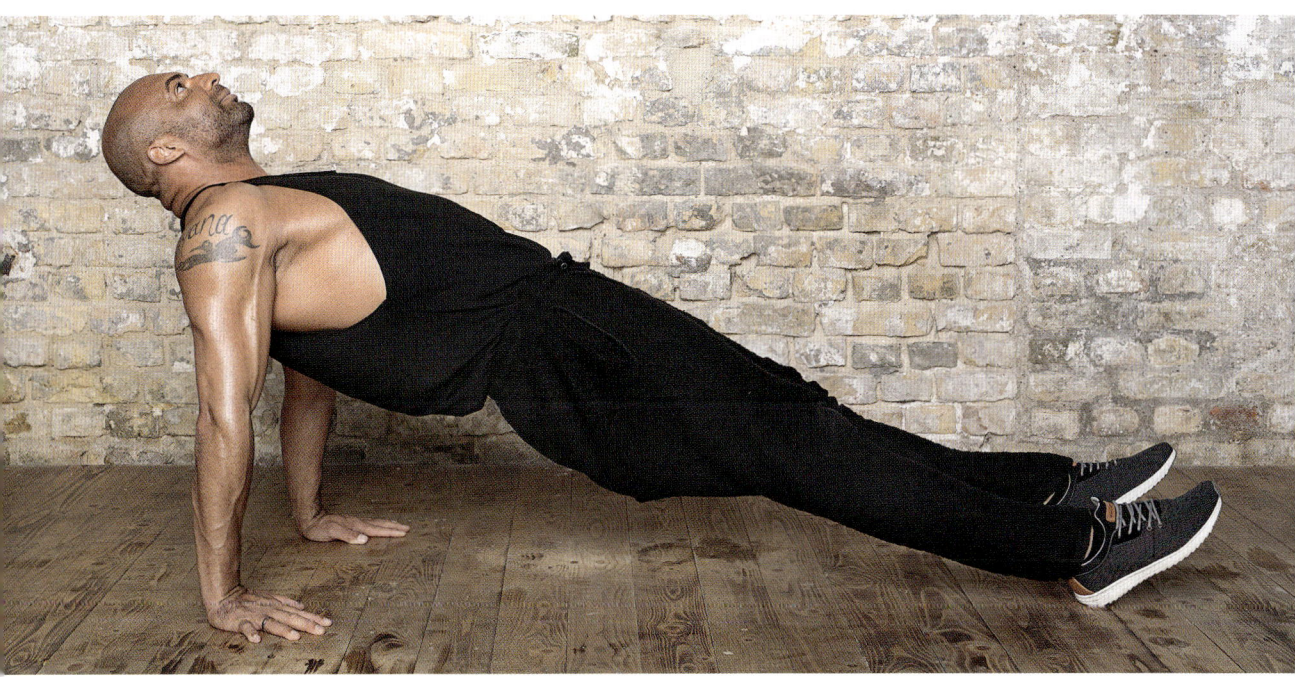

MIT GESTRECKTEN BEINEN

1. Du setzt dich aufrecht hin und stützt deine Hände schulterbreit neben deinen Hüften ab. Deine Beine sind gestreckt.

2. Spanne deinen Körper an und hebe mit der Ausatmung das Becken mit gestreckten Beinen an. Strecke die Fußspitzen durch. Dein Körper soll vom Kopf bis zu den Zehen eine gerade Linie bilden.

3. Halte einige Sekunden und setze langsam wieder ab.

Beine & Po
Rücken & Schultern
Brust & oberer Rücken
Bauch & Core
Unterer Rücken
Arme
Work-outs

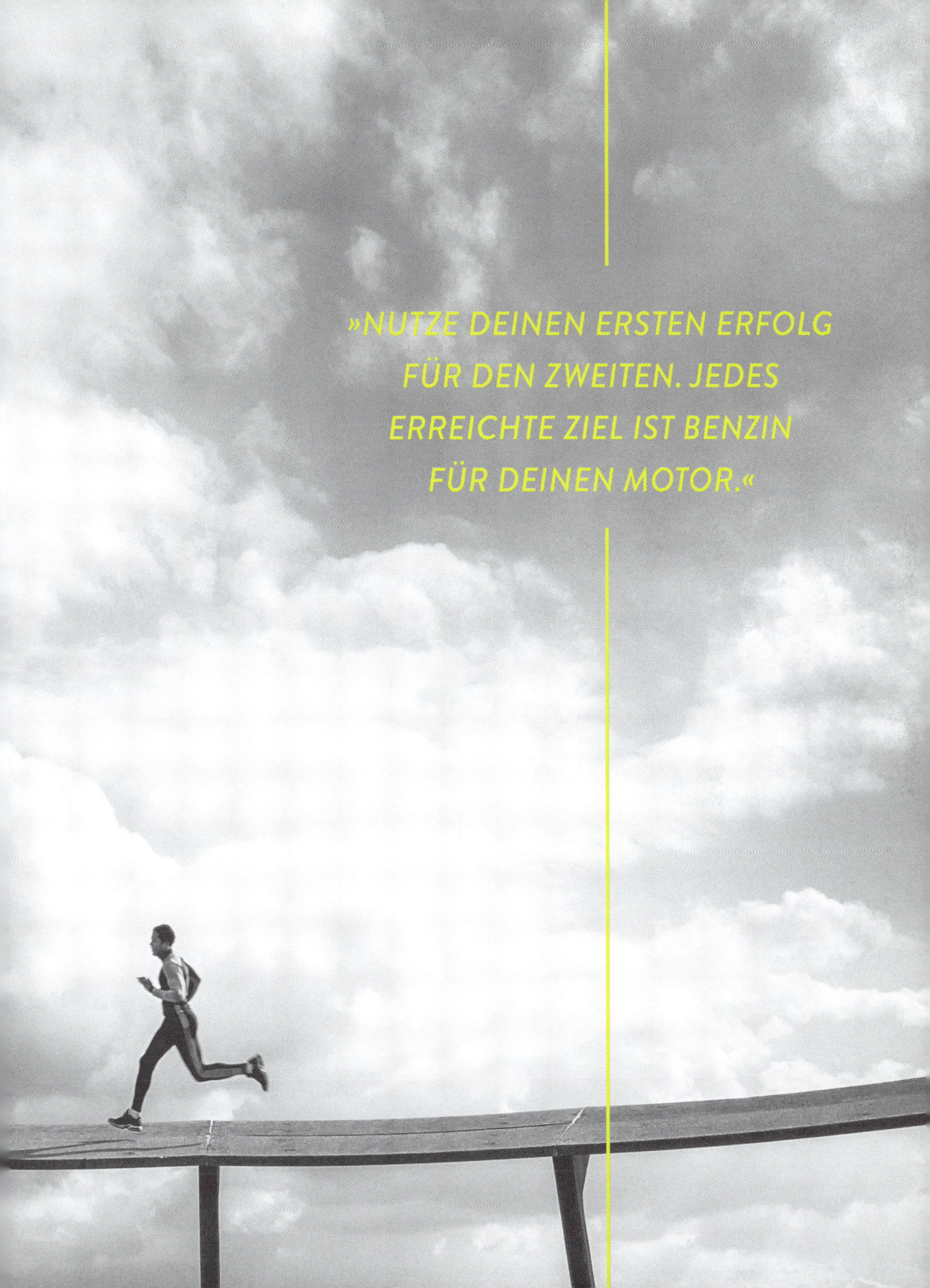

ÜBUNG 7:
ÜBERNIMM VERANTWORTUNG FÜR DEIN HANDELN

Jede Sache, die dir passiert, ist im Grunde genommen deine Entscheidung. Allerdings sorgt diese Selbstverantwortung auch dafür, dass viele Menschen sich unsicher fühlen. Denn wer Verantwortung für sich selbst übernimmt, kann dabei auch etwas falsch machen.

Aber: Der Verzicht auf Selbstverantwortung ist einer der wesentlichen Gründe, warum Menschen ihre Träume nicht wahr werden lassen.

Sie bleiben stattdessen in dem Umfeld, das sie kennen und in dem sie sich sicher fühlen – in ihrer Komfortzone. Wenn du aber Verantwortung für dich und dein Leben übernehmen möchtest, dann musst du deine Komfortzone verlassen.

Überlege dir also, was du machen kannst, um nicht in deiner Komfortzone zu bleiben, sondern etwas zu tun, das dir vielleicht momentan noch Unbehagen bereitet:

Die eine Sache, die ich tun werde, um meine Komfortzone ein kleines Stück zu verlassen, ist ...

Die eine Sache, die ich tun werde, um meine Komfortzone ein größeres Stück zu verlassen, ist ...

Die eine Sache, die ich tun werde, um meine Komfortzone ein großes Stück zu verlassen, ist ...

In einem zweiten Schritt solltest du dir bewusst machen, welche Dinge du bisher in deinem Leben erreicht hast, weil du Verantwortung dafür übernommen hast. Das zeigt dir, dass du dieses Prinzip auch bei der Verwirklichung deiner Vision anwenden kannst:

Die erste Sache, für die ich Selbstverantwortung übernommen habe, ist ...

Die zweite Sache, für die ich Selbstverantwortung übernommen habe, ist ...

Die dritte Sache, für die ich Selbstverantwortung übernommen habe, ist ...

Wenn du selbstverantwortlich handelst, wirst du dabei auch Fehler machen. Das ist nicht schlimm, wichtig ist nur, wie du damit umgehst. Verstehe, dass auch negative Dinge gut für dich sein können. Wenn du sie positiv nutzt und sie richtig einordnest, kannst du auch aus negativen Erlebnissen Stärke gewinnen.

Denke zunächst an drei Fehler, die du in deiner Vergangenheit gemacht hast:

Der erste Fehler war ...

Der zweite Fehler war ...

Der dritte Fehler war ...

Und nun überlege dir, was du aus jedem dieser Fehler gelernt hast:

Aus meinem ersten Fehler habe ich gelernt, dass ...

Aus meinem zweiten Fehler habe ich gelernt, dass ...

Aus meinem dritten Fehler habe ich gelernt, dass ...

Fällt dir etwas auf?

Du hast sicherlich aus deinen Fehlern sehr viel gelernt. Und genau darum geht es: Aus 99 Fehlern lernst du mehr als aus einem einzigen Erfolg.

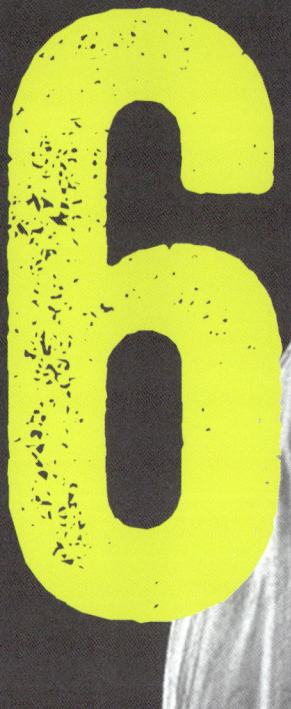

№ 6

ARME

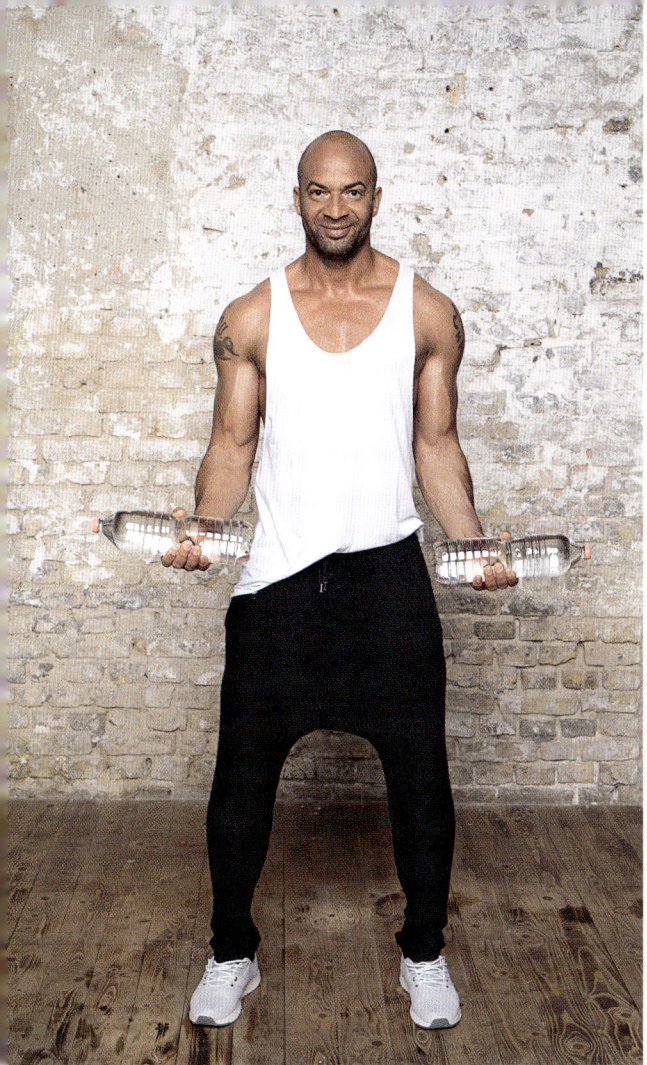 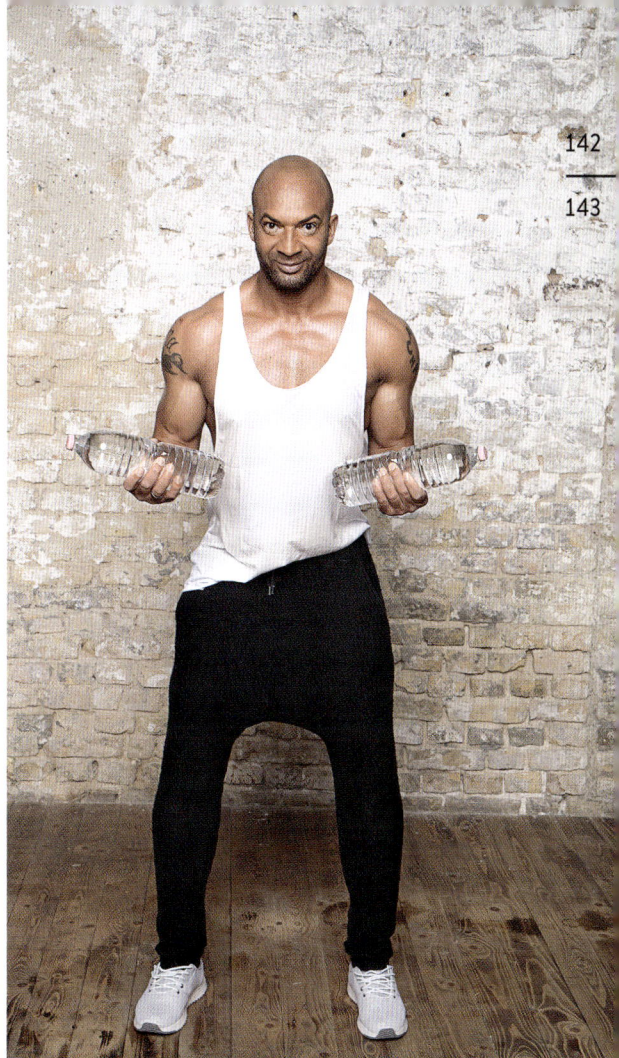

ARMBEUGEN

1. Nimm dir zwei gefüllte Wasserflaschen und stelle dich aufrecht hin, die Beine sind schulterbreit auseinander. Die Oberarme bleiben eng am Körper, die Handflächen zeigen nach oben, sodass die Flaschen in deinen Händen parallel zum Boden sind.

2. Spanne den Bauch an und ziehe den Bauchnabel zur Wirbelsäule.

3. Hebe nun deine Unterarme in Richtung Schulter an. Die Handflächen zeigen immer nach oben und die Oberarme sind leicht nach außen gedreht.

4. Führe beide Unterarme langsam und kontrolliert wieder zurück, drücke sie jedoch nicht ganz durch.

Beine & Po
Rücken & Schultern
Brust & oberer Rücken
Bauch & Core
Unterer Rücken
Arme
Work-outs

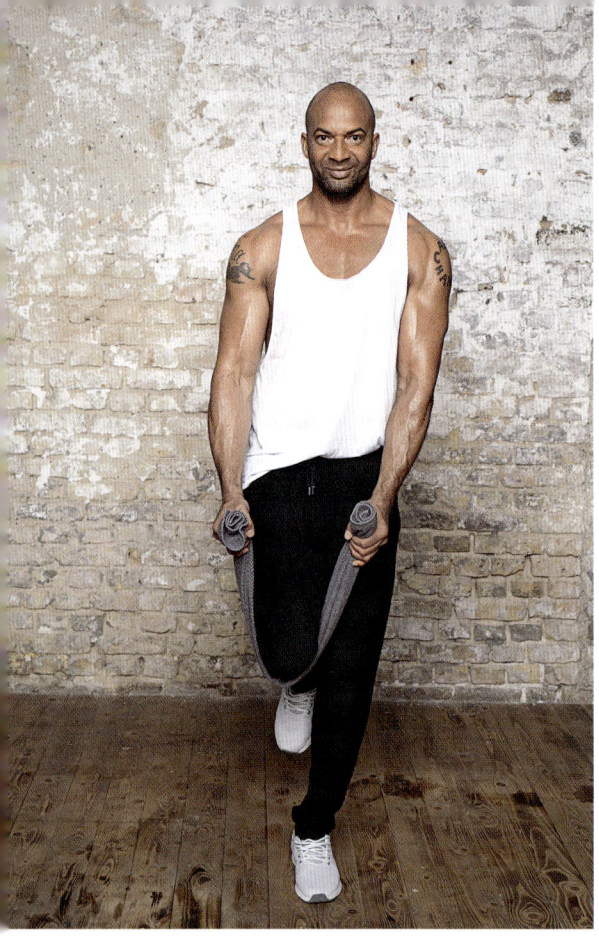
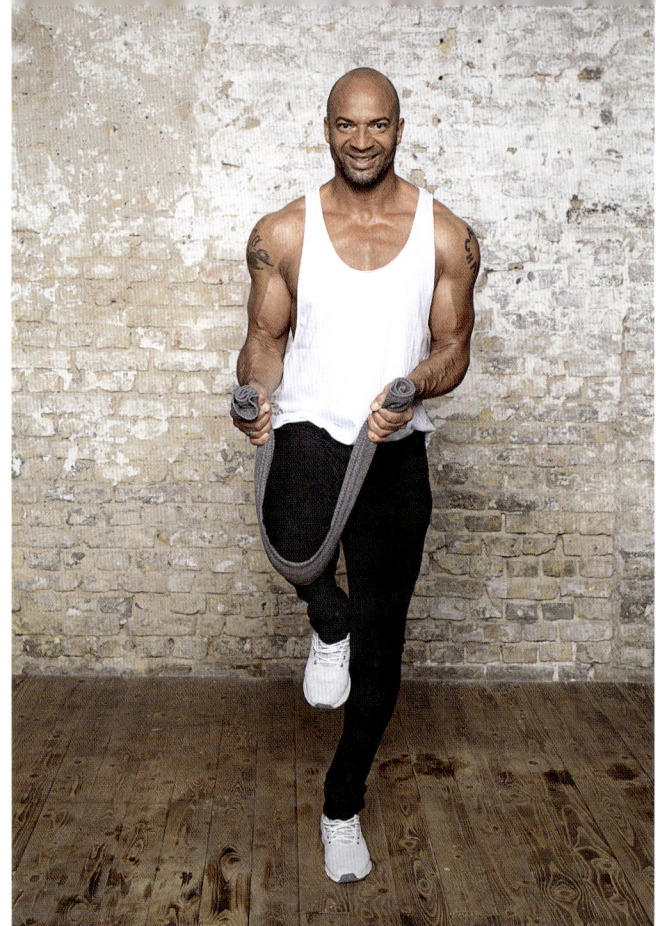

TRIZEP-DIPS

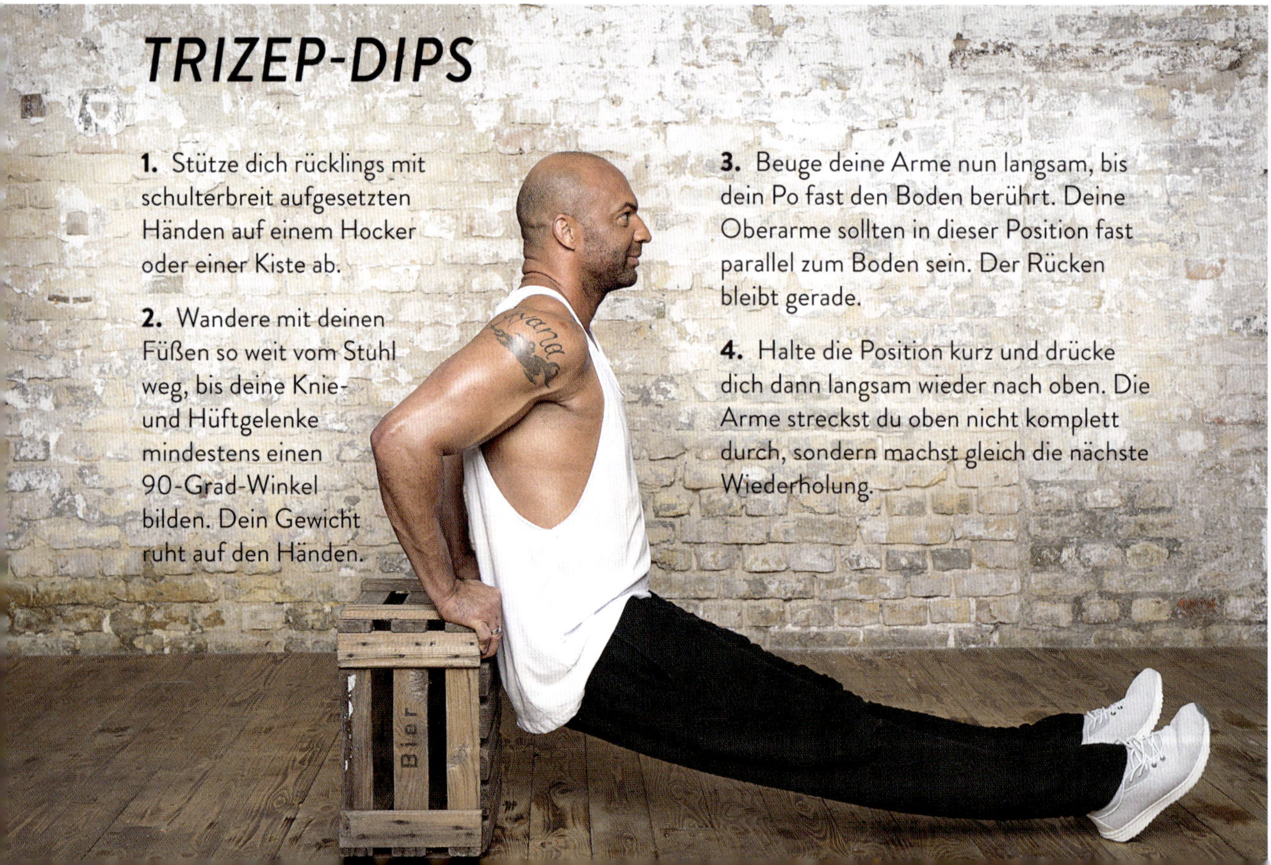

1. Stütze dich rücklings mit schulterbreit aufgesetzten Händen auf einem Hocker oder einer Kiste ab.

2. Wandere mit deinen Füßen so weit vom Stuhl weg, bis deine Knie- und Hüftgelenke mindestens einen 90-Grad-Winkel bilden. Dein Gewicht ruht auf den Händen.

3. Beuge deine Arme nun langsam, bis dein Po fast den Boden berührt. Deine Oberarme sollten in dieser Position fast parallel zum Boden sein. Der Rücken bleibt gerade.

4. Halte die Position kurz und drücke dich dann langsam wieder nach oben. Die Arme streckst du oben nicht komplett durch, sondern machst gleich die nächste Wiederholung.

BIZEPS-CURLS IM STEHEN

1. Für diese Übung nimmst du dir ein Handtuch als Hilfsmittel. Stelle dich aufrecht hin. Hebe ein Bein an und winkle das Knie an.

2. Nimm das Handtuch wie ein Seil und hänge dein Knie rein.

3. Ziehe nun mithilfe des Handtuchs das Bein zu dir hoch und wieder runter. Die Kraft kommt aus den angewinkelten Oberarmen. Seitenwechsel.

MIT GEBEUGTEN ARMEN

1. Setze dich auf den Boden. Deine Beine sind leicht gebeugt und deine Füße liegen gerade beieinander, die Fersen auf dem Boden.

2. Platziere deine Hände etwas hinter deinen Schultern auf dem Boden. Die Ellbogen zeigen nach hinten, die Finger zeigen nach vorne Richtung Po.

3. Drücke deine Arme durch und bringe deinen Körper nach oben, sodass er eine Linie bildet, wie bei der Übung Tisch.

4. Beuge nun langsam deine Ellbogen. Dein Körper sinkt Richtung Boden. Versuche, deinen Körper durch Anspannung im Rumpf möglichst gerade zu halten. Drücke dich anschließend wieder nach oben.

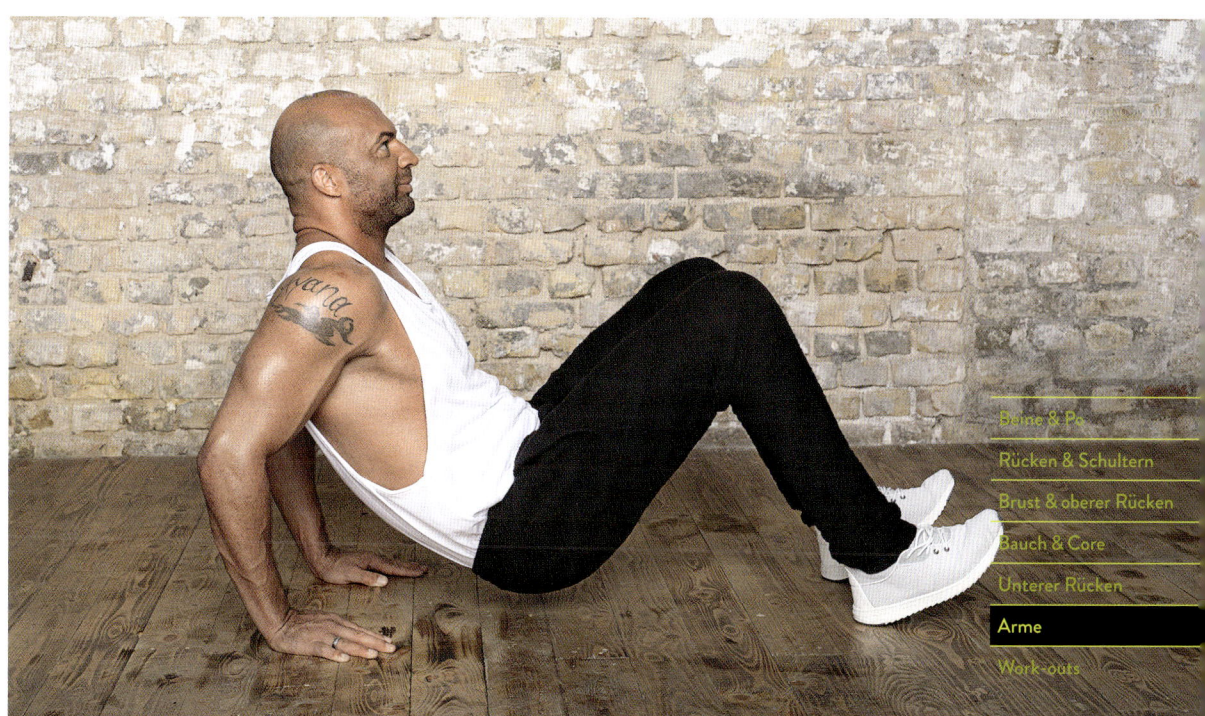

BIZEPS-CURLS IM SITZEN

1. Setze dich auf den Boden und stütze dich mit den Armen ab. Die Beine sind gebeugt und etwas gespreizt. Dein Arm ist gebeugt. Umgreife mit der linken Hand die Unterseite des rechten Oberschenkels in der Kniebeuge, dabei dreht sich der Oberkörper leicht nach innen. Mit dem anderen Arm stützt du dich ab.

2. Strecke nun das Bein langsam gegen den Widerstand des Armes. Kehre die Bewegung um und beuge den Arm nun gegen den Widerstand des Oberschenkels. Der Oberschenkel bewegt sich zurück in Richtung Brust. Nach einem Satz Seitenwechsel.

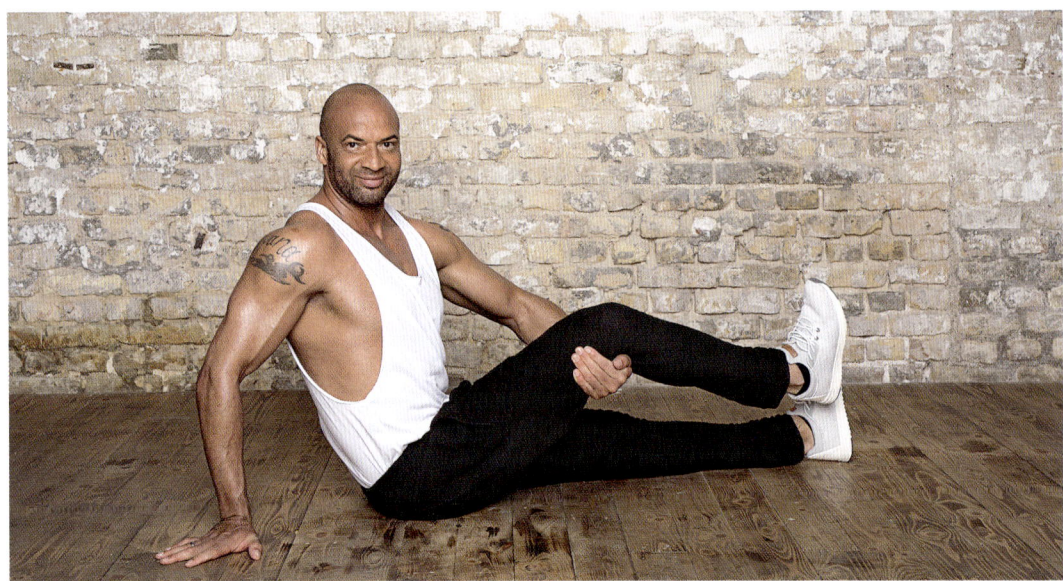

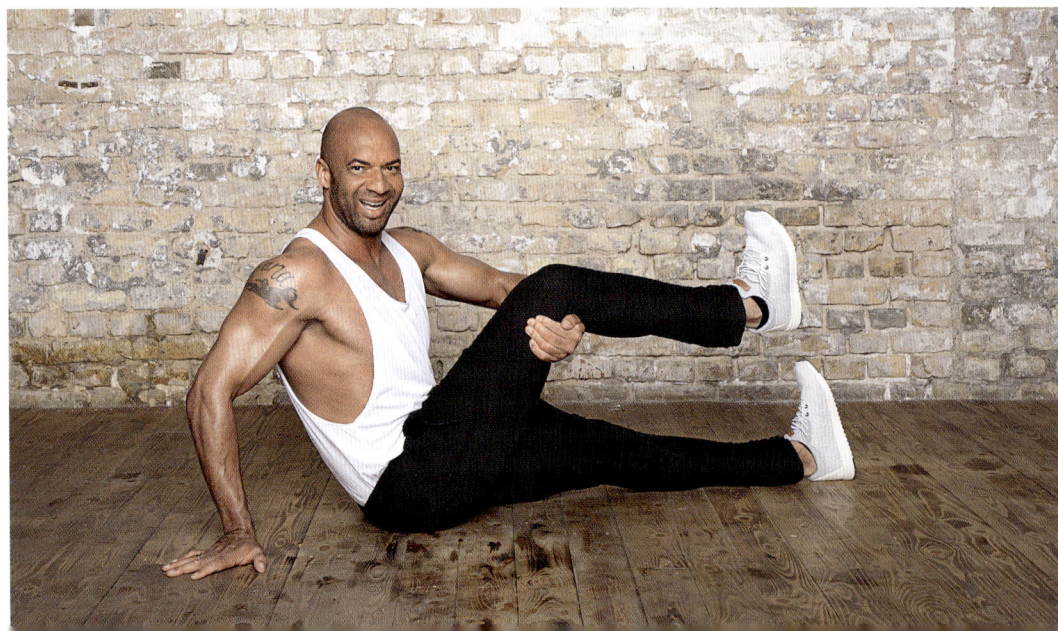

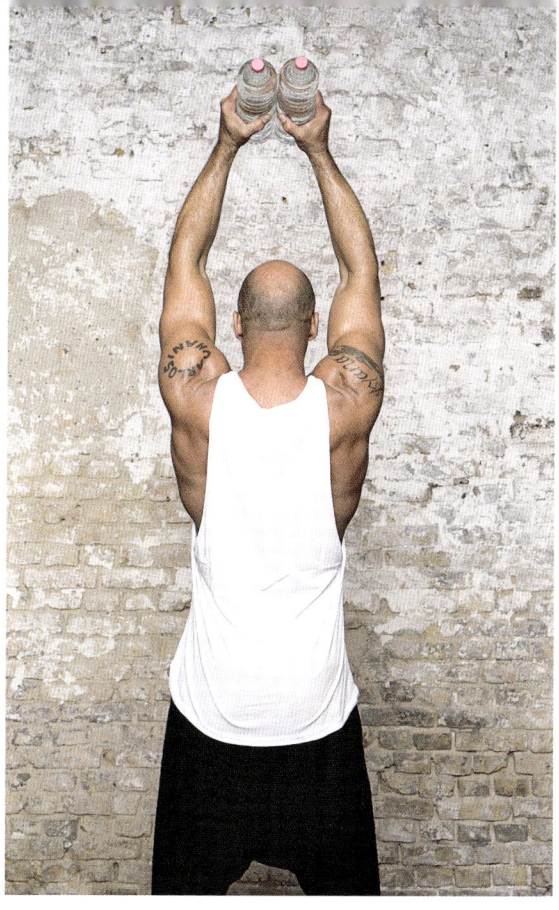

ARMSTRECKEN ÜBER KOPF

1. Nimm zwei Kurzhanteln oder gefüllte Wasserflaschen in die Hände und stelle dich aufrecht hin.

2. Strecke deine Arme langsam und senkrecht nach oben, drücke sie aber nicht komplett durch. Die Ellbogen zeigen nach vorn.

3. Führe deine Unterarme nun langsam bis auf Kopfhöhe runter. Die Gewichte sind hinter Kopf und Nacken.

4. Hebe die Unterarme langsam wieder in die Ausgangsposition zurück, achte jedoch darauf, die Arme nie durchzustrecken.

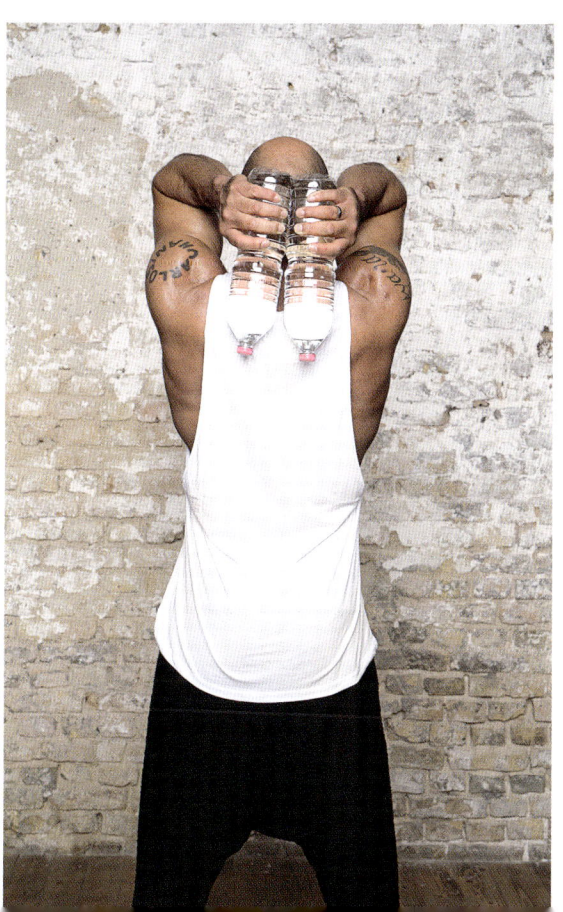

Beine & Po

Rücken & Schultern

Brust & oberer Rücken

Bauch & Core

Unterer Rücken

Arme

Work-outs

STIRNDRÜCKEN MIT BANK

1. Nimm eine Kiste oder eine Bank. Gehe in den Vierfüßlerstand und setze die Hände flach auf die Kiste. Drücke dich mit der Kraft deiner Arme hoch, bis dein Körper ein weites Dreieck bildet, und ziehe die Fersen möglichst nach unten, sodass du eine gute Dehnung in den Kniekehlen spürst. Der Oberkörper ist nach vorne gebeugt und bildet eine Linie mit dem Kopf, die Ellbogen sind eng am Körper. Das Gewicht ruht auf deinen Armen.

2. Atme aus und drücke dich nur aus der Kraft der Arme nach oben, bis diese fast gestreckt sind, halte die Position kurz und gehe wieder zurück in die Ausgangsposition. Wiederhole.

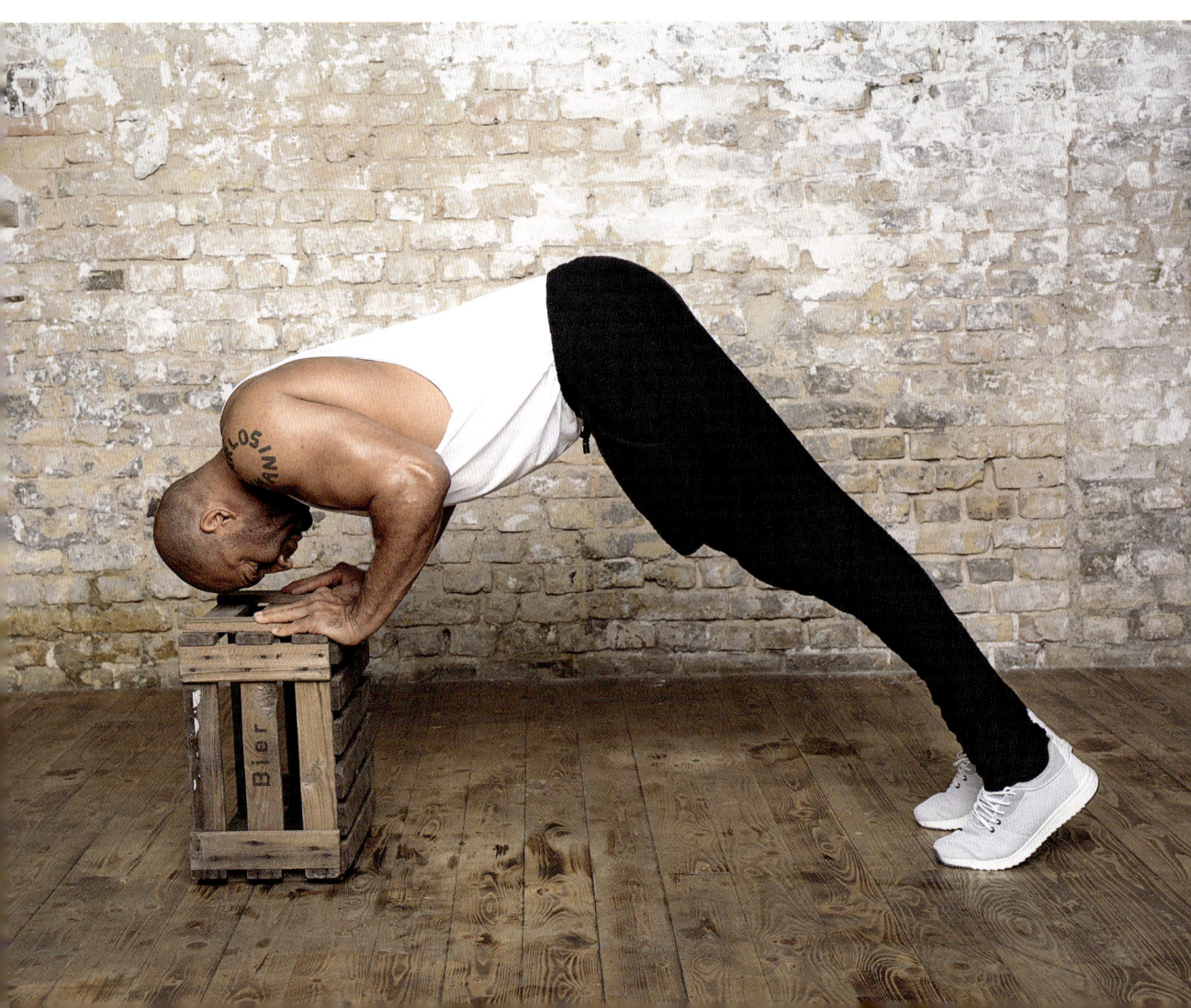

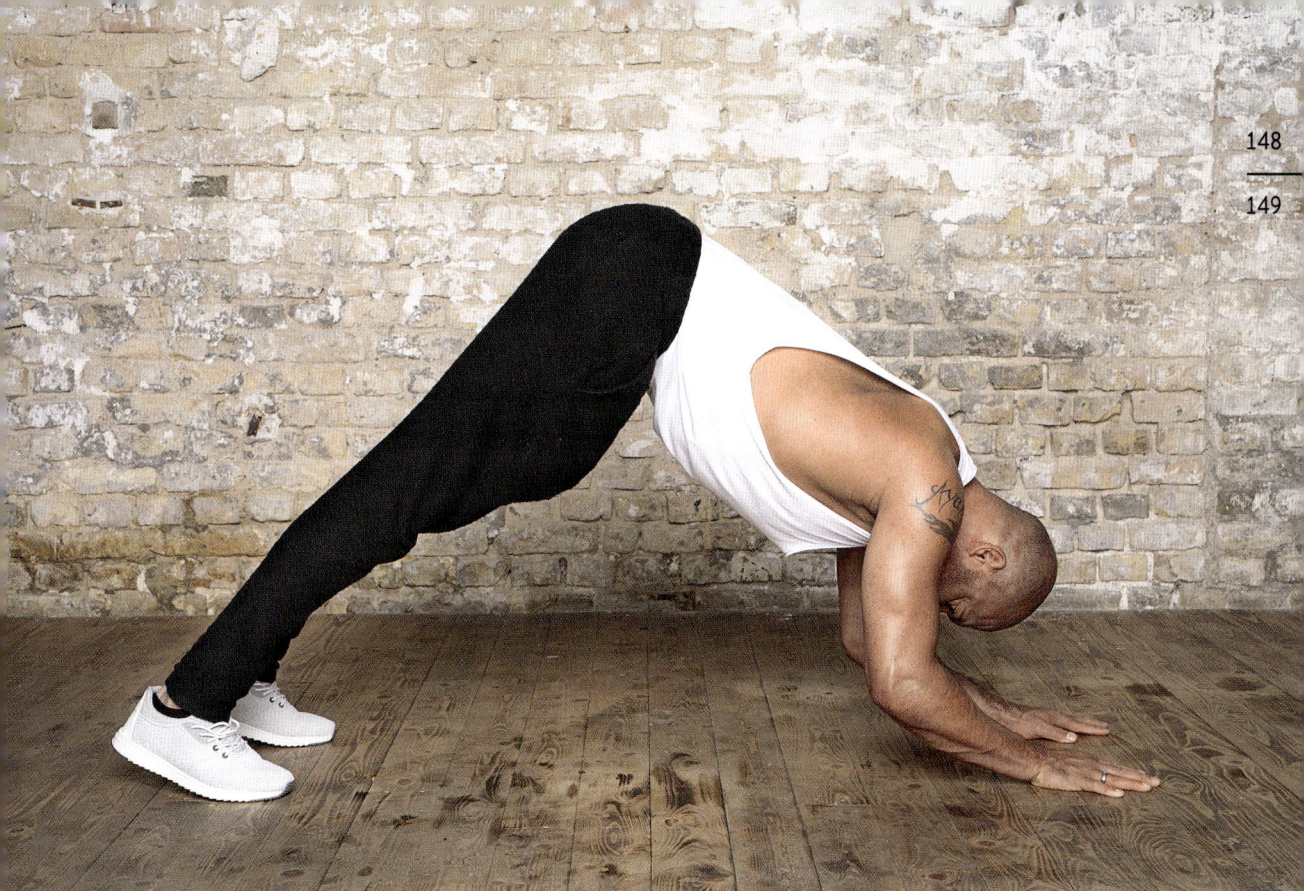

AUF DEM BODEN

1. Gehe auf dem Boden in den Vierfüßlerstand und drücke dich mit den Armen nach oben, bis der Körper ein Dreieck bildet. Ziehe die Fersen möglichst nach unten, sodass du eine gute Dehnung in den Kniekehlen spürst. Kopf und Rumpf bilden eine Linie. Das Gewicht ruht auf deinen Händen. Beuge nun die Ellbogen.

2. Atme aus. Drücke dich nun aus der Kraft deiner Arme etwas nach oben, bis die Ellbogen fast gestreckt sind. Halte die Position und senke dich langsam wieder ab. Wiederhole.

Beine & Po
Rücken & Schultern
Brust & oberer Rücken
Bauch & Core
Unterer Rücken
Arme
Work-outs

EIN ZIEL FÜR JEDEN TAG

»SELBSTVERANTWORTUNG BEDEUTET, DASS DU VERANTWORTUNG FÜR DEIN EIGENES GLÜCK ÜBERNIMMST. SOBALD DU DICH SELBST AKZEPTIERST, KANNST DU AUCH DAFÜR SORGEN, DASS DU GLÜCKLICH BIST.«

»UM MIT DEINEN EMOTIONEN RICHTIG UMGEHEN ZU KÖNNEN, IST ES FÜR DICH WICHTIG ZU ERKENNEN, WAS GENAU WELCHE GEFÜHLE IN DIR AUSLÖST.«

»SCHLECHTE LAUNE ZU HABEN, BEDEUTET NICHT AUTOMATISCH, DASS DU DIREKT EINEN SCHLECHTEN TAG HABEN MUSST. WENN DU SCHLECHT GELAUNT BIST, DANN MACHE DIR BEWUSST, DASS DIESES GEFÜHL AUCH WIEDER VERSCHWINDEN WIRD.«

»DU KANNST DEINE STIMMUNG BESSER KONTROLLIEREN, INDEM DU DIE GEDANKEN, DIE DAFÜR VERANTWORTLICH SIND, IDENTIFIZIERST UND HINTERFRAGST.«

»SIGNALISIERE DEINEN MITMENSCHEN, DASS DU SIE VERSTEHST. ES GIBT KAUM ETWAS, WOFÜR MENSCHEN DIR DANKBARER SIND, ALS WENN SIE SICH VON DIR VERSTANDEN FÜHLEN.«

»DU KANNST STARKE GEFÜHLE DURCH SELBSTREFLEXION DÄMPFEN. INDEM DU EIN GEFÜHL UND SEINEN AUSLÖSER IDENTIFIZIERST, NIMMST DU IHM SEINE KRAFT, DICH ZU STEUERN.«

»STELLE DIR EINE SITUATION VOR, DIE DICH GLÜCKLICH MACHT. JE LEBENDIGER DAS BILD DER SITUATION IST, UMSO BESSER WIRST DU DICH FÜHLEN.«

»EINE POSITIVE GRUNDHALTUNG IST EINE DER WICHTIGSTEN VORAUSSETZUNGEN DAFÜR, ALLE ZIELE IN DEINEM LEBEN ERREICHEN ZU KÖNNEN.«

»BEWERTE PROBLEME NICHT ALS SCHWIERIGKEITEN, SONDERN ALS CHANCEN UND HERAUSFORDERUNGEN.«

»WENN DU KURZ VOR ERREICHEN DEINES ZIELS DARÜBER NACHDENKST AUFZUGEBEN, DANN FRAGE DICH, WAS DIESES ETWAS SEIN KÖNNTE, DAS NOCH FEHLT, UM DEIN ZIEL ZU ERREICHEN.«

»IMPLEMENTIERE GEWOHNHEITEN IN DEINEM LEBEN, DIE DICH DEINEM ZIEL NÄHER BRINGEN.«

»FINDE DEIN ›WARUM‹ FÜR DEIN ZIEL. DAS WIRD DEINE GRÖSSTE MOTIVATION.«

»ÜBERWINDE DEINE ÄNGSTE, INDEM DU VERTRAUEN AUFBAUST IN DEINE FÄHIGKEIT, MIT JEDER HERAUSFORDERUNG DEINES LEBENS UMGEHEN ZU KÖNNEN.«

DEINE WORK-OUTS

Egal ob du deine Muskulatur insgesamt aufbauen möchtest oder ob du bestimmte Bereiche ganz gezielt trainieren willst: **Auf den folgenden Seiten habe ich dir verschiedene Work-outs zusammengestellt, mit denen du das Beste aus dir herausholst.**

ALLE WORK-OUTS AUF EINEN BLICK

Wenn du wenig Zeit hast oder bis jetzt noch nicht so erfahren bist in der sinnvollen Zusammenstellung von Übungen, dann sind meine Be-Your-Best-Work-outs genau das Richtige für dich! Ich habe dir mehrere Übungsfolgen zusammengestellt. Sie sind nicht so umfangreich – kosten dich also keine Unmengen an Zeit –, aber: Sie sind trotzdem effektiv! Auch die Zahl der Wiederholungen und Sätze, die du davon machen solltest, um dein spezielles Trainingsziel zu erreichen, habe ich dir angegeben.

Zu jedem Work-out gehört ein Warmup, denn wenn du mit kalten, steifen Muskeln direkt ins Training einsteigst, hast du die Verletzung quasi mitgebucht.

Außerdem schaffst du die Übungen dann nicht gut – und verlierst vermutlich schnell den Spaß an dem Work-out.

Wenn du mal wenig Zeit hast, lass lieber eine Übung weg als das Warm-up.

Welches Work-out spricht dich an? Hier sind sie alle auf einen Blick:

Einsteiger: Woche 1 bis 3: Das empfehle ich dir, wenn du bisher noch ziemlich ungeübt bist. Es beginnt auf Seite 156.

Advanced: Woche 4 bis 6: Das schließt du an das Einsteigertraining nach 3 Wochen an oder du beginnst hier, wenn dir die Übungen für die Wochen 1 bis 3 zu leicht sind. Los geht's auf Seite 162.

Professionals: Woche 7 bis 9: Das ist die letzte Stufe des Einsteigerprogramms. Damit forderst du dich schon heraus. Wenn du das möchtest, starte auf Seite 166.

Core-Work-out: Mit Core bezeichnet man die stabile Körpermitte

Bauch-Beine-Po-Work-out: Das ist das beliebteste Programm der Damenwelt, aber es nutzt Männern natürlich genauso wie Frauen. Es fängt auf Seite 170 an.

Sixpack-Work-out: Du wolltest schon immer einen Waschbrettbrettbauch? Dann bist du auf Seite 176 richtig.

Oberkörper-Work-out: Du findest dich etwas schwach auf der Brust? Dann passt das Training für den gesamten Oberkörper ab Seite 180.

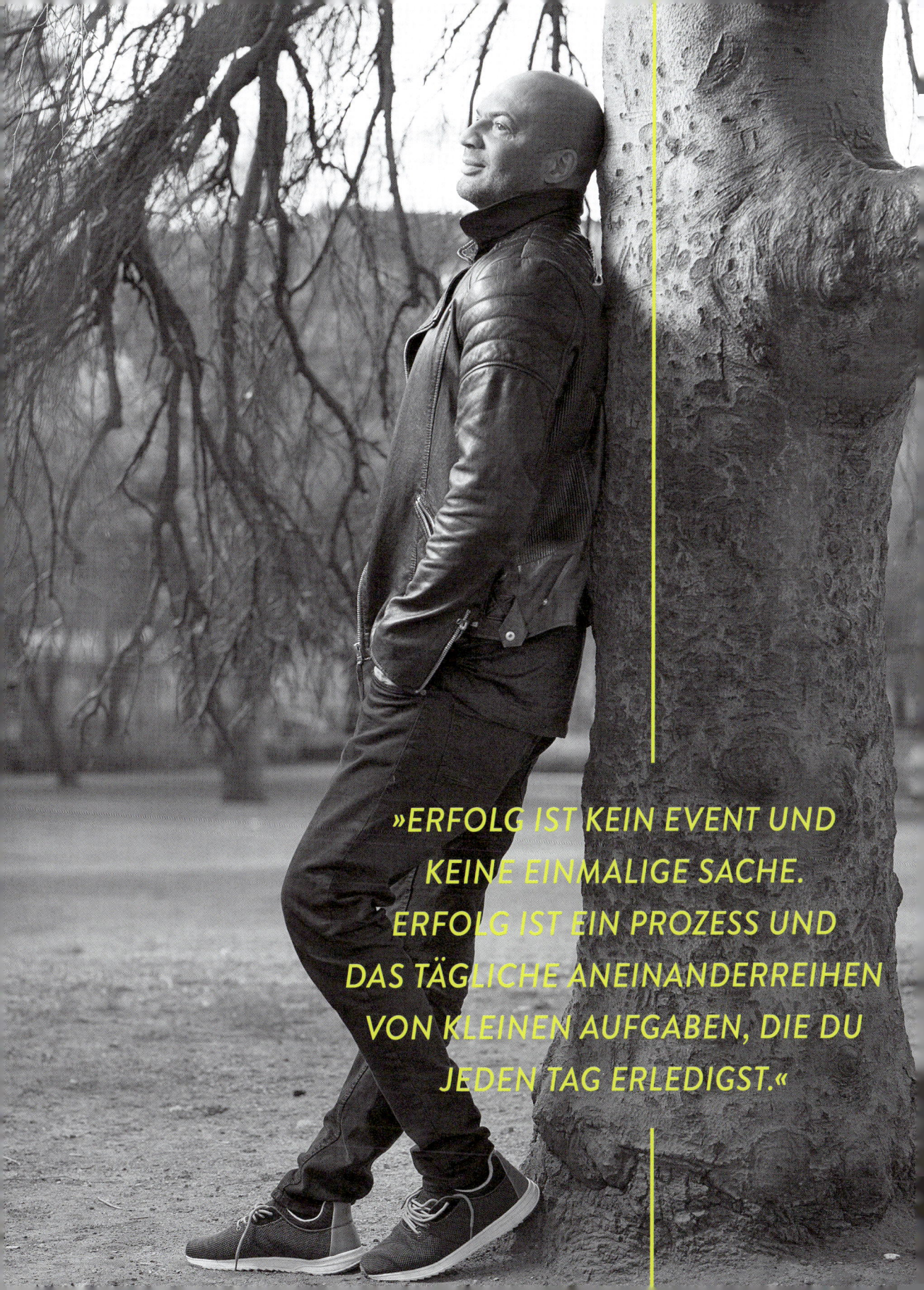

EINSTEIGER: WOCHE 1 BIS 3

Das perfekte Programm zum (Wieder-)Anfangen. Trainiere dieses Programm regelmäßig über drei Wochen verteilt und achte auf die Pausen, die deine Muskeln brauchen, um wachsen zu können. Am besten trainierst du jeden zweiten Tag. An den Tagen dazwischen kannst du mit mentalen Übungen (zum Beispiel auf den Seiten 19, 35, 66 f., 86 f., 98 f., 130 f., 140 f.) auch geistig trainieren. Auf alle Fälle gibt es ab jetzt keine Ausreden mehr. Du willst dein besseres Leben? Los geht's!

Ohne Warm-up geht gar nichts. Mach dir Beine!

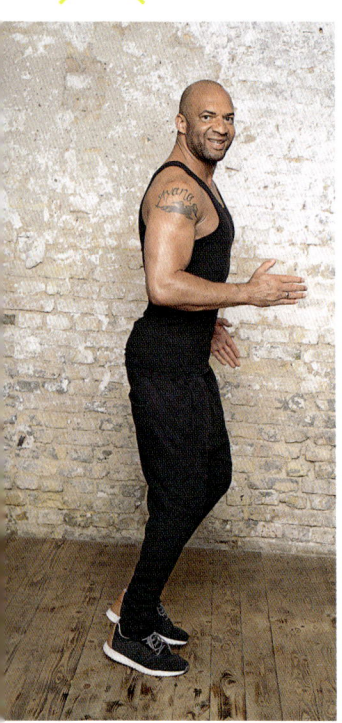

Auf der Stelle marschieren.
Arme locker mitschwingen.
Dauer: 15 Sekunden

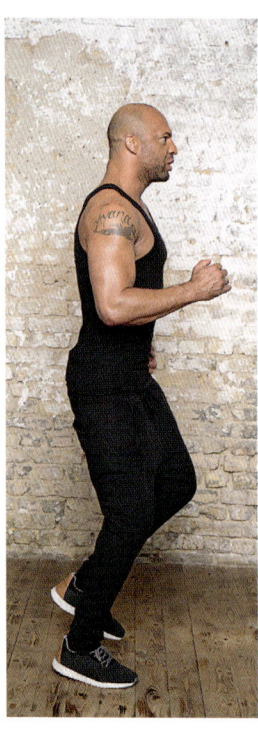

Auf der Stelle laufen.
Das Tempo dabei steigern.
Dauer: 15 Sekunden

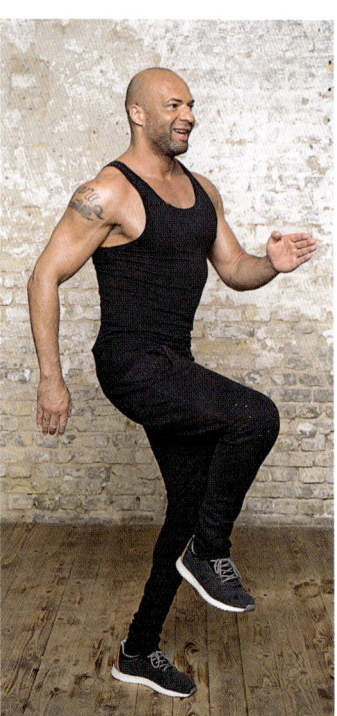

Kniehebelauf. Zieh die Oberschenkel zur Brust.
Dauer: 15 Sekunden

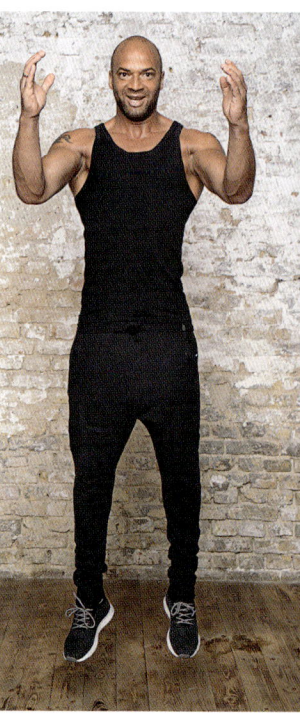

Auf der Stelle hüpfen.
Dauer: 15 Sekunden

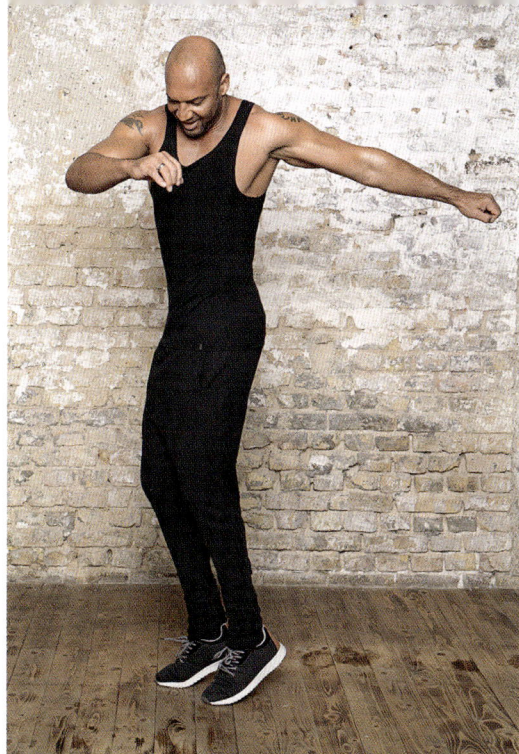

Hüpfen mit Hüftdrehen. Bei jeder Hüpfbewegung drehst du deine Hüfte hin und her.
Dauer: 15 Sekunden

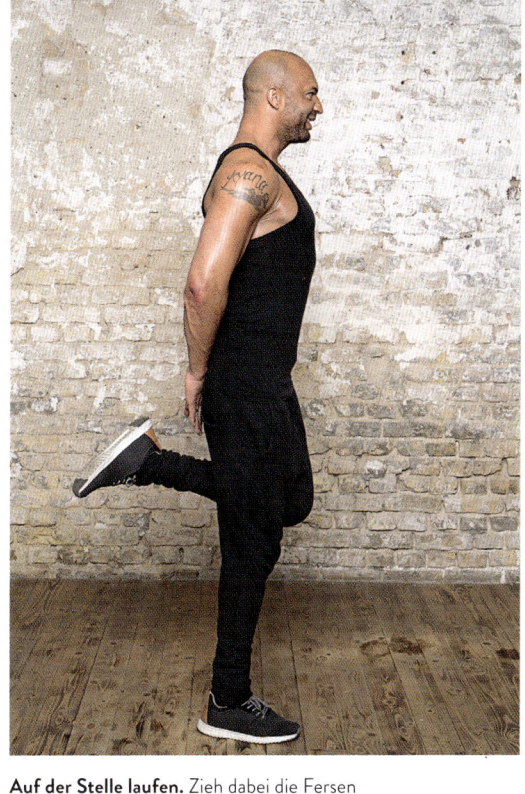

Auf der Stelle laufen. Zieh dabei die Fersen abwechselnd Richtung Po.
Dauer: 15 Sekunden

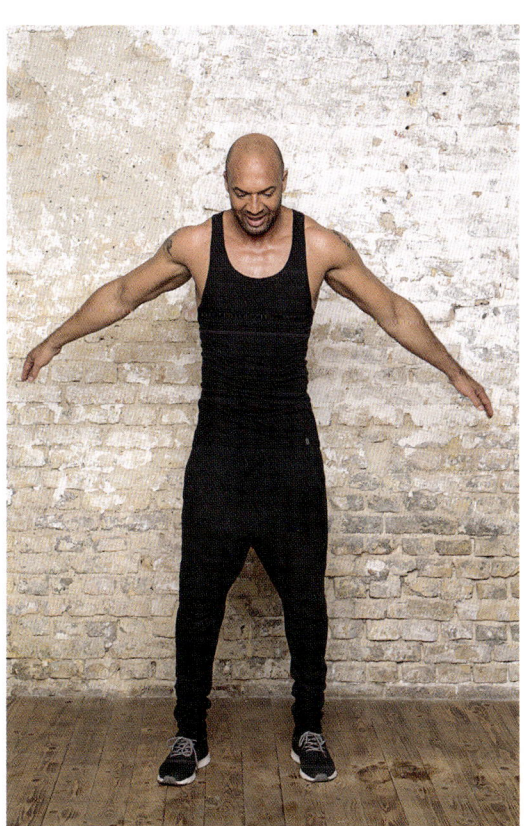

Schulterkreisen nach vorn. Die Arme halb zur Seite strecken und die Schultern vorwärts kreisen.
Dauer: 15 Sekunden

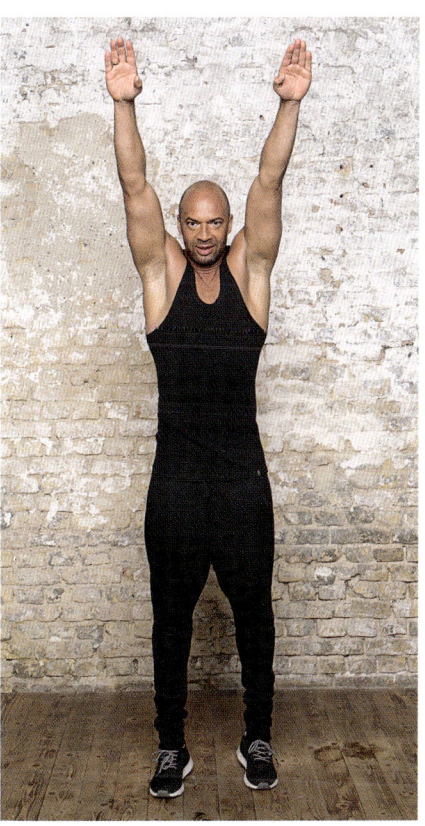

Schulterkreisen nach hinten. Die Arme nach oben ausstrecken und die Schultern rückwärts kreisen.
Dauer: 15 Sekunden

Beine & Po
Rücken & Schultern
Brust & oberer Rücken
Bauch
Unterer Rücken
Arme
Work-outs

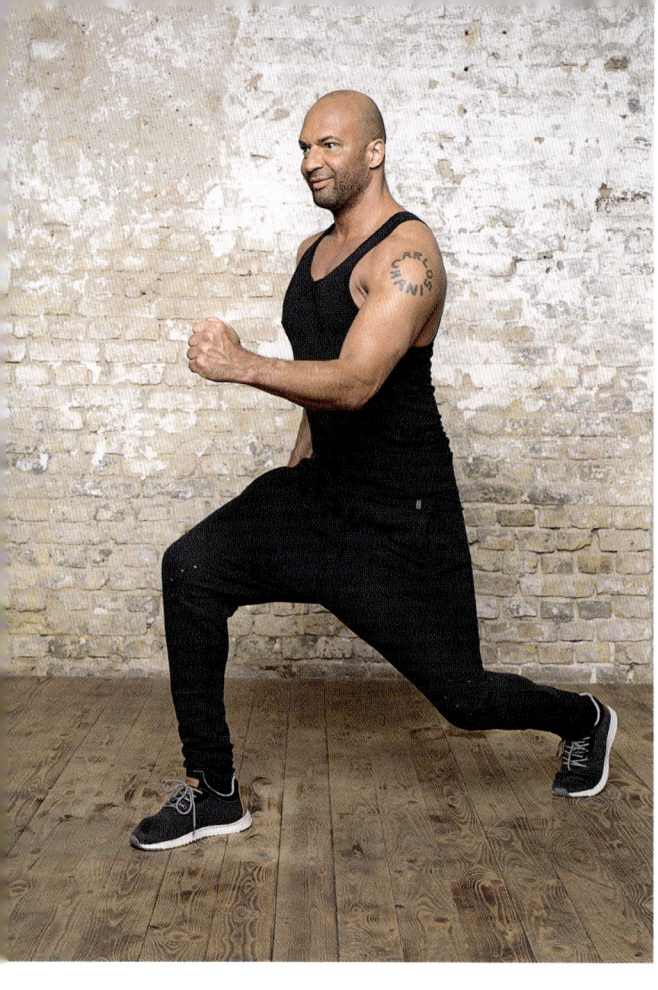
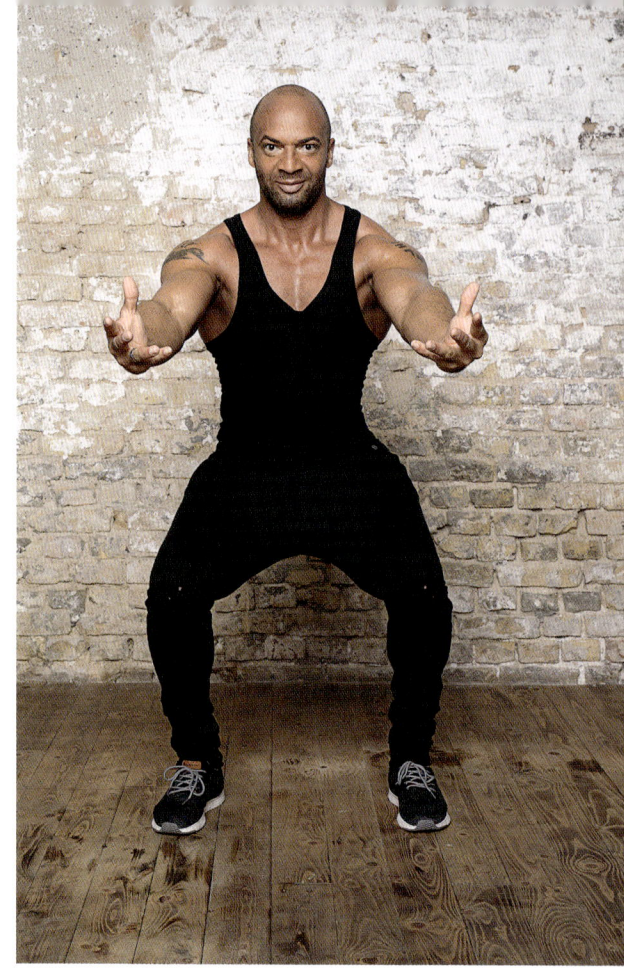
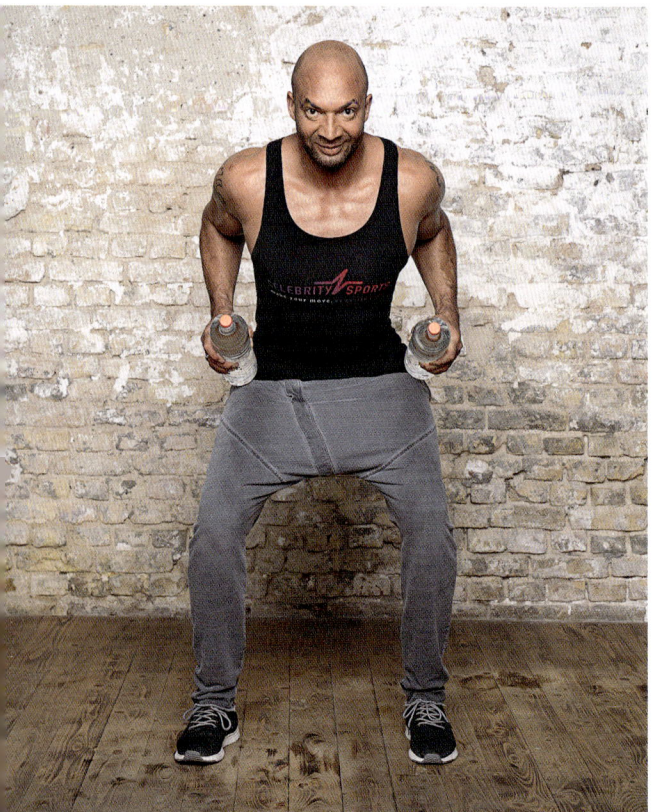

Ausfallschritt *(siehe Seite 50)*.
Die Beine dabei stets wechseln.
Dauer: 2 Sätze à 10 Wiederholungen,
dazwischen 20 Sekunden Pause.

Kniebeuge *(siehe Seite 54)*.
Dauer: 2 mal 20 Wiederholungen,
dazwischen 20 Sekunden Pause.

Latrudern stehend *(siehe Seite 68)*.
Dauer: 2 mal 20 Wiederholungen,
dazwischen 20 Sekunden Pause

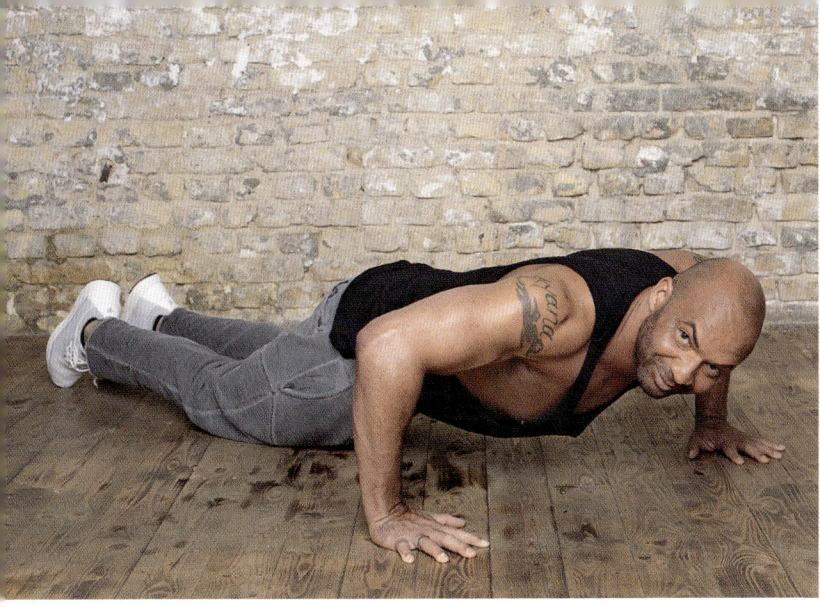

Liegestütz kniend (*siehe Seite 91*).
Dauer: 2 Sätze mit jeweils 10 Wiederholungen, dazwischen 20 Sekunden Pause.

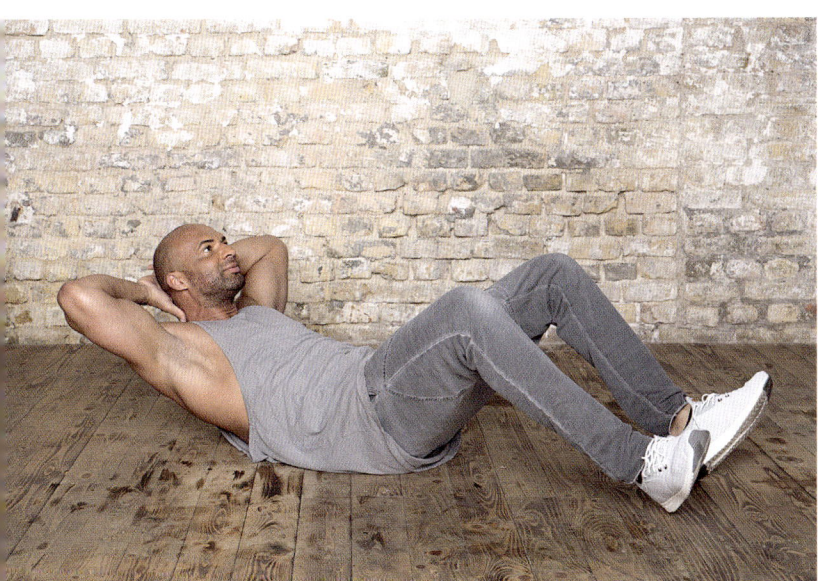

Crunch (*siehe Seite 100 oben*).
Dauer: 2 Sätze à 20 Wiederholungen, dazwischen 20 Sekunden Pause.

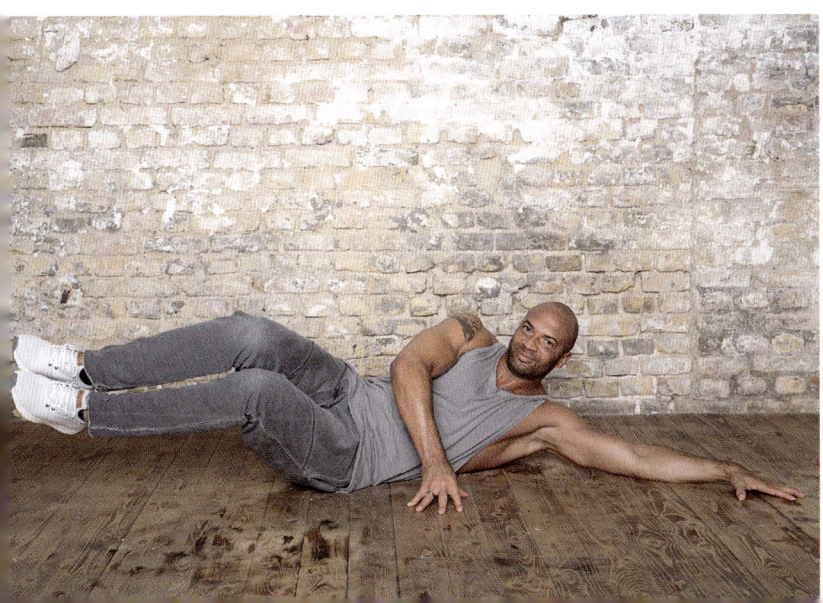

Beinheben zur Seite und mit gebeugten Beinen (*siehe Seite 110*).
Dauer: 2 Sätze à 20 Wiederholungen, dazwischen 20 Sekunden Pause.

Beine & Po
Rücken & Schultern
Brust & oberer Rücken
Bauch
Unterer Rücken
Arme
Work-outs

✕ Zum Abschluss: Dehnen

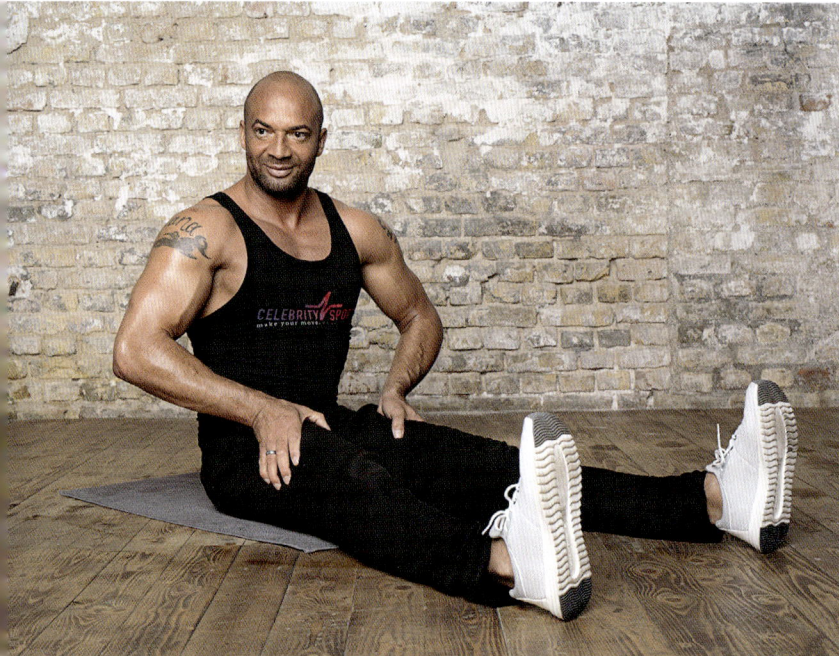

Beine lockern. Deine Füße sind parallel aufgestellt und du schüttelst deine Beine locker durch.
Dauer: 15 Sekunden

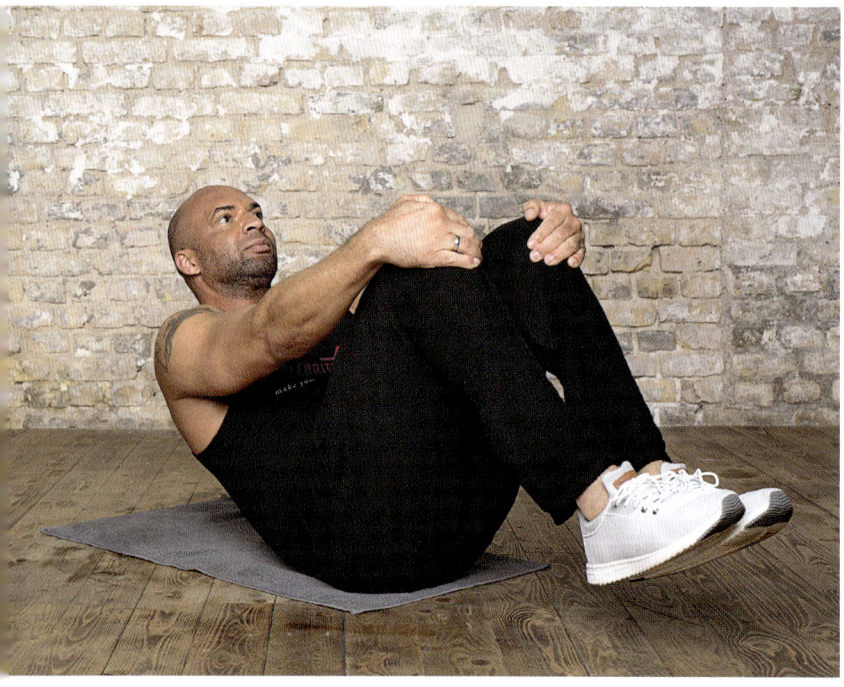

Lendenwirbelsäule auf- und abrollen. Lege dich auf den Rücken, greife dir an die Knie und wiege dich mit leichtem Zug an den Knien auf und ab.
Dauer: 15 Wiederholungen

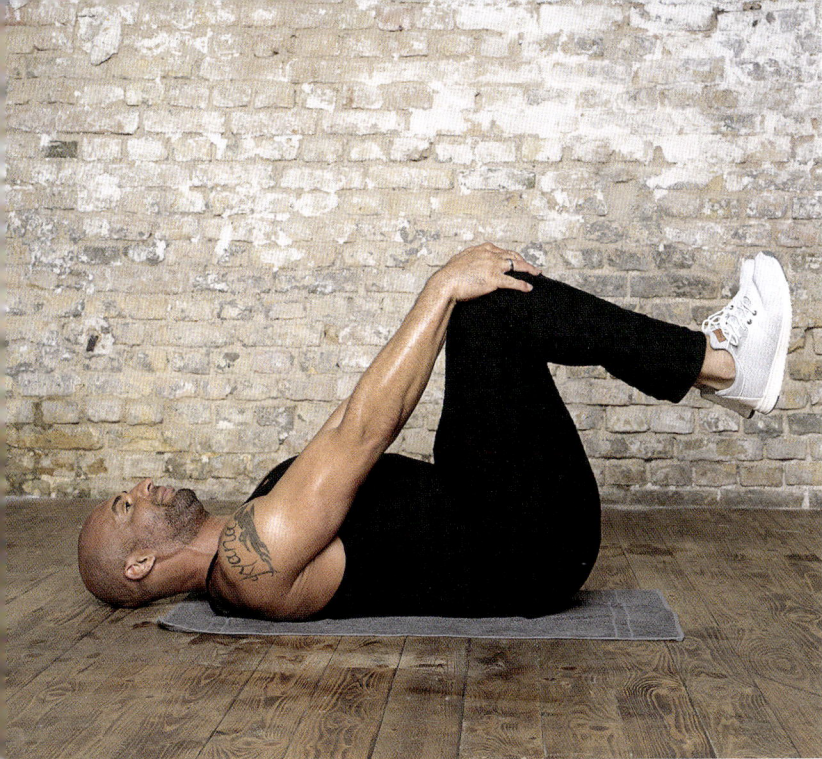

Unterkörper kreisen. Platziere deine Hände an den Knien und mache einheitliche, kreisende Bewegungen.
Dauer: 2 mal 10 Wiederholungen

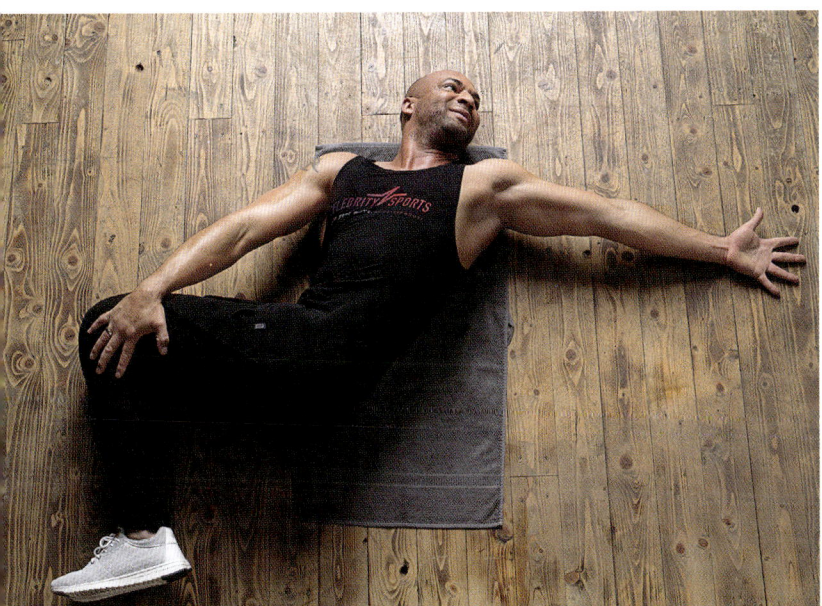

Unterkörper drehen. Stelle deine Füße auf, senke die geschlossenen Beine abwechselnd von Seite zu Seite ab.
Dauer: 2 mal 10 Wiederholungen

Beine & Po

Rücken & Schultern

Brust & oberer Rücken

Bauch

Unterer Rücken

Arme

Work-outs

ADVANCED: WOCHE 4 BIS 6

Du hast die Weichen gestellt für mehr Kraft, für eine trainierte Körpersilhouette, für einen starken Auftritt. Jetzt gilt es, den Anfangserfolg zu festigen. Damit deinen Muskeln nicht langweilig wird, haben wir das Anforderungsprofil etwas spannender gestaltet. Denke wieder an deine Trainingspausen und biete deinem Gehirn weiterhin Challenges, die dich nach vorne bringen.

Warm-up – verschärft

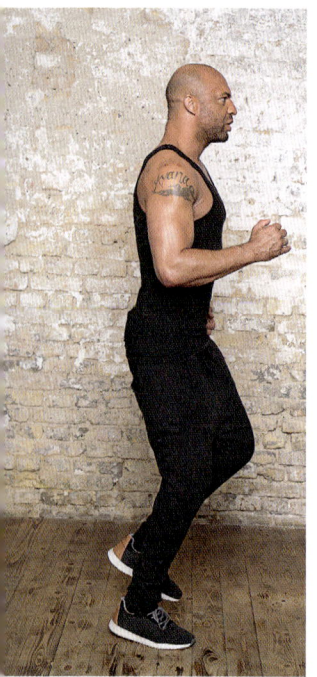

Auf der Stelle laufen und das Tempo dabei steigern. Dauer: 15 Sekunden

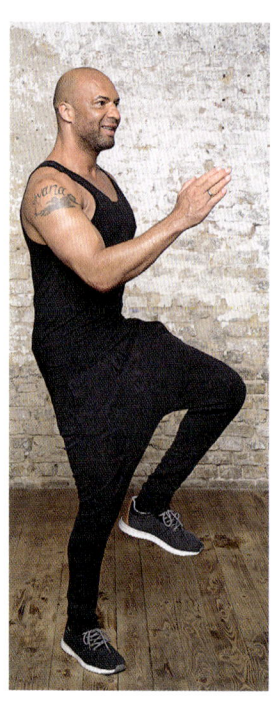

Kniehebelauf. Zieh die Oberschenkel zur Brust. Dauer: 15 Sekunden

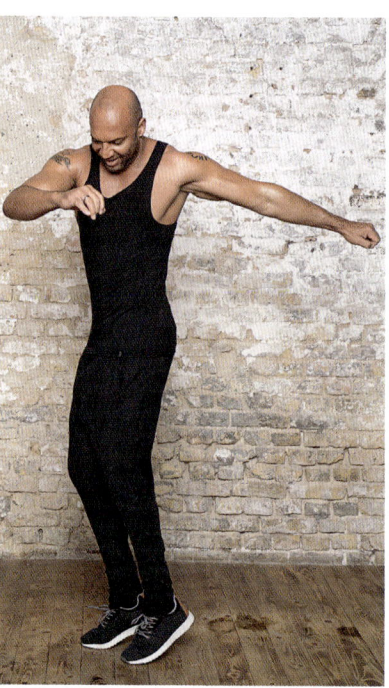

Hüpfen mit Hüftdrehen. Bei jeder Hüpfbewegung drehst du deine Hüfte hin und her. Dauer: 15 Sekunden

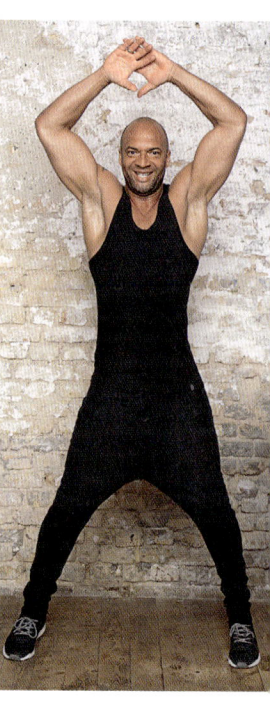

Hampelmann. Hüpfe auf der Stelle und öffne und schließe dabei Arme und Beine. Achte darauf, die Arme leicht angewinkelt zu halten. Dauer: 15 Sekunden

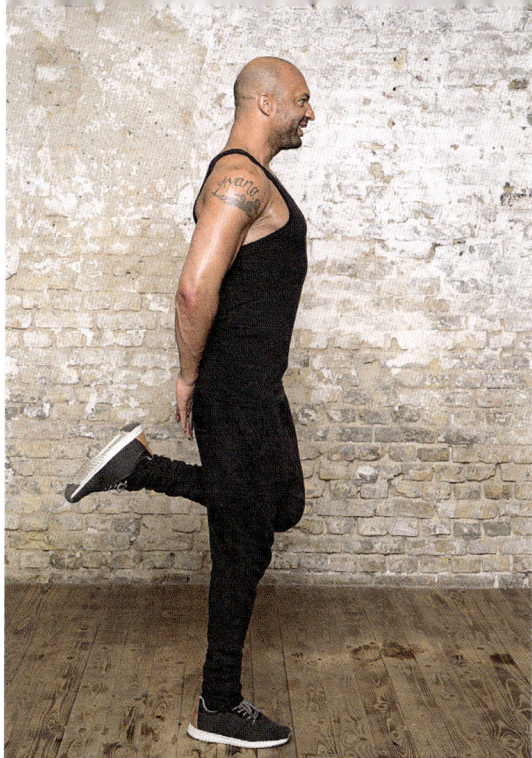

Auf der Stelle laufen und die Fersen dabei abwechselnd hochziehen.
Dauer: 15 Sekunden

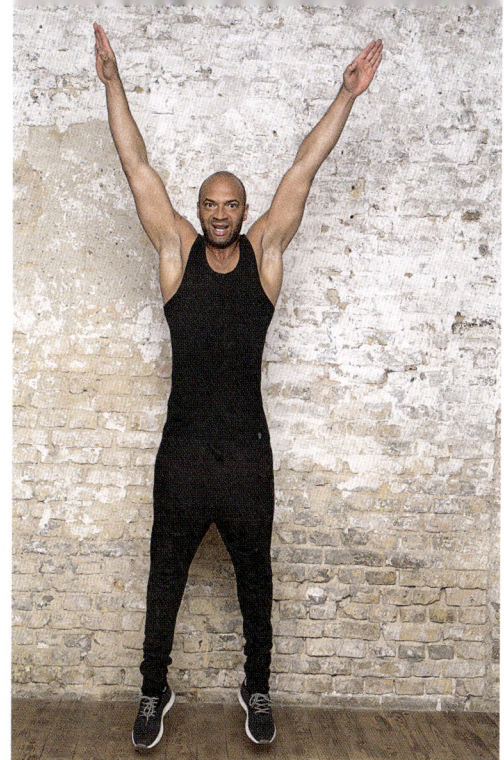

Auf der Stelle hüpfen und die Arme dabei vorwärts kreisen lassen.
Dauer: 15 Sekunden

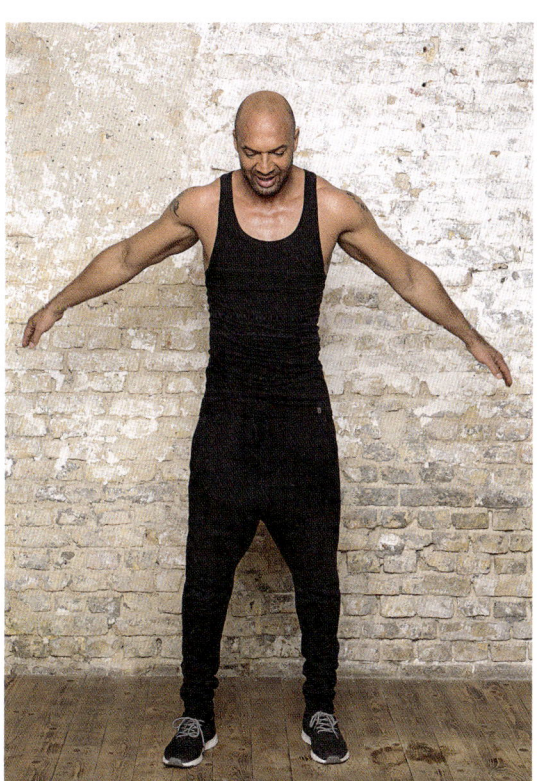

Auf der Stelle hüpfen und die Arme dabei rückwärts kreisen lassen.
Dauer: 15 Sekunden

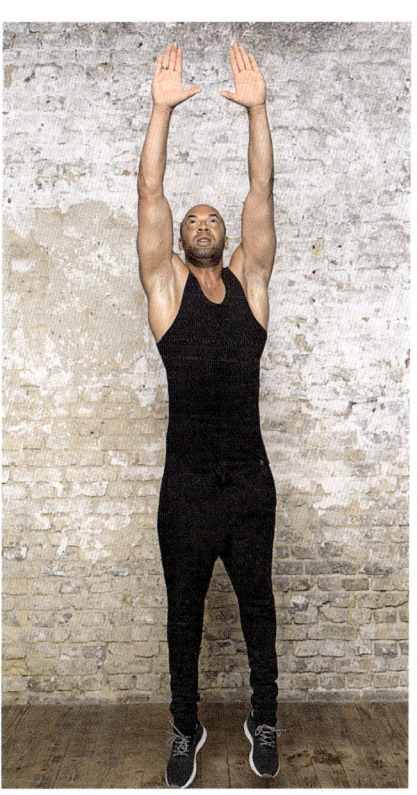

Strecksprünge. Auf der Stelle hochspringen und dabei den Körper strecken. Achte auf die Spannung der Körpermitte.
Dauer: 15 Sekunden

Beine & Po

Rücken & Schultern

Brust & oberer Rücken

Bauch

Unterer Rücken

Arme

Work-outs

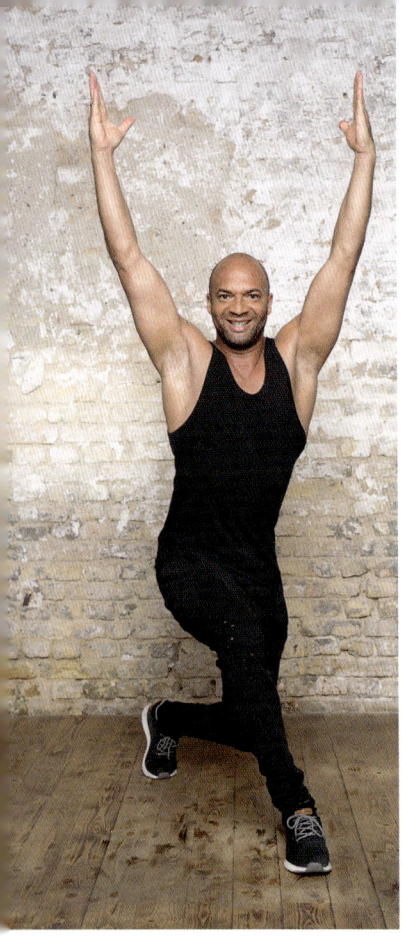 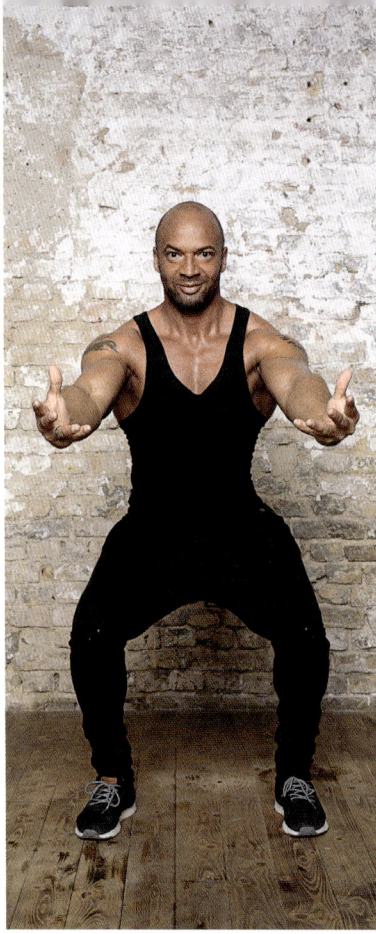 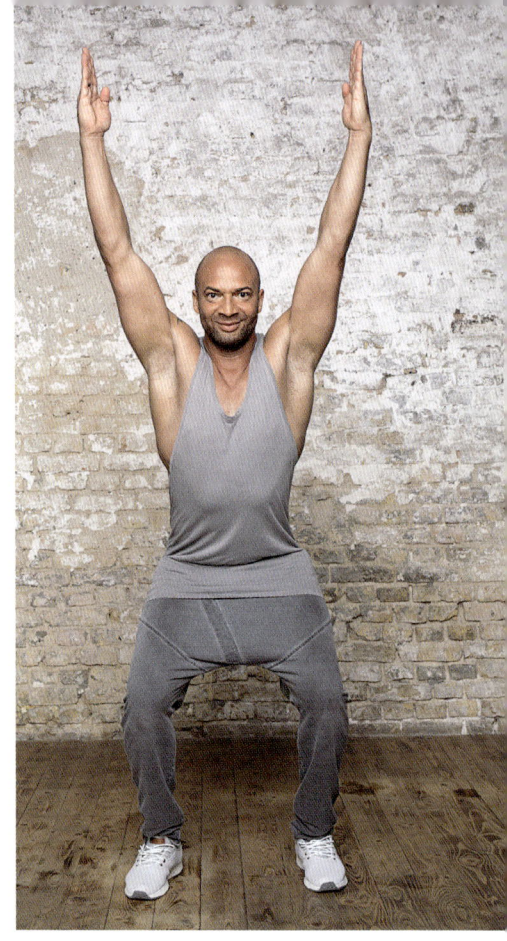

Ausfallschritt versetzt *(siehe Seite 52)* im Wechsel. Dauer: 3 Sätze mit je 2-mal 10 Wiederholungen, dazwischen 20 Sekunden Pause

Kniebeuge mit hüftbreit aufgestellten Füßen *(siehe Seite 54)*. Dauer: 3 Sätze mit je 2-mal 10 Wiederholungen, dazwischen 20 Sekunden Pause

Latziehen stehend *(siehe Seite 74)*. Gehe aus der Hocke mit den gestreckten Armen nach oben und nach hinten unten. Dauer: 3 Sätze mit je 20 Wiederholungen, dazwischen 20 Sekunden Pause

Unterarmstütz mit gestreckten Beinen *(siehe Seite 114)*.
Dauer: 3 Sätze mit je 20 Wiederholungen, dazwischen 20 Sekunden Pause.

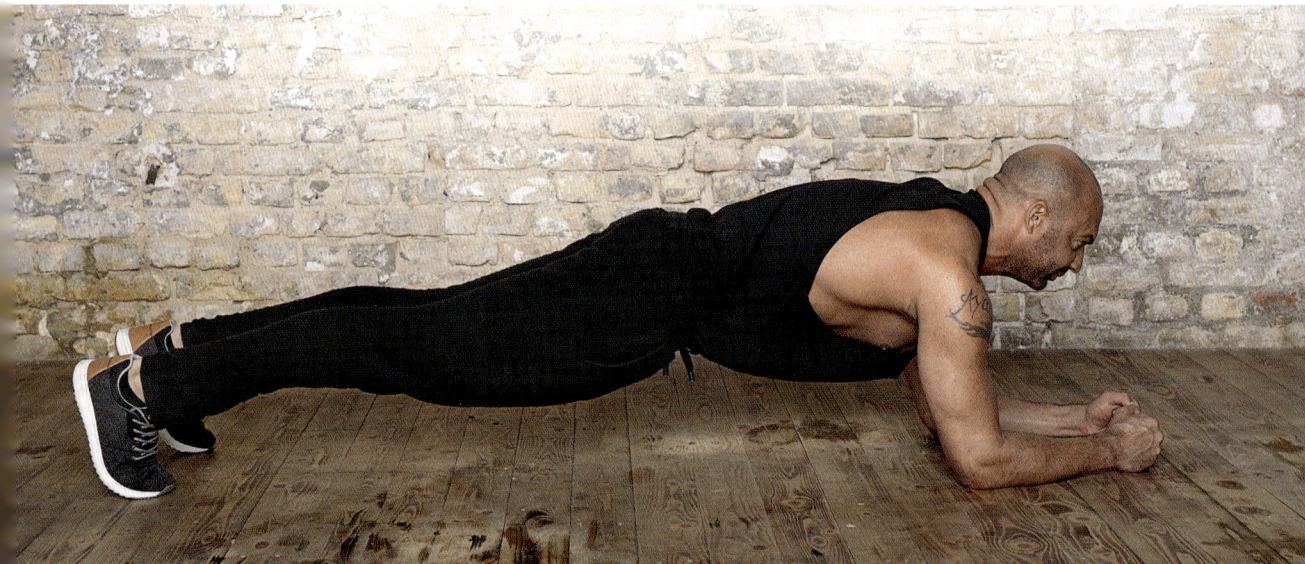

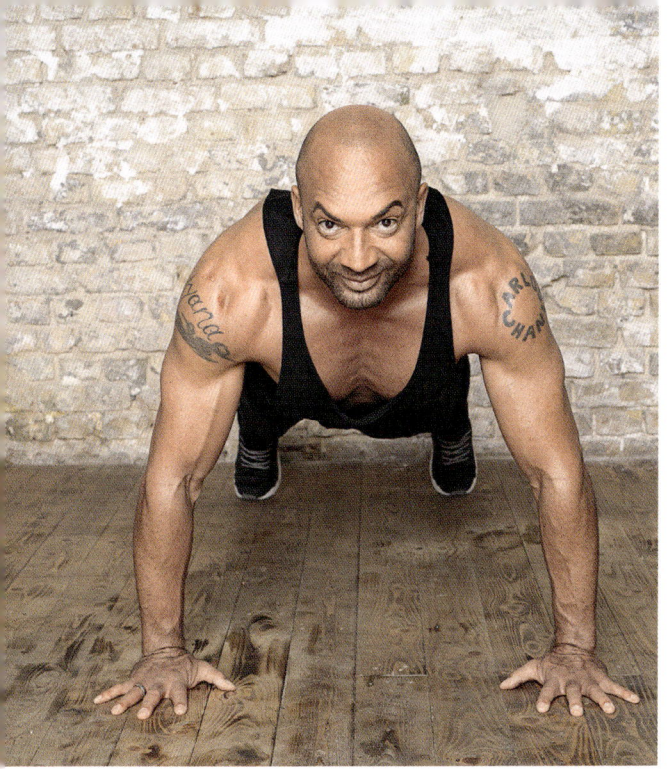

Liegestütz (*siehe Seite 90*).
Dauer: 3 Sätze mit je 20 Wiederholungen,
dazwischen 20 Sekunden Pause

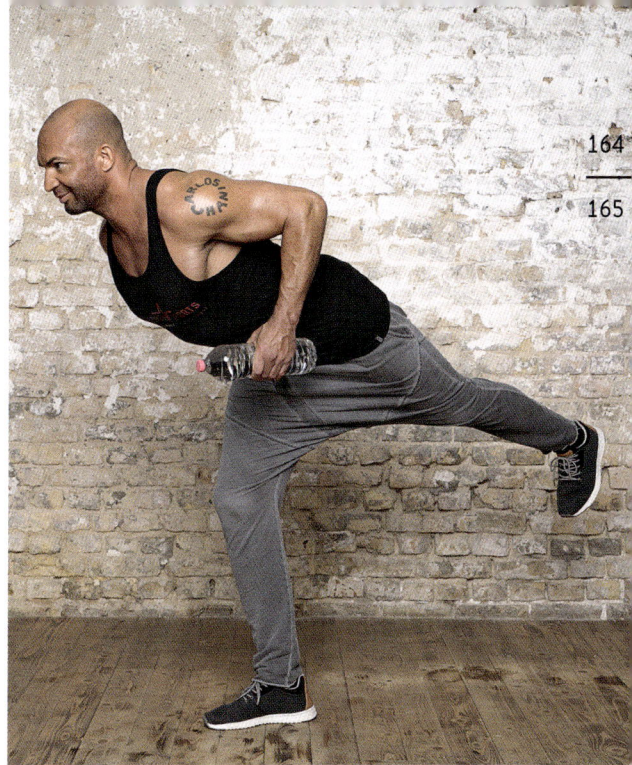

Latrudern auf einem Bein, mit einem Arm und eng (*siehe Seite 71*).
Dauer: 3 Sätze mit je 20 Wiederholungen,
dazwischen 20 Sekunden Pause

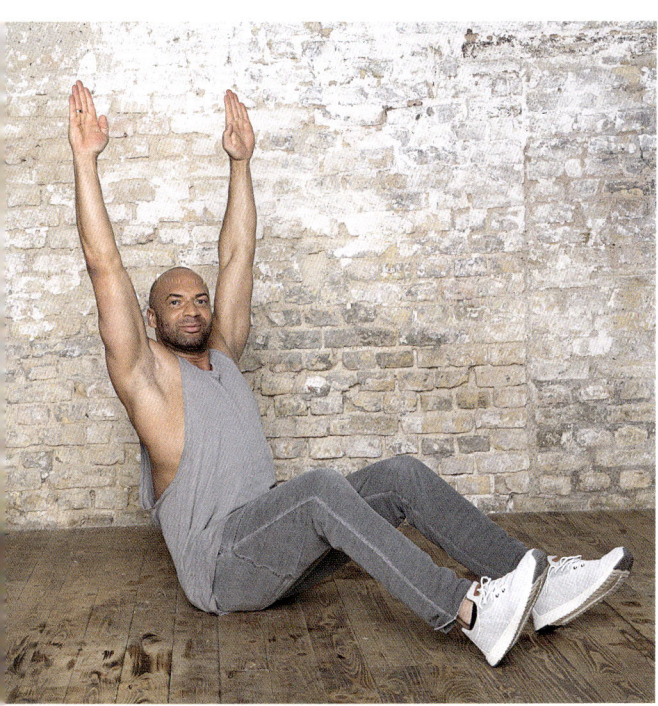

Beckenheben (*siehe Seite 133*).
Dauer: 3 Sätze mit je 2-mal 10 Wiederholungen,
dazwischen 20 Sekunden Pause

Situps (*siehe Seite 102*).
Dauer: 3 Sätze mit je 20 Wiederholungen,
dazwischen 20 Sekunden Pause

Zum Abschluss: Dehnen wie auf Seite 160/161

Beine & Po
Rücken & Schultern
Brust & oberer Rücken
Bauch
Unterer Rücken
Arme
Work-outs

PROFESSIONALS: WOCHE 7 BIS 9

Du bist gut und auf einem noch besseren Weg. Damit dir, deinem Gehirn und deinem Körper nicht langweilig wird, schaffen wir mit diesem Work-out noch mal neue Lernanreize. Wichtig: Führe alle Übungen sauber durch, schaue dir vorher gründlich die Übungsbeschreibungen und Bilder an. Konzentriere dich auf den Bewegungsablauf und atme möglichst ruhig. Jede Übung ist wichtig, denn sie tut dir und deinem Körper gut.

Starte mit dem Warm-up wie auf Seite 162/163 beschrieben.

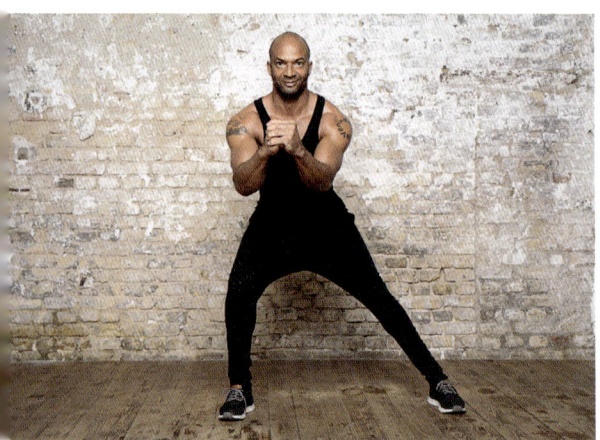
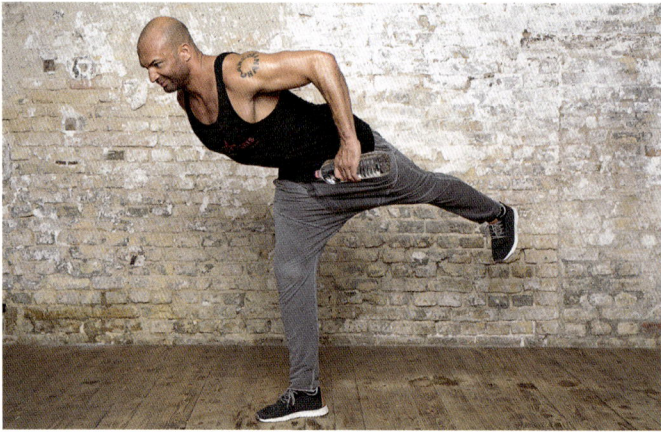

Ausfallschritt zur Seite *(siehe Seite 53 oben).* Dauer: 4 Sätze mit je 2-mal 10 Wiederholungen, dazwischen 15 Sekunden Pause

Latrudern mit einem Arm und weit. Mache alles wie beim Latrudern auf Seite 71, nur die Arme stellst du weit vom Körper weg auf. Dauer: 4 Sätze mit je 20 Wiederholungen, dazwischen 15 Sekunden Pause

Liegestütz einbeinig *(siehe Seite 94).* Dauer: 4 Sätze mit je 20 Wiederholungen, dazwischen 15 Sekunden Pause. Nach 10 Wiederholungen wechselst du das Bein

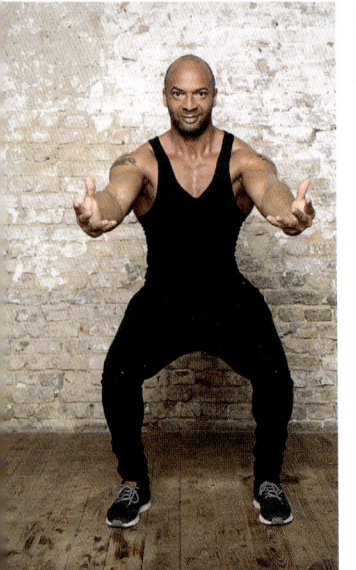
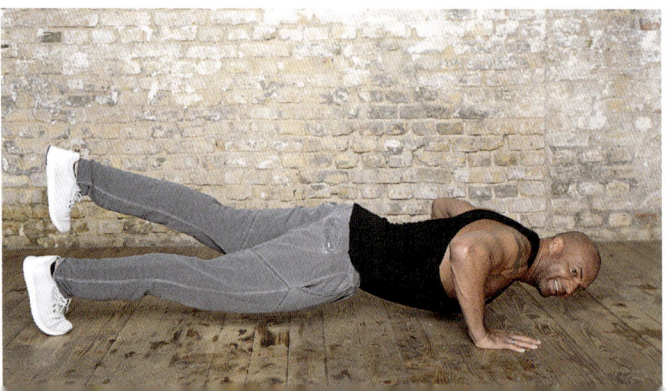

Kniebeuge *(siehe Seite 54 oben).* Dauer: 4 Sätze mit je 20 Wiederholungen, dazwischen 15 Sekunden Pause

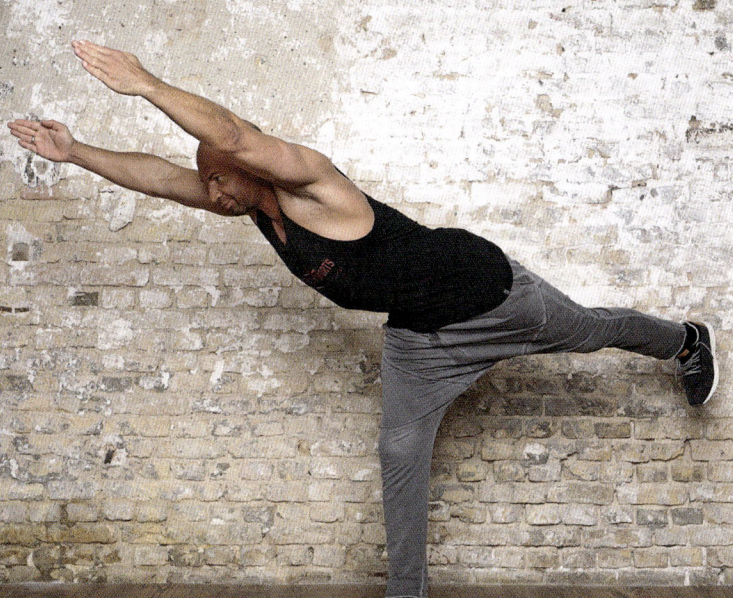

Russian Twist (*siehe Seite 106*).
Dauer: 4 Sätze mit je 20 Wiederholungen, dazwischen 15 Sekunden Pause

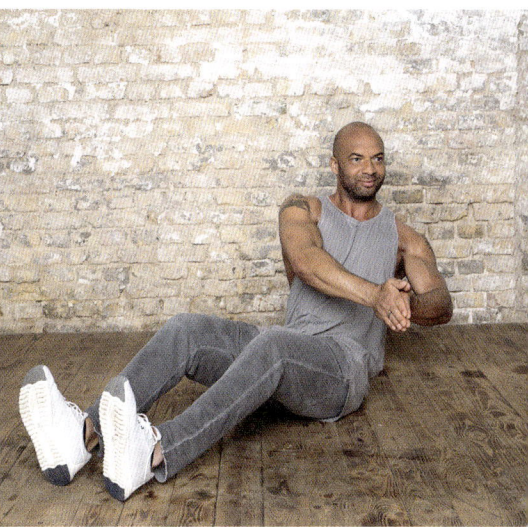

Latziehen in der Standwaage. Gehe in die Standwaage wie auf Seite 59, strecke deine Arme nach vorn und ziehe sie wieder zurück. Dauer: 4 Sätze mit je 20 Wiederholungen, dazwischen 15 Sekunden Pause. Nach 10 Wiederholungen wechselst du das Standbein.

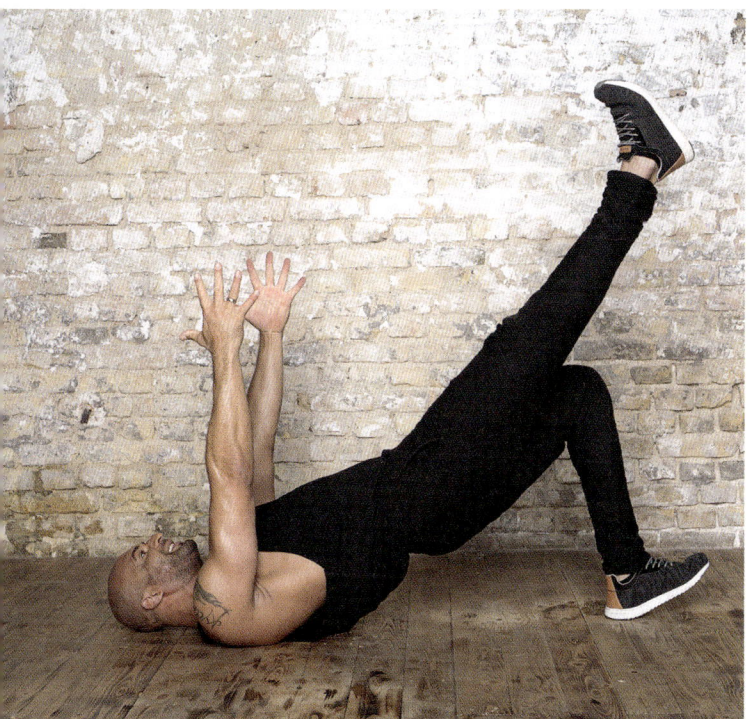

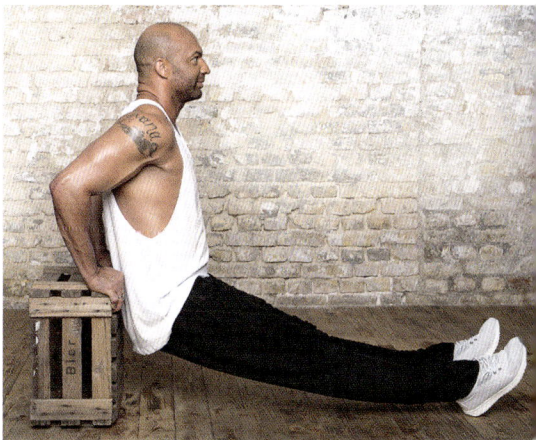

Trizeps-Dips (*siehe Seite 144 unten*). Nimm dir einen Stuhl oder eine Kiste als Hilfsmittel.
Dauer: 4 Sätze mit je 20 Wiederholungen, dazwischen 15 Sekunden Pause

Beckenheben einbeinig
(*siehe Seite 134*). Dauer: 4 Sätze mit je 2-mal 10 Wiederholungen, dazwischen 15 Sekunden Pause

Beine & Po
Rücken & Schultern
Brust & oberer Rücken
Bauch
Unterer Rücken
Arme
Work-outs

CORE-WORK-OUT

Glückwunsch! Du hast es geschafft. Du hast dir in nur neun Wochen die Grundlagen für deinen schöneren, definierteren und gesünderen Körper geschaffen. Jeder Muskel ist eine Fettverbrennungsmaschine. Wenn du gleichzeitig auf deine Ernährung achtest und dich intensiver damit beschäftigst, was dir guttut und was nicht, bist du auf deinem Weg, der dir den Erfolg bringen wird, den du dir jetzt schon so wünschst. Wir gehen jetzt zum Kern des Ganzen, eine straffe Mitte. Sie trägt dich aufrecht durchs Leben und macht (auch ohne Klamotten) eine super Figur.

Beginne mit dem Warm-up, das ich auf den Seiten 162/163 beschrieben habe.

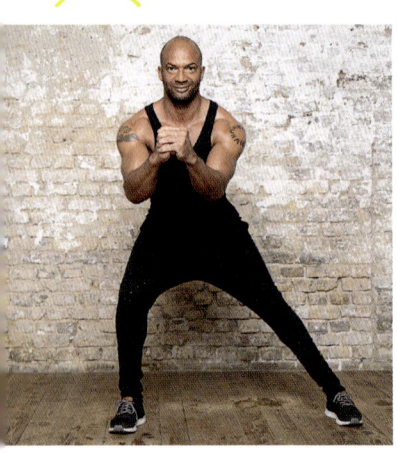

Ausfallschritt zur Seite (*siehe Seite 53*). Die Arme dabei nach vorne strecken. Dauer: 3 Sätze mit je 2-mal 10 Wiederholungen, dazwischen 20 Sekunden Pause

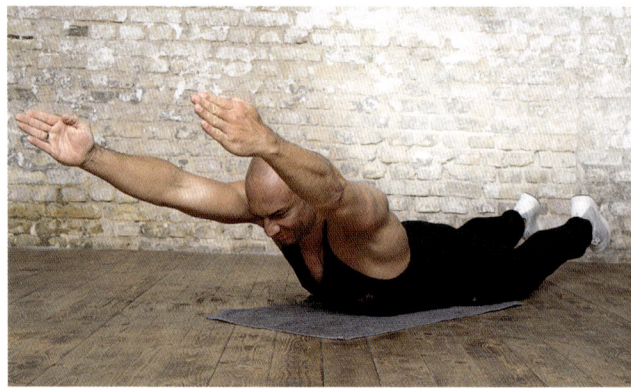

Superman (*siehe Seite 82*). Dauer: 3 Sätze mit je 2-mal 10 Wiederholungen, dazwischen 20 Sekunden Pause

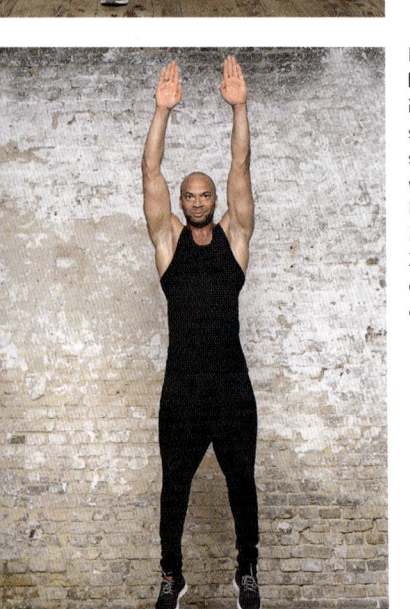

Bei der **Sprung-Kniebeuge** (*siehe Seite 55*) im Core-Work-out stehen deine Beine schulterbreit. Die Arme werden dabei über den Kopf gestreckt. Dauer: 3 Sätze mit je 20 Wiederholungen, dazwischen 20 Sekunden Pause

Unterarmstütz mit gestreckten Beinen (*siehe Seite 114 unten*). Dauer: 3 Sätze mit je 20 Sekunden langem Halten, dazwischen 20 Sekunden Pause

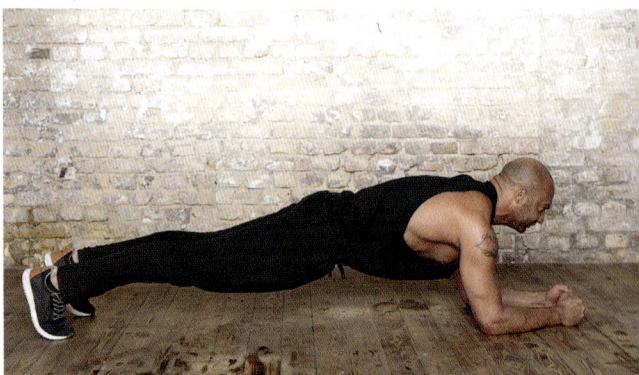

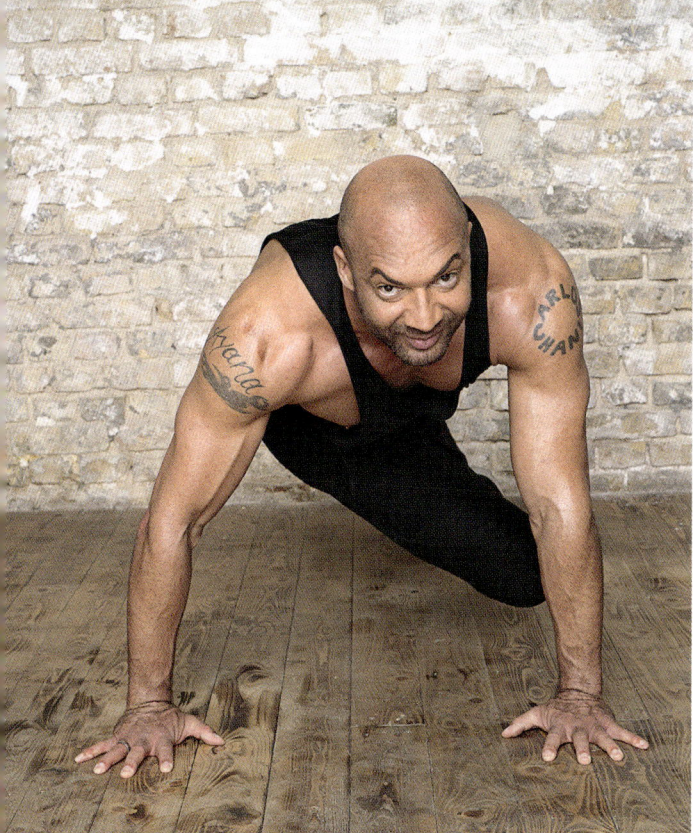

Bergsteiger diagonal (siehe Seite 126).
Dauer: 3 Sätze mit je 2-mal 10 Wiederholungen, dazwischen 20 Sekunden Pause

Tisch (siehe Seite 136).
Dauer: 3 Sätze mit je 20 Wiederholungen, dazwischen 20 Sekunden Pause

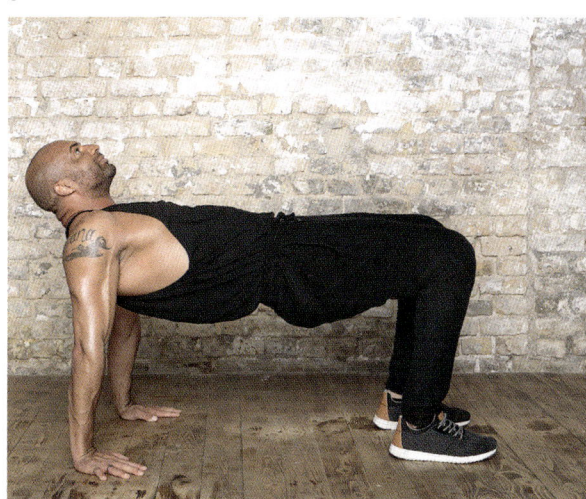

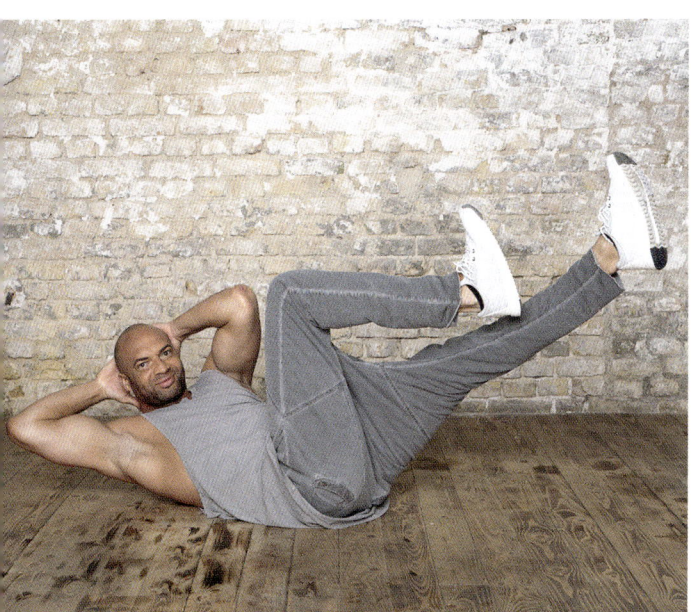

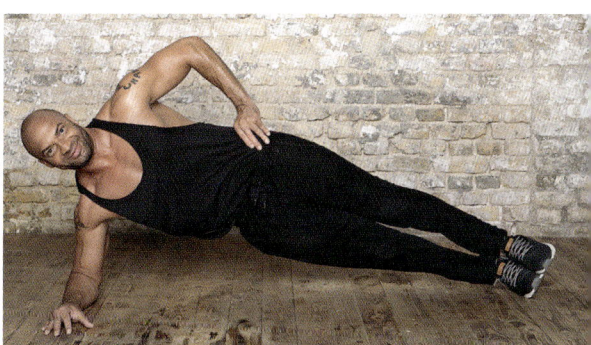

Seitstütz mit gestreckten Beinen
(siehe Seite 122 unten).
Dauer: 3 Sätze mit je 2-mal 10 Wiederholungen, dazwischen 20 Sekunden Pause.
Nach 10 Sekunden die Seite wechseln

Käfer (siehe Seite 108).
Dauer: 3 Sätze mit je 2-mal
10 Wiederholungen, dazwischen
20 Sekunden Pause

✗ **Danach: Dehnen nicht vergessen (siehe Seite 160/161)!**

Beine & Po
Rücken & Schultern
Brust & oberer Rücken
Bauch
Unterer Rücken
Arme
Work-outs

BAUCH-BEINE-PO-WORK-OUT

Jetzt kommt die Spezialeinheit für die perfekte Silhouette. Besonders Frauen dürften an diesem Work-out Spaß haben. Trainiere regelmäßig und konzentriert. Stell dich dir vor, wenn du in den Spiegel blickst und du mit deinem Anblick hunderprozentig zufrieden bist. Dieses Work-out ist die Grundlage für deinen perfekten Körper.

Zuerst wie immer: Warm-up!

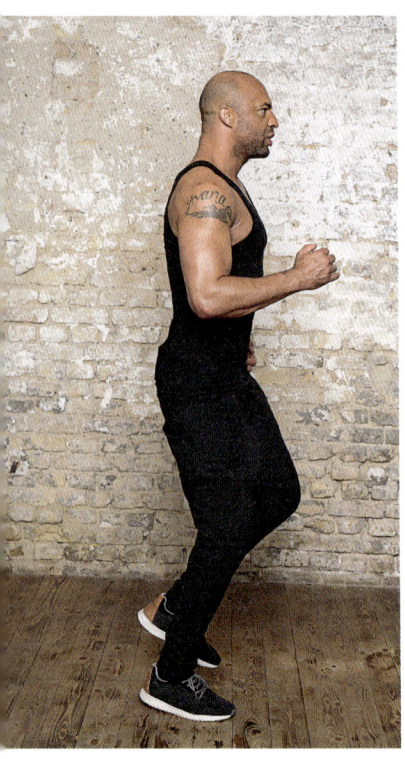

Auf der Stelle laufen und das Tempo dabei steigern. Dauer: 15 Sekunden

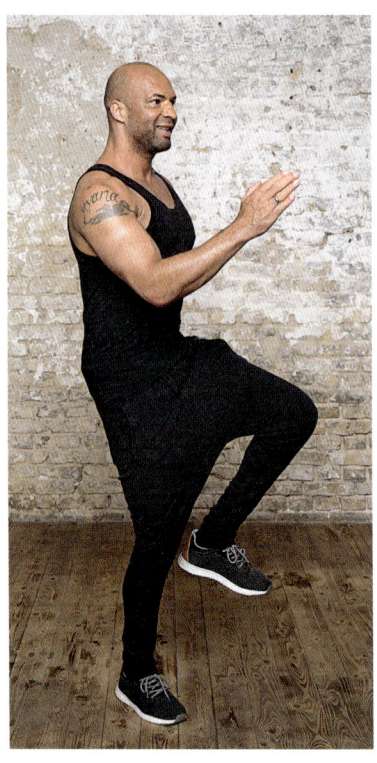

Kniehebelauf. Ziehe die Oberschenkel zur Brust. Dauer: 15 Sekunden

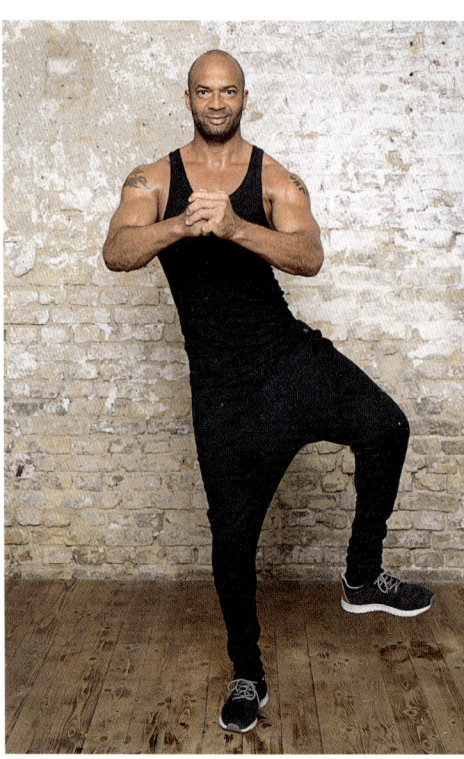

Kniehebelauf mit Rotation. Abwechselnde Hüftaußen- und danach Hüftinnenrotation. Dauer: 2-mal 15 Sekunden

Windmühle. Stelle dich aufrecht hin, die Füße etwas mehr als hüftbreit voneinander entfernt. Mit deinen Händen ziehst du abwechselnd diagonal zu den Fußspitzen und hältst dabei deine Arme gestreckt. Dauer: 15 Sekunden

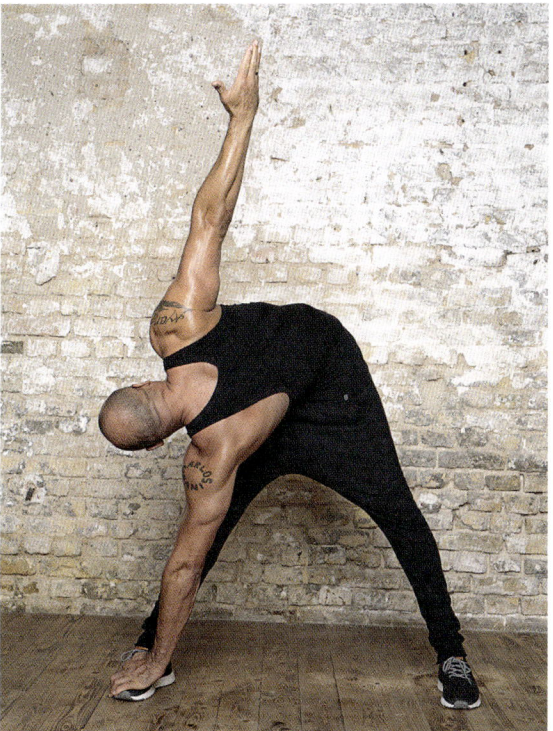

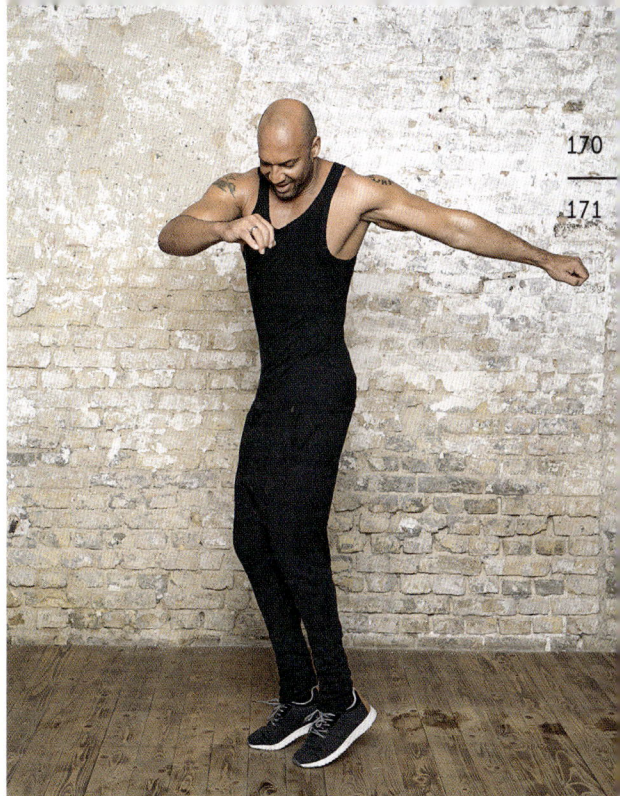

Auf der Stelle hüpfen und dabei die Hüfte hin und her drehen. Dauer: 15 Sekunden

Hampelmann. Hüpfe auf der Stelle und öffne und schließe dabei Arme und Beine. Achte darauf, die Arme leicht angewinkelt zu halten. Dauer: 15 Sekunden

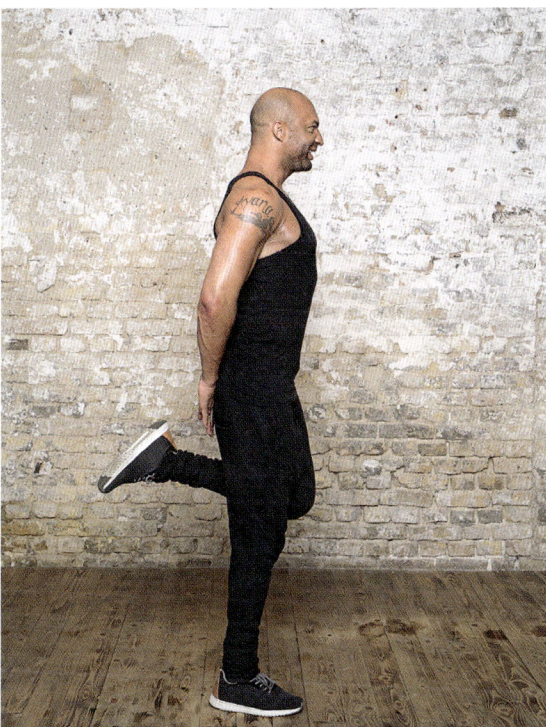

Auf der Stelle laufen. Zieh dabei die Fersen dabei abwechselnd Richtung Po. Dauer: 15 Sekunden

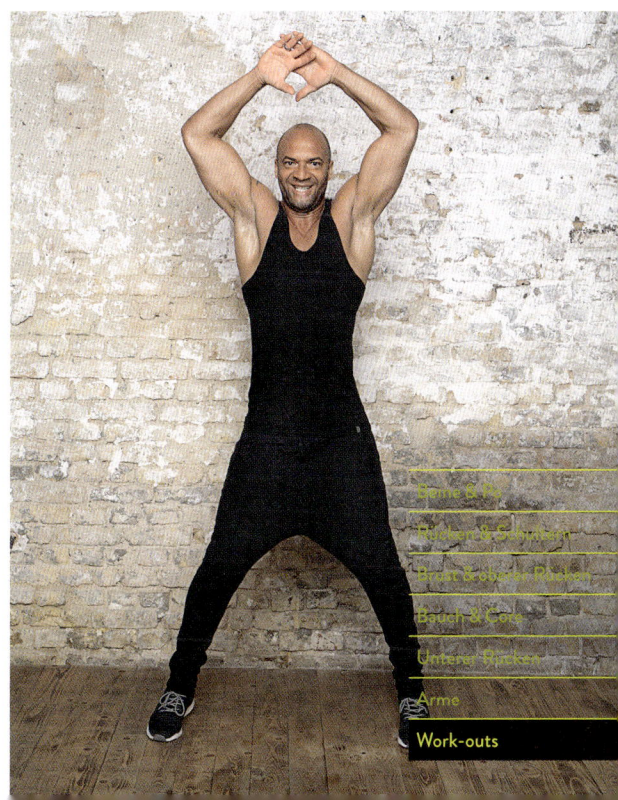

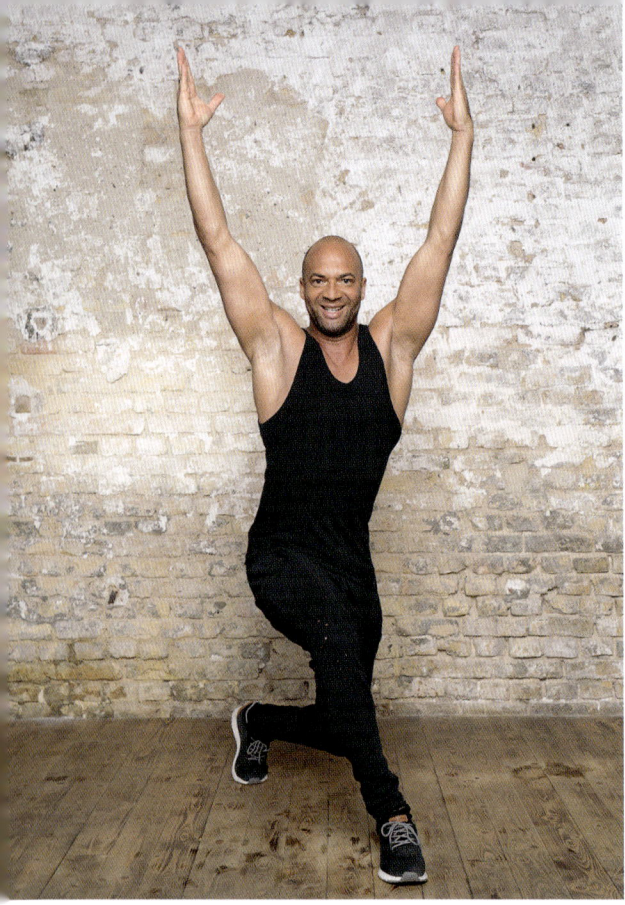
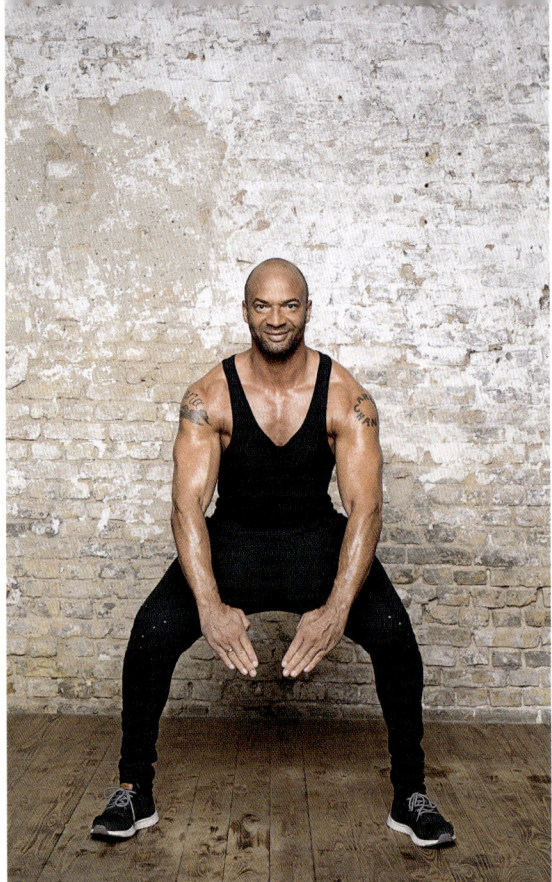

Ausfallschritt versetzt (*siehe Seite 52*).
Dauer: 2 Sätze mit je 2-mal 15 Wiederholungen, dazwischen 20 Sekunden Pause

Ausfallschritt zur Seite (*siehe Seite 53 oben*).
Dauer: 2 Sätze mit je 2-mal 15 Wiederholungen, dazwischen 20 Sekunden Pause

Sumo-Kniebeuge (*siehe Seite 54*). Deine Füße stehen mehr als schulterbreit voneinander entfernt und du gehst möglichst tief in die Beuge.
Dauer: 2 Sätze mit je 25 Wiederholungen, dazwischen 20 Sekunden Pause

Kniebeuge mit Kick (*siehe Seite 57*).
Dauer: 2 Sätze mit je 25 Wiederholungen pro Seite, dazwischen 20 Sekunden Pause

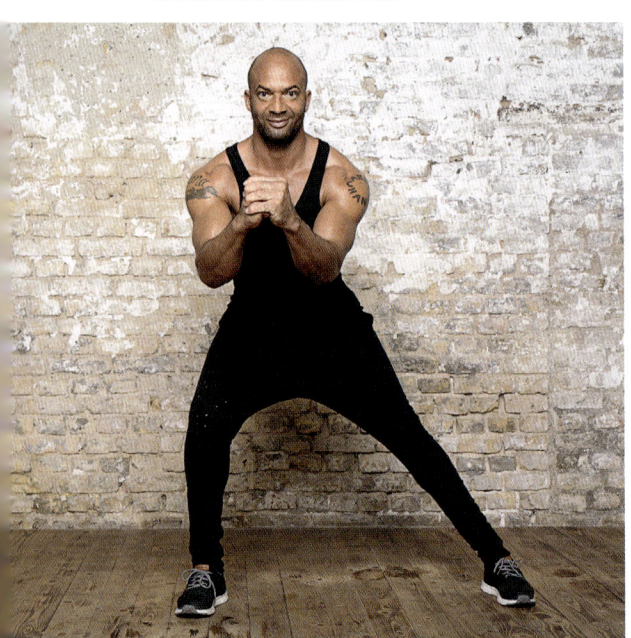
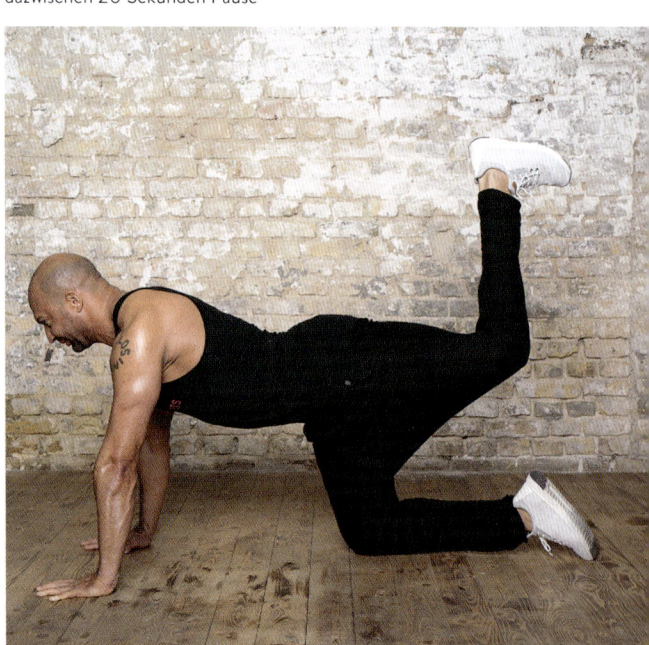

Bergsteiger diagonal (*siehe Seite 129*).
Dauer: 2 Wiederholungen, dazwischen 20 Sekunden Pause

Käfer (*siehe Seite 108*).
Dauer: 2 Sätze mit je 2-mal 10 Wiederholungen, dazwischen 20 Sekunden Pause

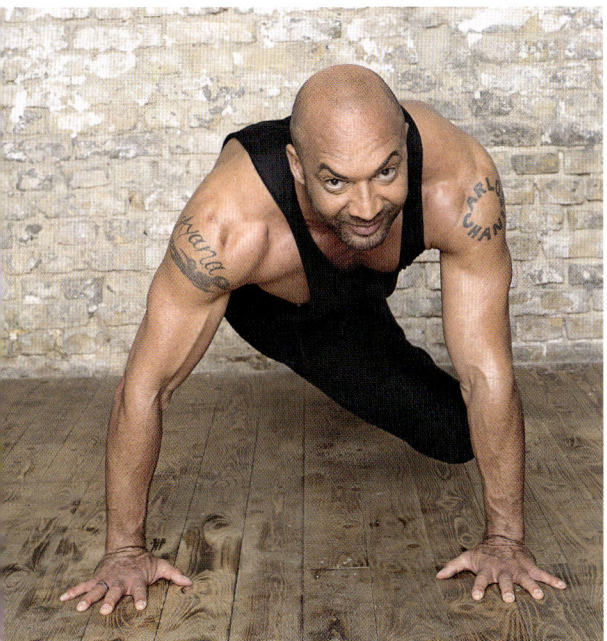

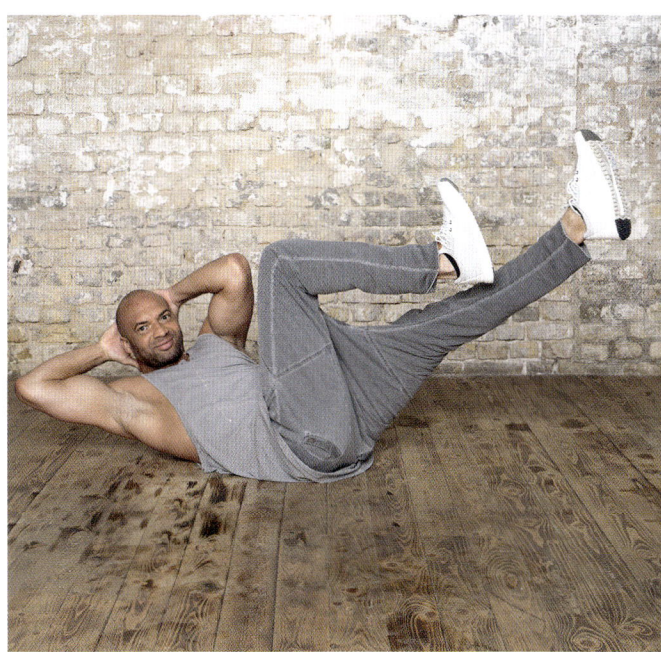

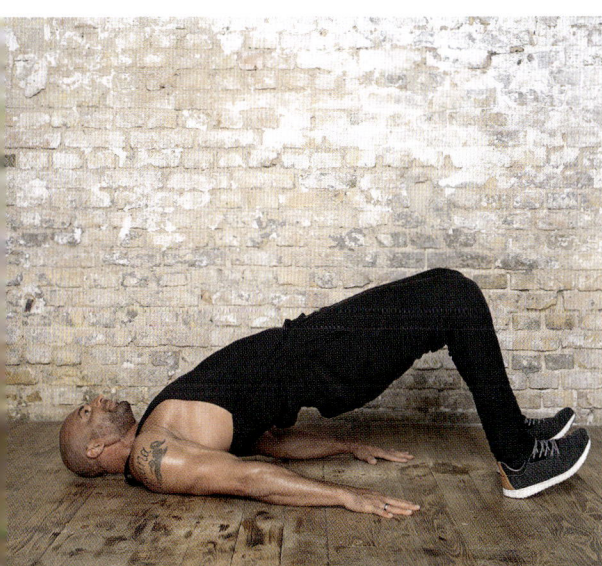

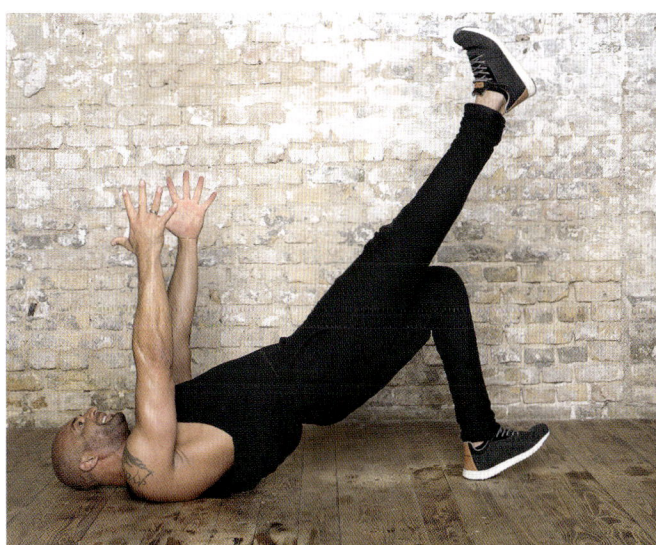

Beckenheben (*siehe Seite 133*).
Dauer: 2 Sätze mit je 20 Wiederholungen, dazwischen 20 Sekunden Pause

Beckenheben einbeinig (*siehe Seite 134*).
Dauer: 2 Sätze mit je 2-mal 10 Wiederholungen, dazwischen 20 Sekunden Pause

Beine & Po

Rücken & Schultern

Brust & oberer Rücken

Bauch

Unterer Rücken

Arme

Work-outs

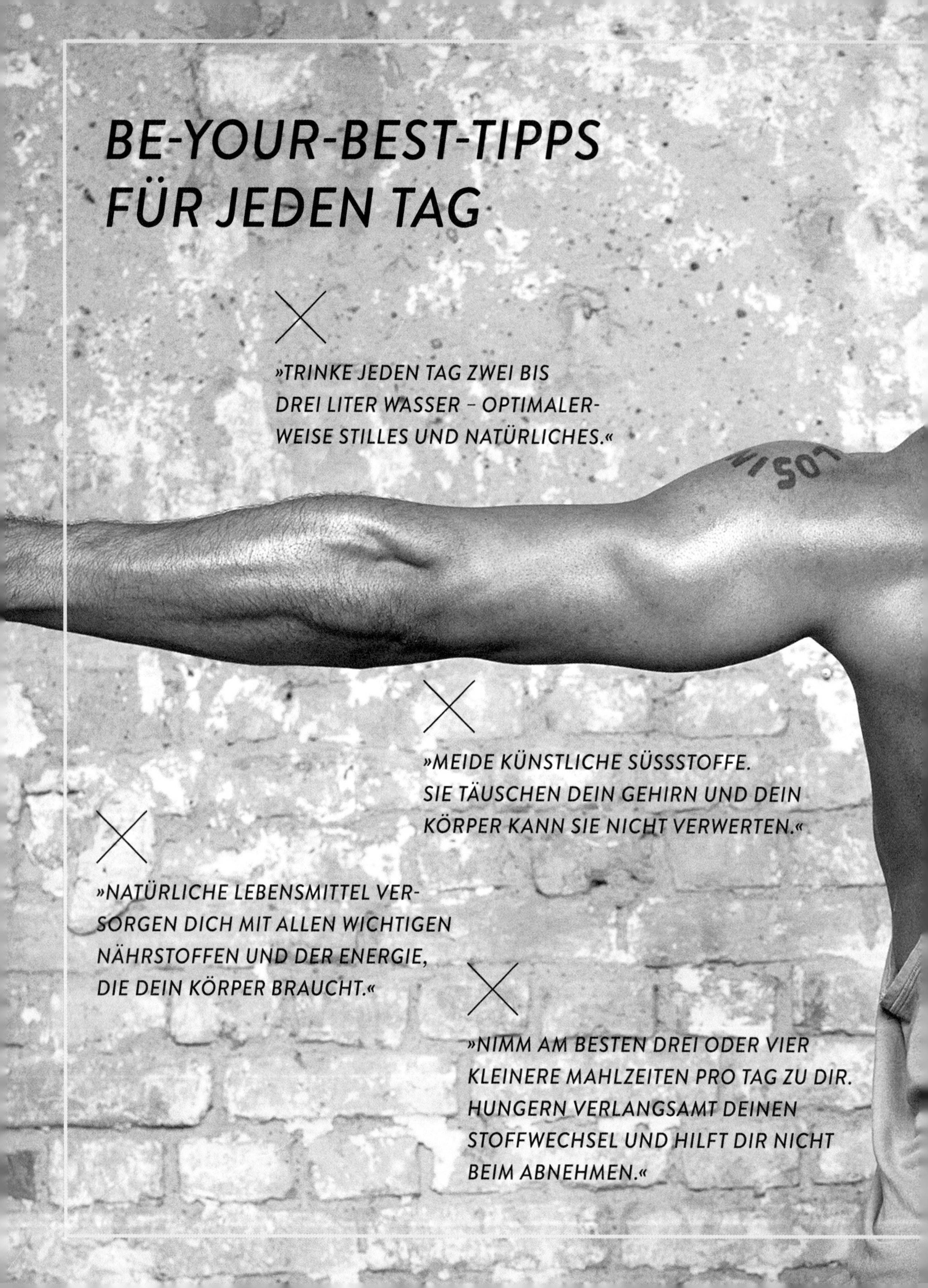

BE-YOUR-BEST-TIPPS FÜR JEDEN TAG

✕

»TRINKE JEDEN TAG ZWEI BIS DREI LITER WASSER – OPTIMALERWEISE STILLES UND NATÜRLICHES.«

✕

»MEIDE KÜNSTLICHE SÜSSSTOFFE. SIE TÄUSCHEN DEIN GEHIRN UND DEIN KÖRPER KANN SIE NICHT VERWERTEN.«

✕

»NATÜRLICHE LEBENSMITTEL VERSORGEN DICH MIT ALLEN WICHTIGEN NÄHRSTOFFEN UND DER ENERGIE, DIE DEIN KÖRPER BRAUCHT.«

✕

»NIMM AM BESTEN DREI ODER VIER KLEINERE MAHLZEITEN PRO TAG ZU DIR. HUNGERN VERLANGSAMT DEINEN STOFFWECHSEL UND HILFT DIR NICHT BEIM ABNEHMEN.«

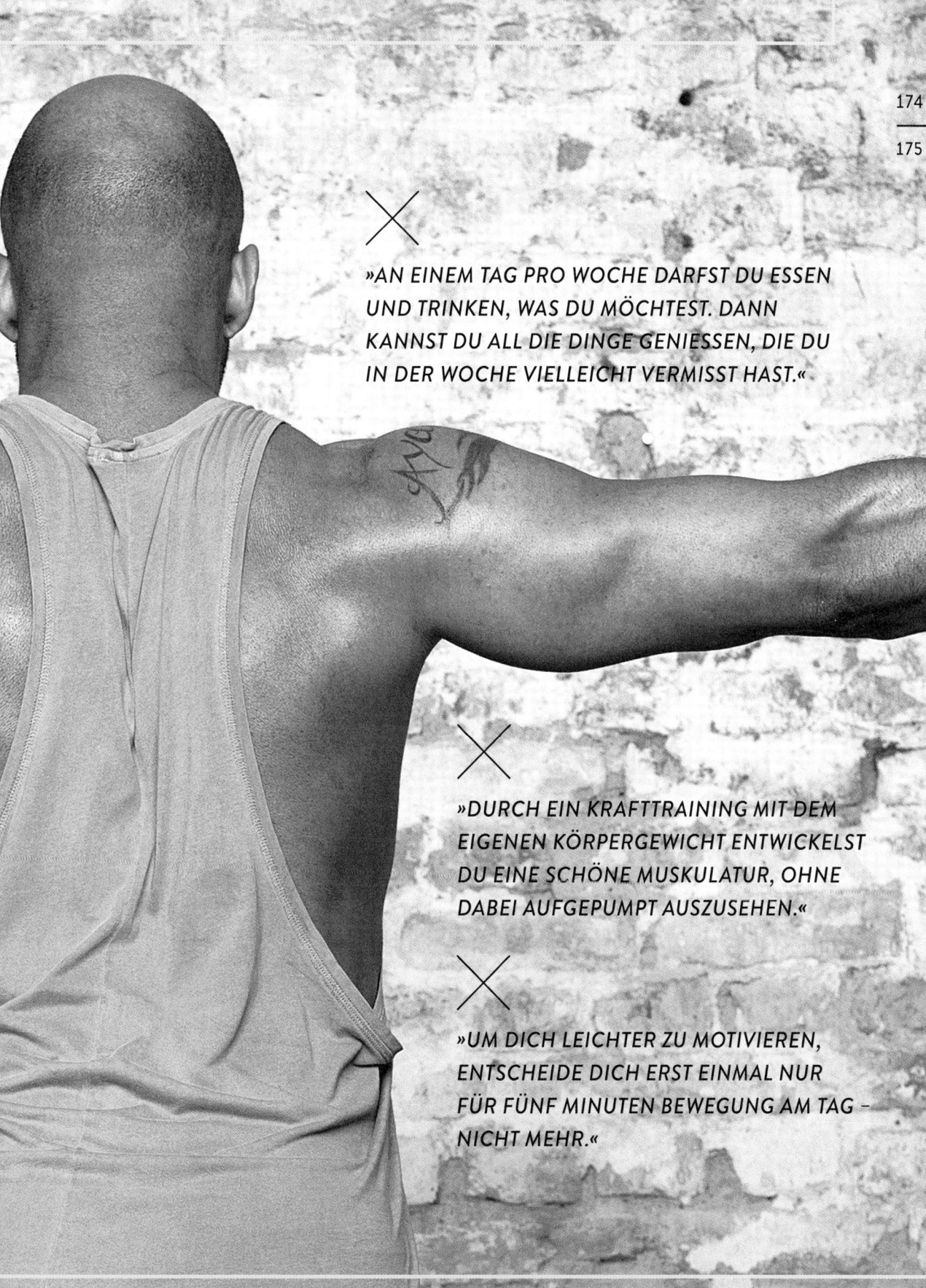

✕ »AN EINEM TAG PRO WOCHE DARFST DU ESSEN UND TRINKEN, WAS DU MÖCHTEST. DANN KANNST DU ALL DIE DINGE GENIESSEN, DIE DU IN DER WOCHE VIELLEICHT VERMISST HAST.«

✕ »DURCH EIN KRAFTTRAINING MIT DEM EIGENEN KÖRPERGEWICHT ENTWICKELST DU EINE SCHÖNE MUSKULATUR, OHNE DABEI AUFGEPUMPT AUSZUSEHEN.«

✕ »UM DICH LEICHTER ZU MOTIVIEREN, ENTSCHEIDE DICH ERST EINMAL NUR FÜR FÜNF MINUTEN BEWEGUNG AM TAG – NICHT MEHR.«

SIXPACK-WORK-OUT

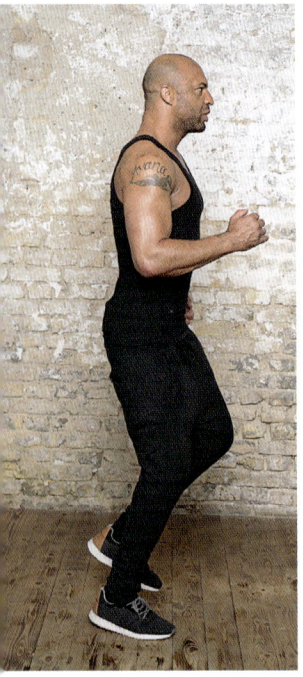
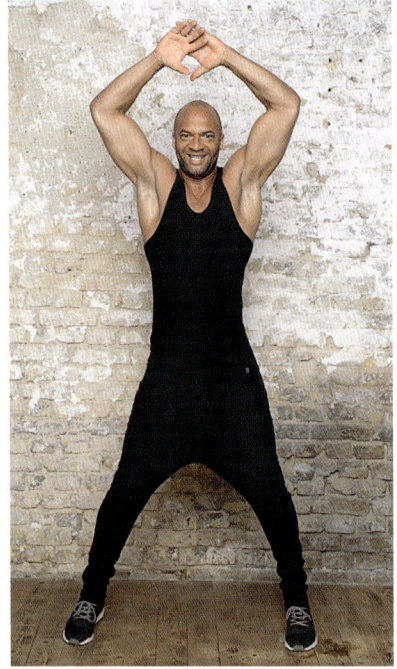

Das ist die Königsdisziplin unter den Work-outs. Wenn du jetzt insgesamt fit bist und durch das Training mit dem eigenen Körpergewicht in den letzten Wochen und durch eine bewusstere gesündere Ernährungsweise eine schönere, kraftvollere Silhouette gewonnen hast, ohne dadurch aufgepumpt auszusehen, kannst du dich ans Feintuning machen. Zeit für dein Sixpack, go for it!

Auf der Stelle laufen. Steigere das Tempo dabei.
Dauer: 30 Sekunden

Hampelmann. Hüpfe auf der Stelle und öffne und schließe dabei Arme und Beine. Halte die Arme leicht angewinkelt.
Dauer: 15 Sekunden

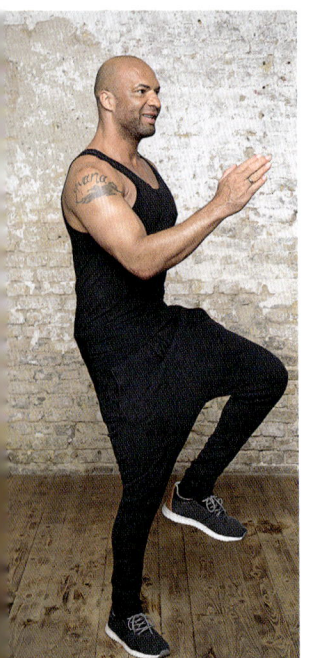
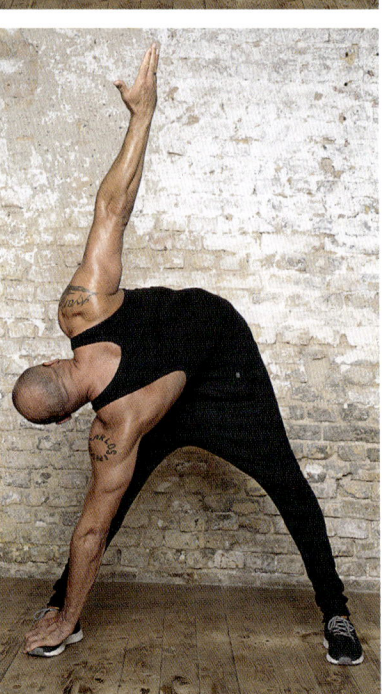

Kniehebelauf. Zieh die Oberschenkel zur Brust.
Dauer: 15 Sekunden

Windmühle. Stelle dich aufrecht hin, die Füße etwas mehr als hüftbreit voneinander entfernt. Mit deinen Händen ziehst du abwechselnd diagonal zu den Fußspitzen und hältst dabei deine Arme gestreckt.
Dauer: 15 Sekunden

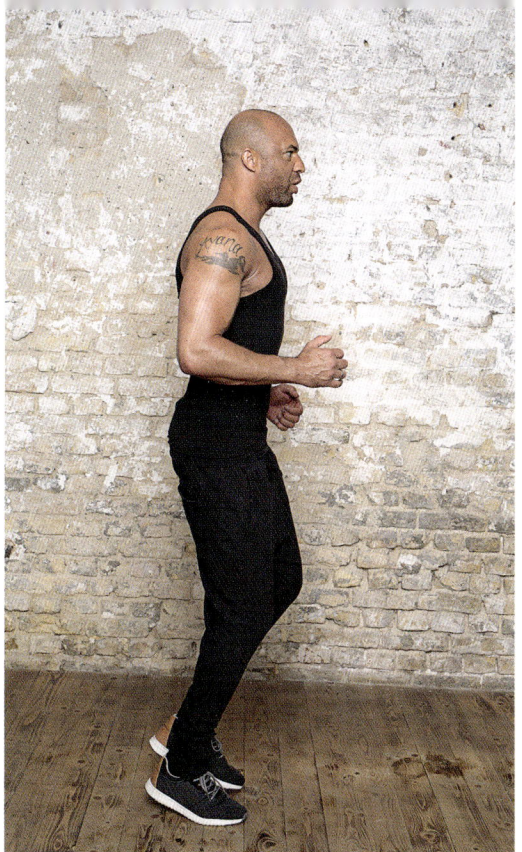

Auf der Stelle sprinten. Dauer: 2 mal 15 Sekunden, dazwischen 10 Sekunden Pause.

Strecksprünge. Auf der Stelle hochspringen und dabei den Körper strecken. Achte auf die Spannung der Körpermitte. Dauer: 15 Sekunden

Auf der Stelle laufen. Zieh dabei die Fersen dabei abwechselnd Richtung Po. Dauer: 15 Sekunden

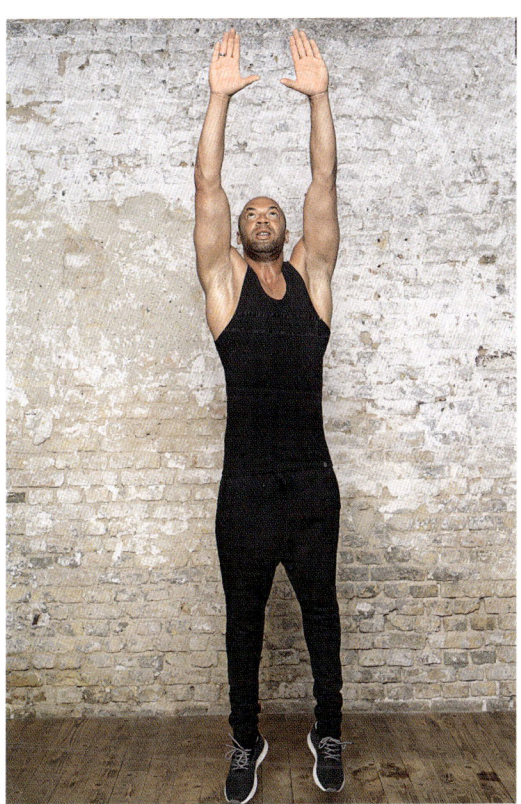

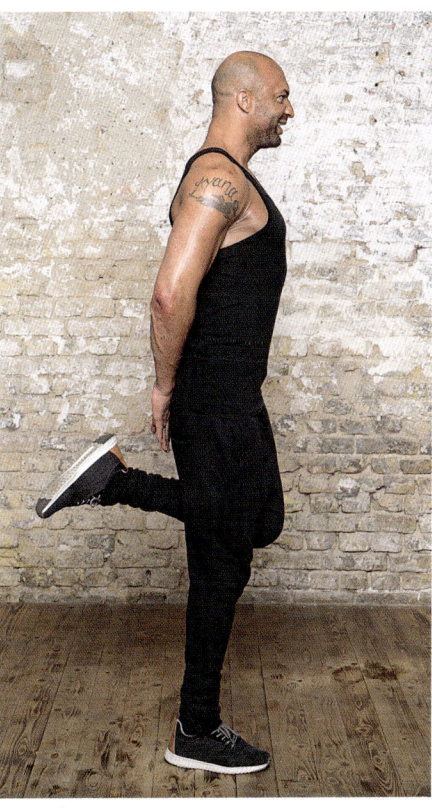

Beine & Po

Rücken & Schultern

Brust & oberer Rücken

Bauch

Unterer Rücken

Arme

Work-outs

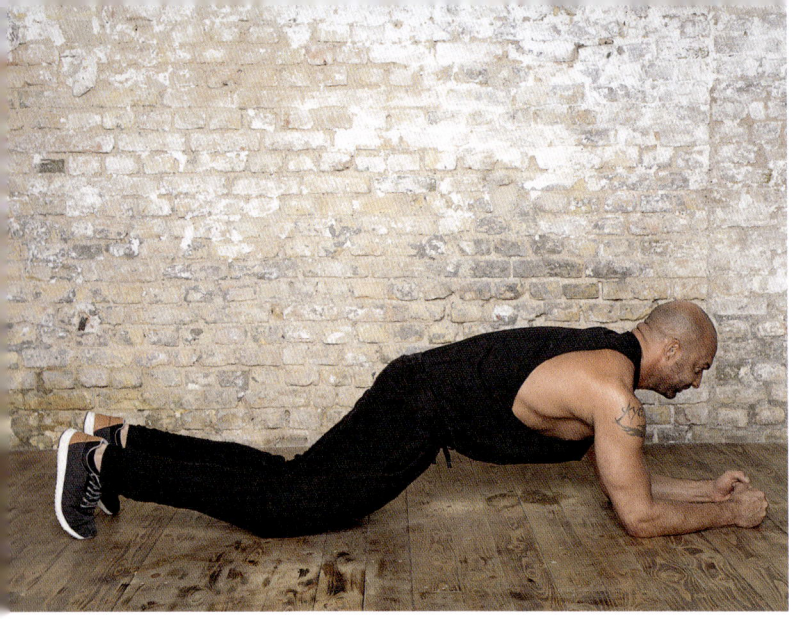

Unterarmstütz im Knien *(siehe Seite 114 oben).*
Dauer: 3 Sätze mit je 2-mal 10 Wiederholungen, dazwischen 20 Sekunden Pause

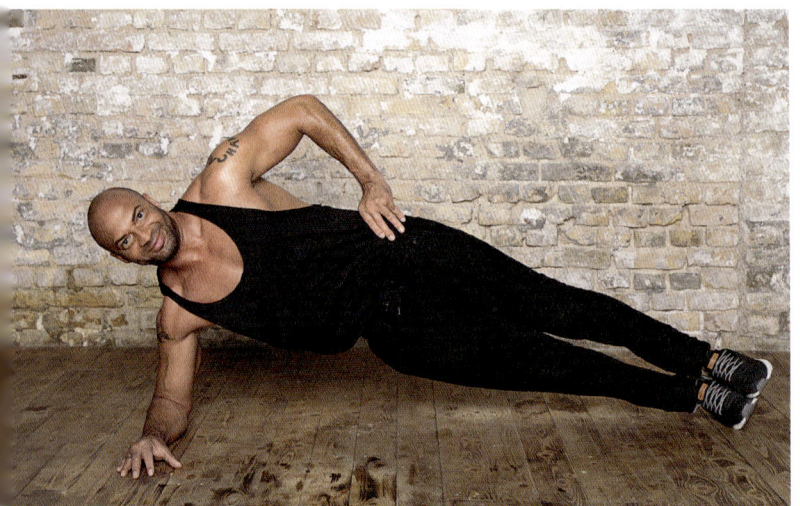

Seitstütz mit gestreckten Beinen *(siehe Seite 128).*
Dauer: 3 Sätze mit je 2-mal 10 Wiederholungen, dazwischen 20 Sekunden Pause, dann Seitenwechsel

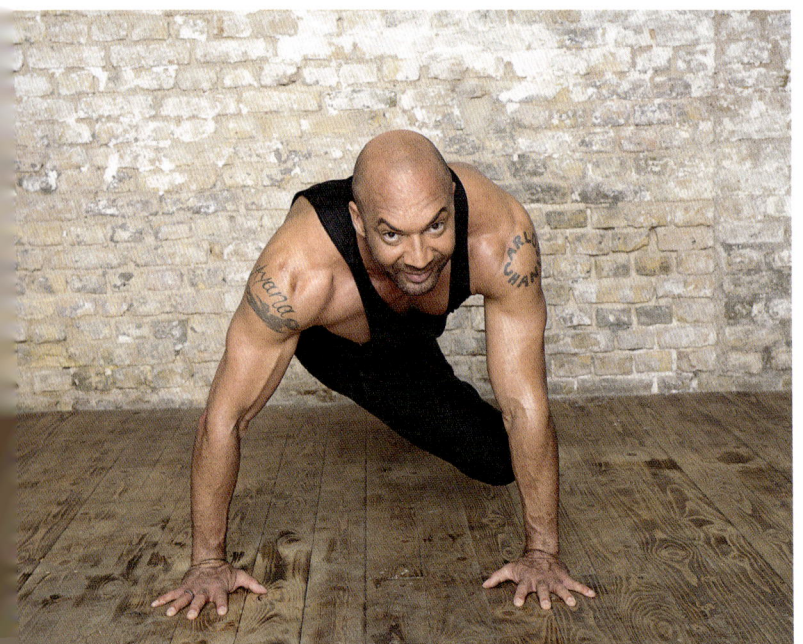

Bergsteiger diagonal *(siehe Seite 126).*
Dauer: 3 Sätze mit je 2-mal 10 Wiederholungen auf jeder Seite, dazwischen 20 Sekunden Pause

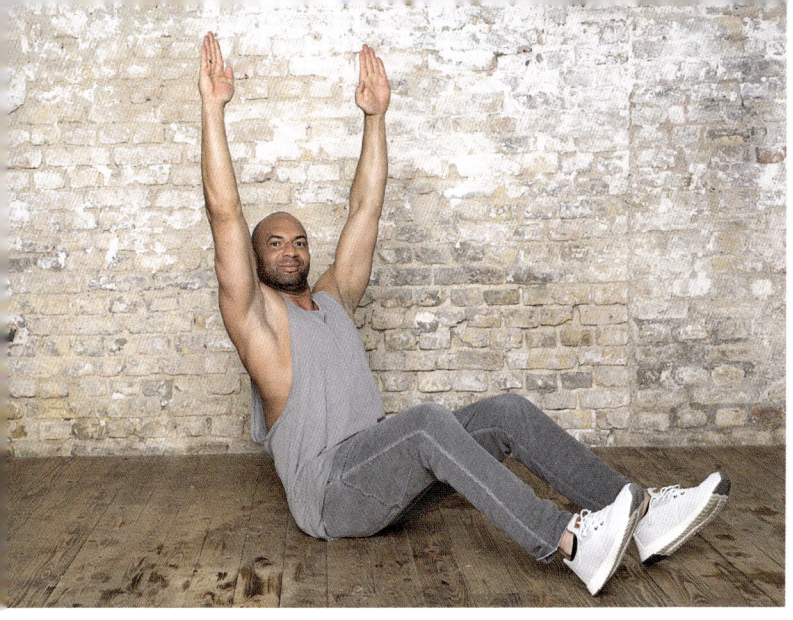

Sit-ups (*siehe Seite 102*).
Dauer: 3 Sätze mit je 2-mal 10 Wiederholungen, dazwischen 20 Sekunden Pause

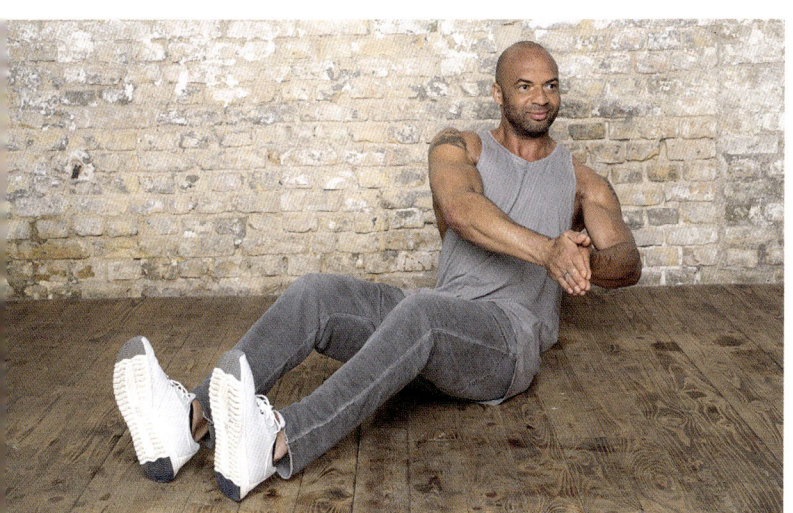

Russian Twist (*siehe Seite 106*).
Dauer: 3 Sätze mit je 2-mal 10 Wiederholungen, dazwischen 20 Sekunden Pause

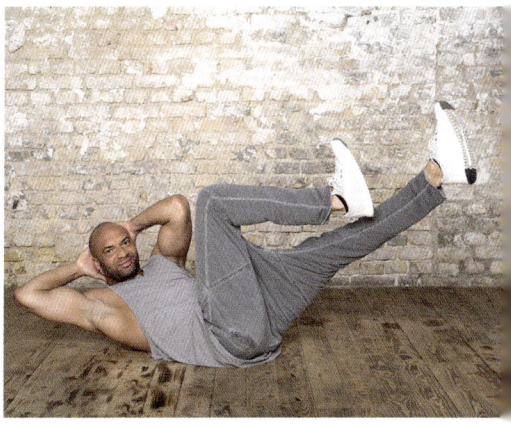

Käfer (*siehe Seite 108*).
Dauer: 3 Sätze mit je 2-mal 10 Wiederholungen, dazwischen 20 Sekunden Pause

Beckenheben einbeinig (*siehe Seite 134*).
Dauer: 3 Sätze, auf jeder Seite mit je 20 Wiederholungen, dazwischen 20 Sekunden Pause

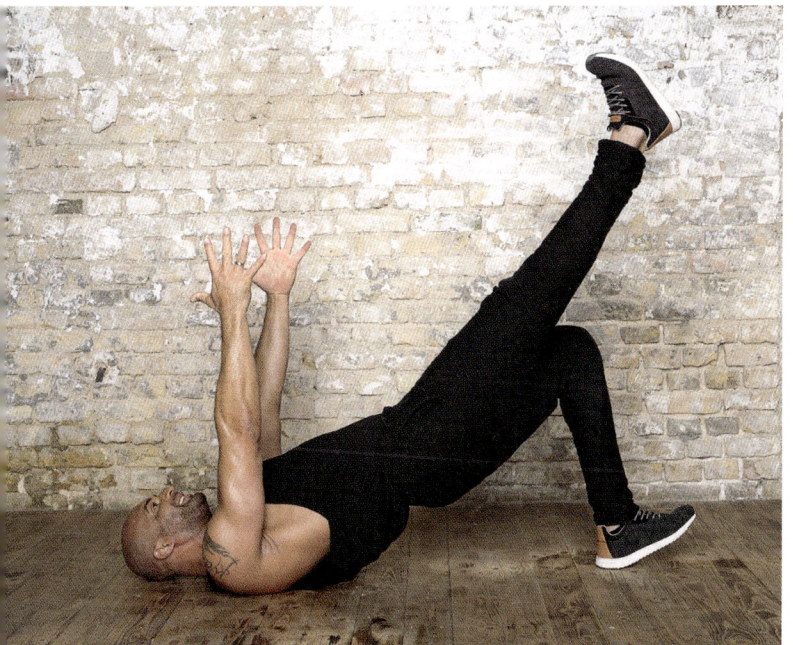

Zum Abschluss: Dehnen (siehe Seite 160/161)!

Beine & Po
Rücken & Schultern
Brust & oberer Rücken
Bauch
Unterer Rücken
Arme
Work-outs

OBERKÖRPER-WORK-OUT

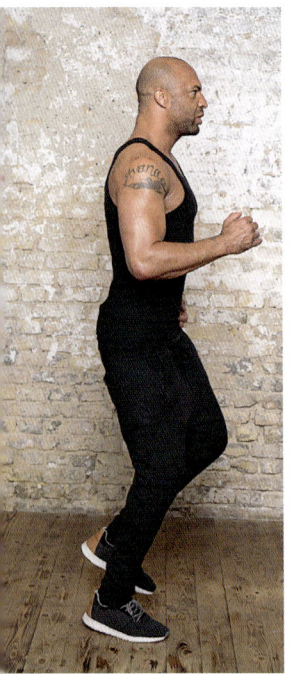
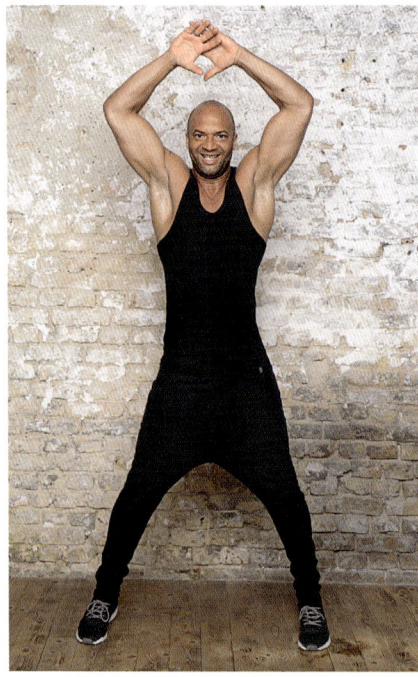

Eine gut trainierte und ansehnliche Mitte ist das eine. Um eine schöne T-Form deines Oberkörpers zu kreieren, liegst du mit diesem Work-out genau richtig. Du kannst es auch abwechselnd mit dem Sixpack-Work-out trainieren. Also an einem Tag konzentriert den Oberkörper, am anderen das Sixpack.

Auf der Stelle laufen und das Tempo dabei steigern.
Dauer: 30 Sekunden

Hampelmann. Hüpfe auf der Stelle und öffne und schließe dabei Arme und Beine. Halte die Arme leicht angewinkelt.
Dauer: 15 Sekunden

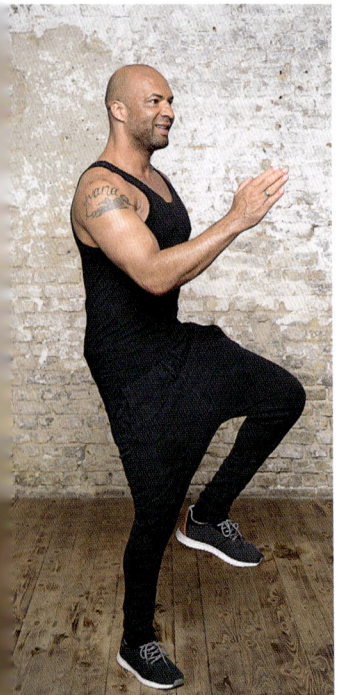
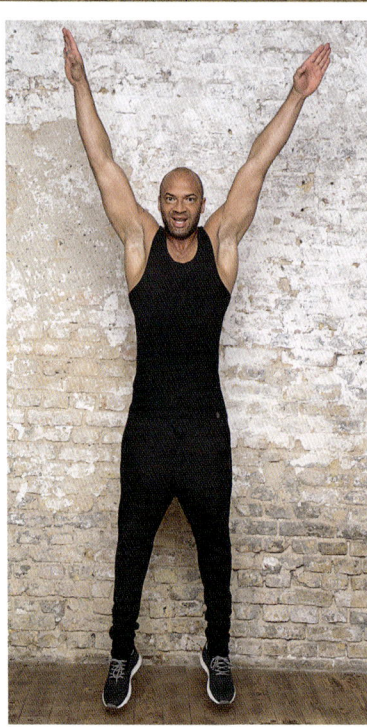

Kniehebelauf. Zieh die Oberschenkel zur Brust.
Dauer: 15 Sekunden

Armkreisen. Hüpfe leicht auf der Stelle und kreise die Arme dabei abwechselnd vorwärts und rückwärts.
Dauer: 2-mal 15 Sekunden

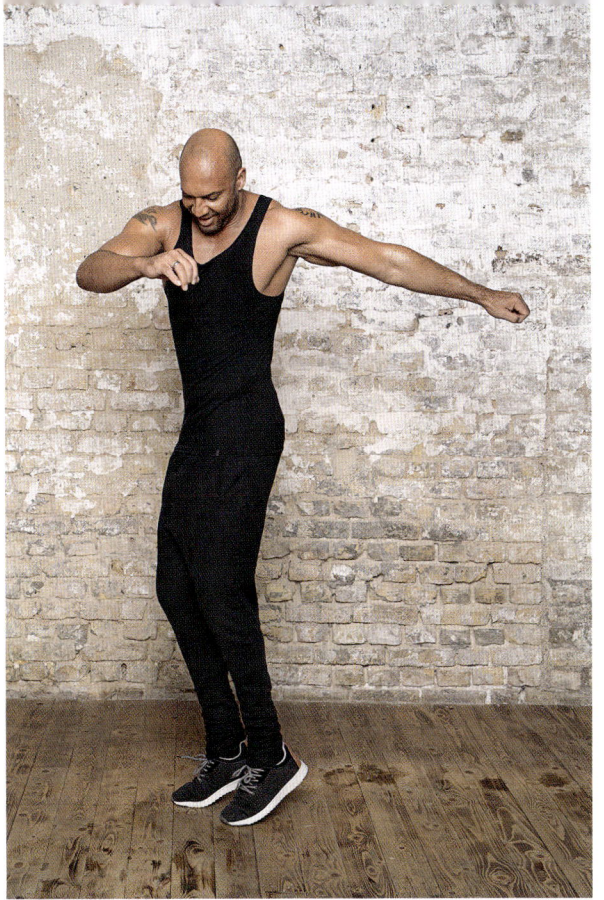
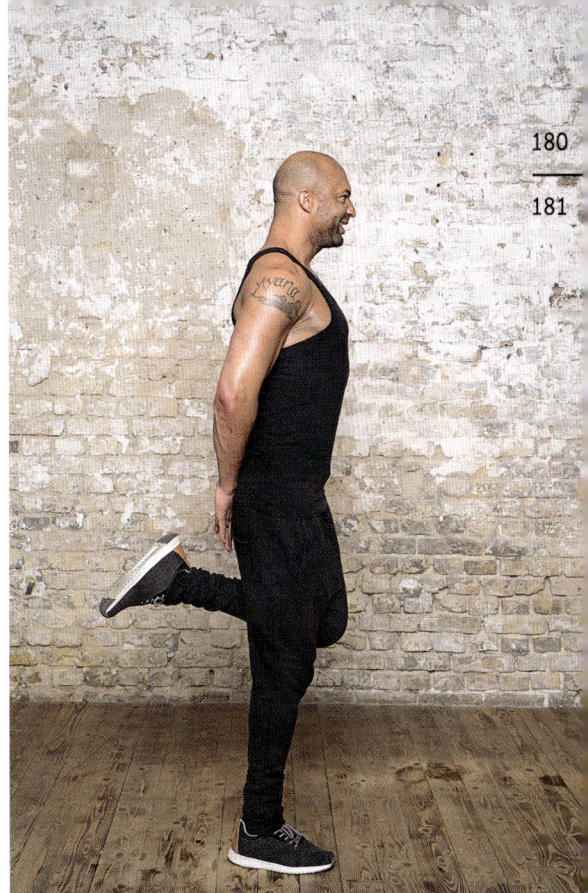
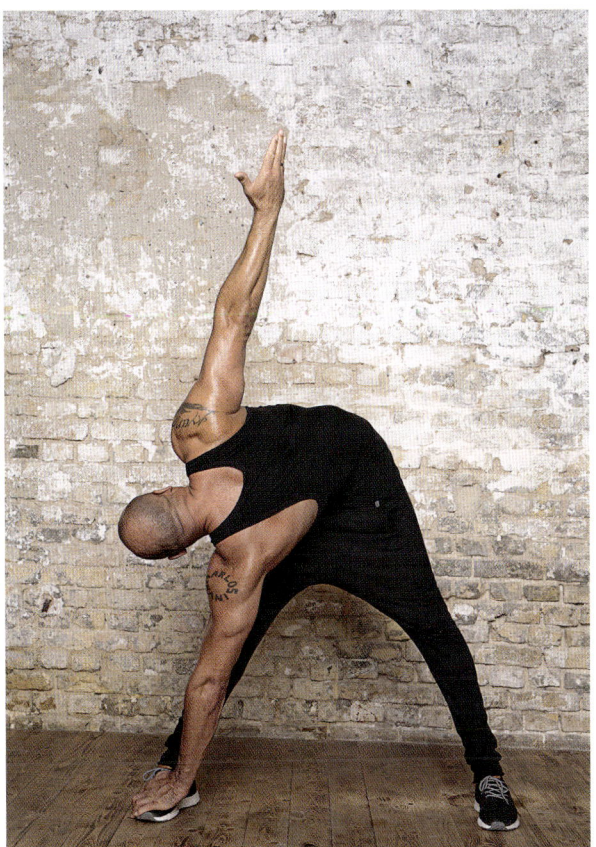

Auf der Stelle hüpfen und die Hüfte dabei hin und her drehen.
Dauer: 15 Sekunden

Auf der Stelle laufen. Zieh dabei die Fersen dabei abwechselnd Richtung Po.
Dauer: 15 Sekunden

Windmühle. Stelle dich aufrecht hin, die Füße etwas mehr als hüftbreit voneinander entfernt. Mit deinen Händen ziehst du abwechselnd diagonal zu den Fußspitzen und hältst dabei deine Arme gestreckt.
Dauer: 15 Sekunden

Beine & Po

Rücken & Schultern

Brust & oberer Rücken

Bauch

Unterer Rücken

Arme

Work-outs

Diamant-Liegestütz (*siehe Seite 95*).
Dauer: 3 Sätze mit je 12 Wiederholungen, dazwischen 20 Sekunden Pause

Latziehen in der Standwaage. Gehe in die Standwaage wie auf Seite 59, strecke deine Arme nach vorn und ziehe sie wieder zurück. Dauer: 4 Sätze mit je 20 Wiederholungen, dazwischen 15 Sekunden Pause. Nach 10 Wiederholungen wechselst du das Standbein

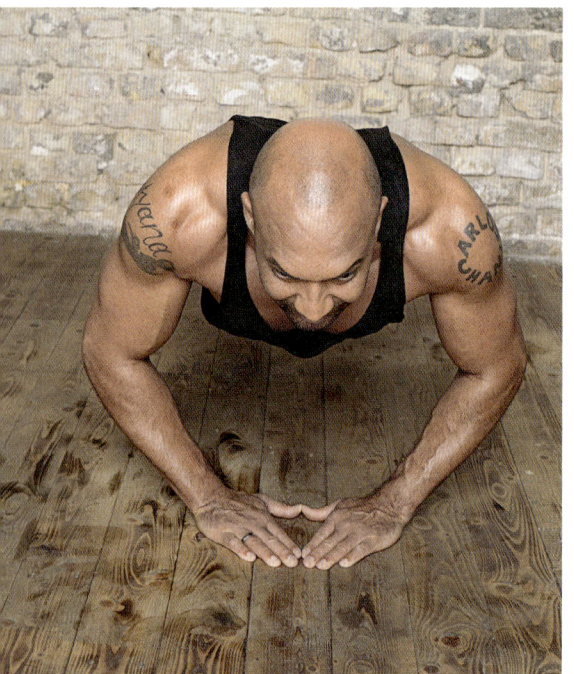

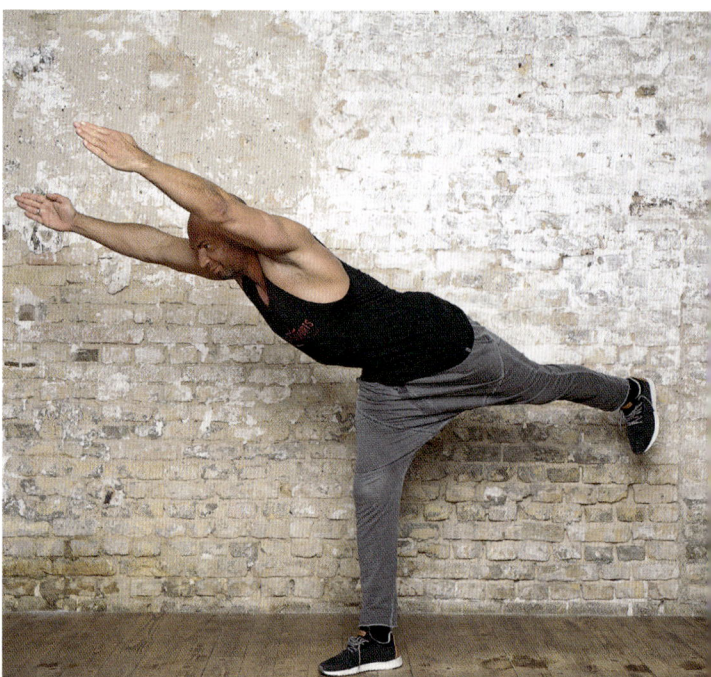

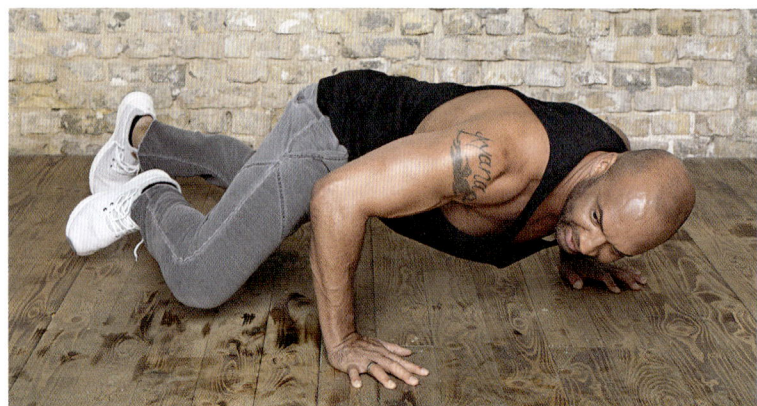

Spinne (*siehe Seite 91 unten*).
Dauer: 3 Sätze mit je 2-mal 6 Wiederholungen, dazwischen 20 Sekunden Pause

Latziehen liegend (*siehe Seite 75*).
Dauer: 3 Sätze mit je 12 Wiederholungen, dazwischen 20 Sekunden Pause

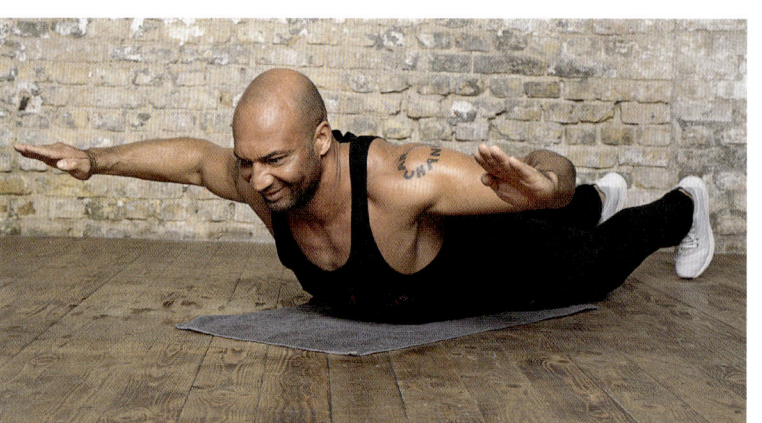

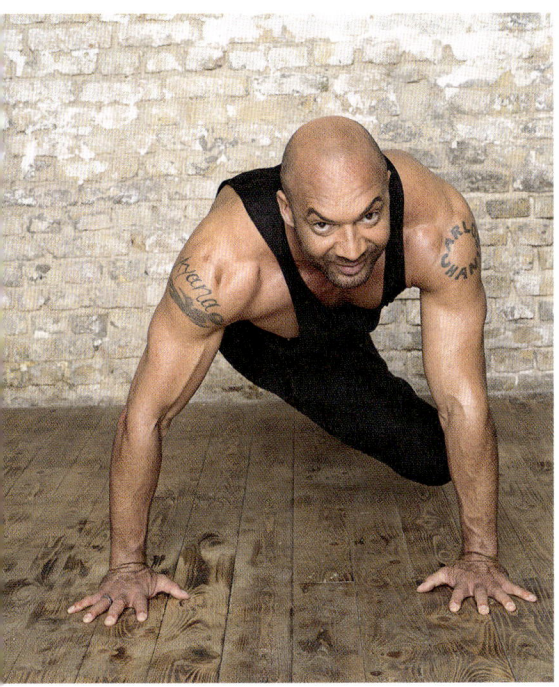

Bergsteiger diagonal (*siehe Seite 128*).
Dauer: 3 Sätze mit je 12 Wiederholungen, dazwischen 20 Sekunden Pause

Superman (*siehe Seite 82*).
Dauer: 3 Sätze mit je 12 Wiederholungen, dazwischen 20 Sekunden Pause

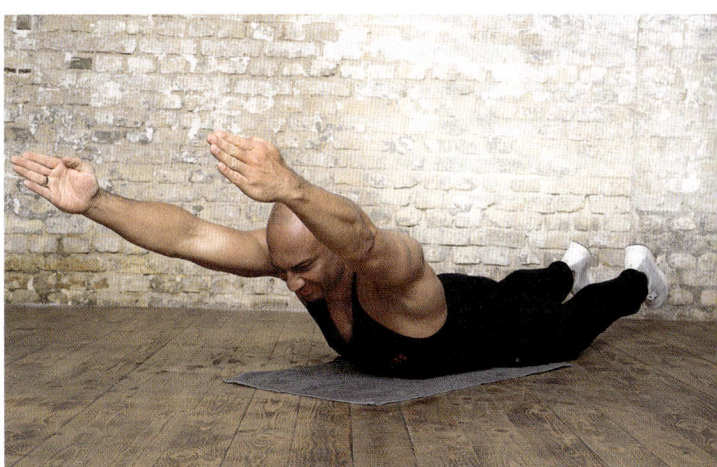

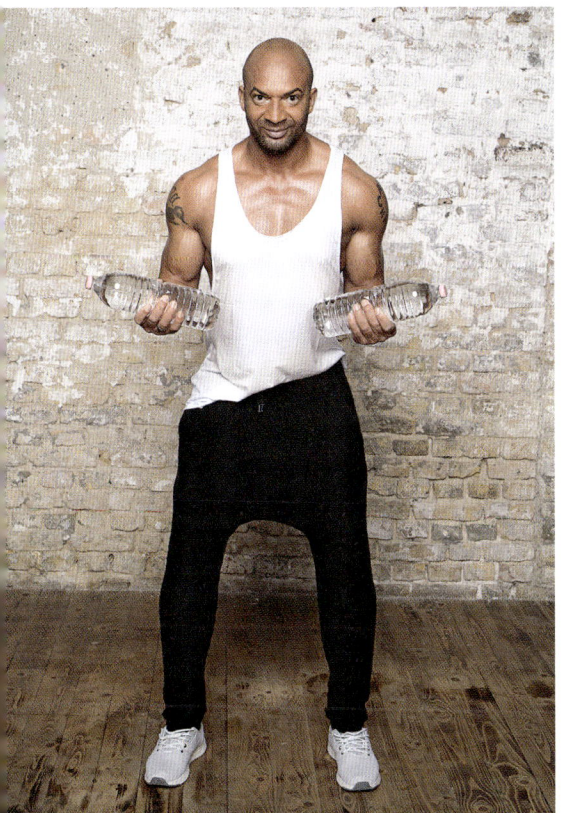

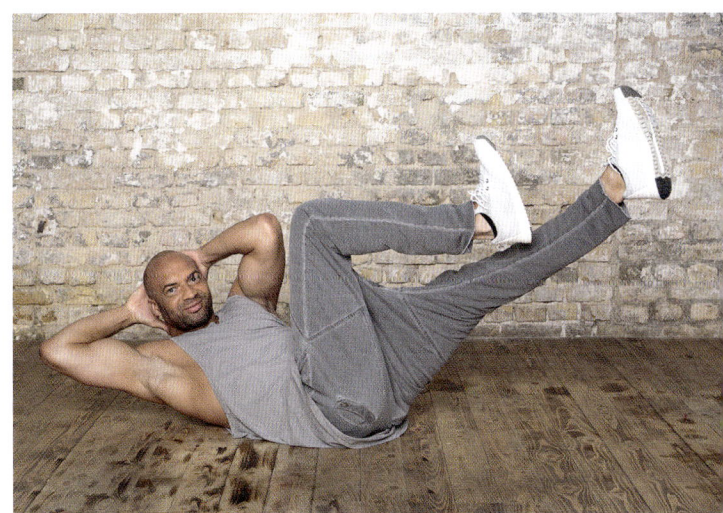

Käfer (*siehe Seite 108*).
Dauer: 3 Sätze mit je 12 Wiederholungen, dazwischen 20 Sekunden Pause

Armbeugen (*siehe Seite 143*).
Dauer: 3 Sätze mit je 12 Wiederholungen, dazwischen 20 Sekunden Pause

Beine & Po
Rücken & Schultern
Brust & oberer Rücken
Bauch
Unterer Rücken
Arme
Work-outs

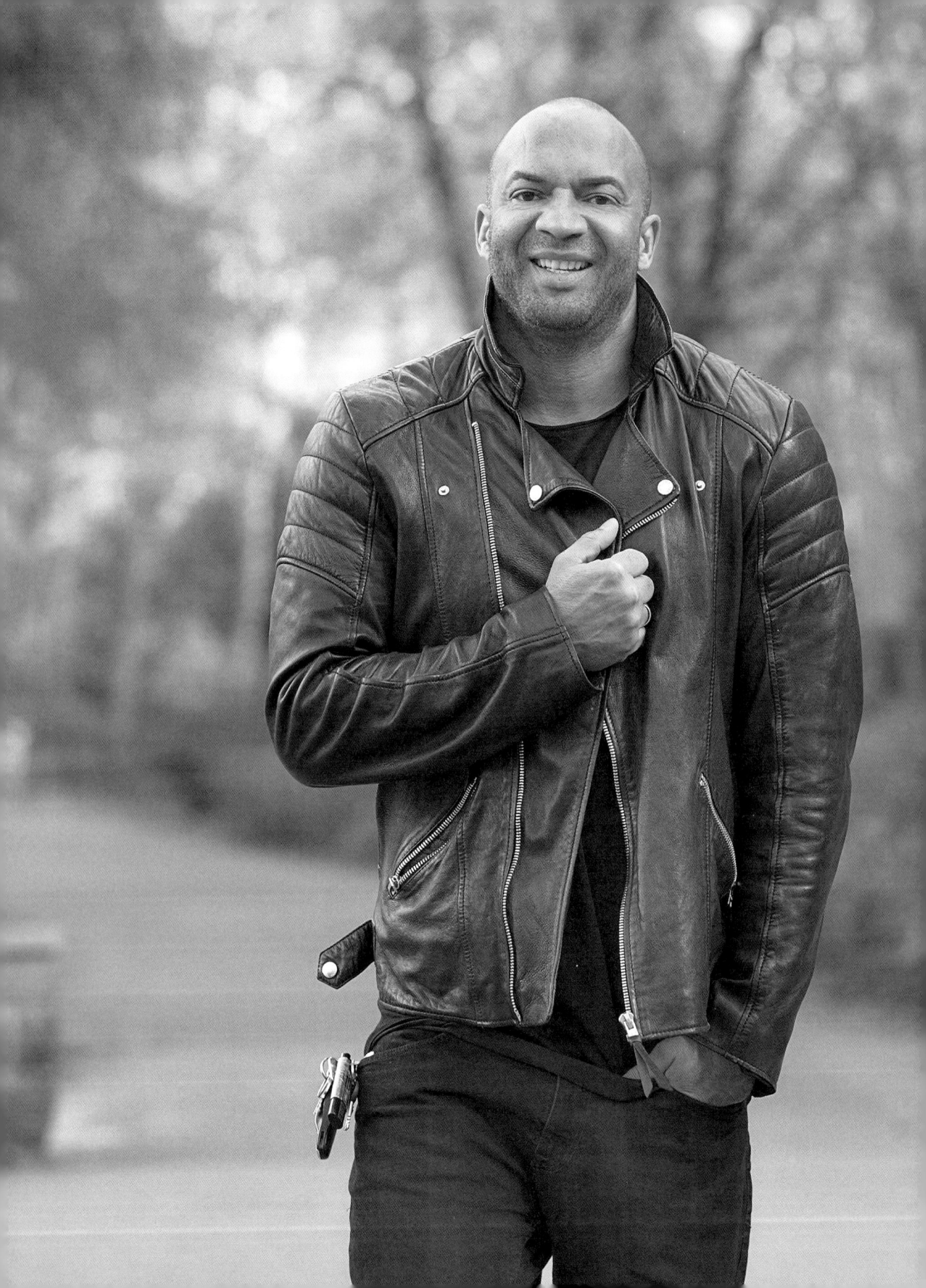

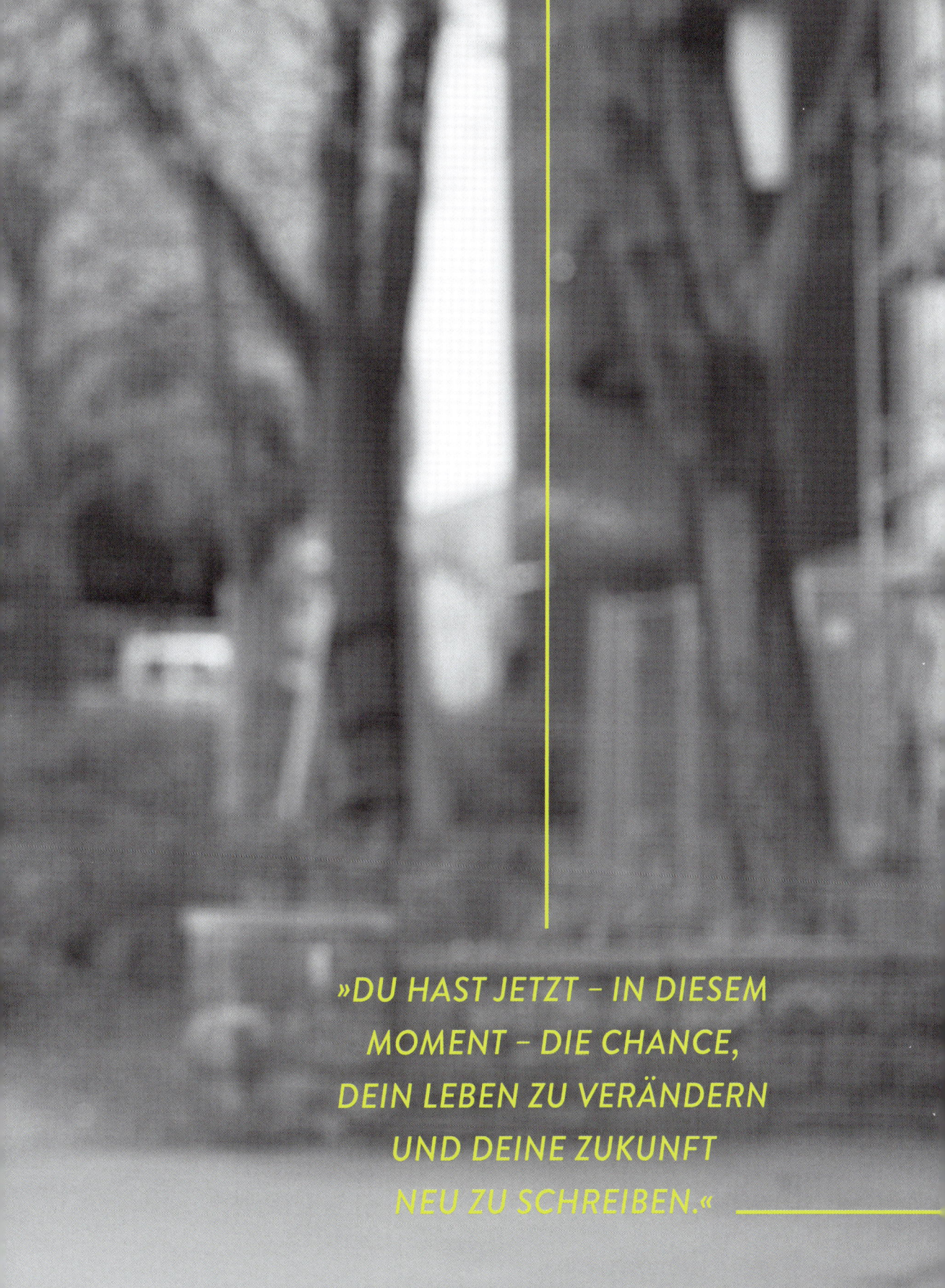

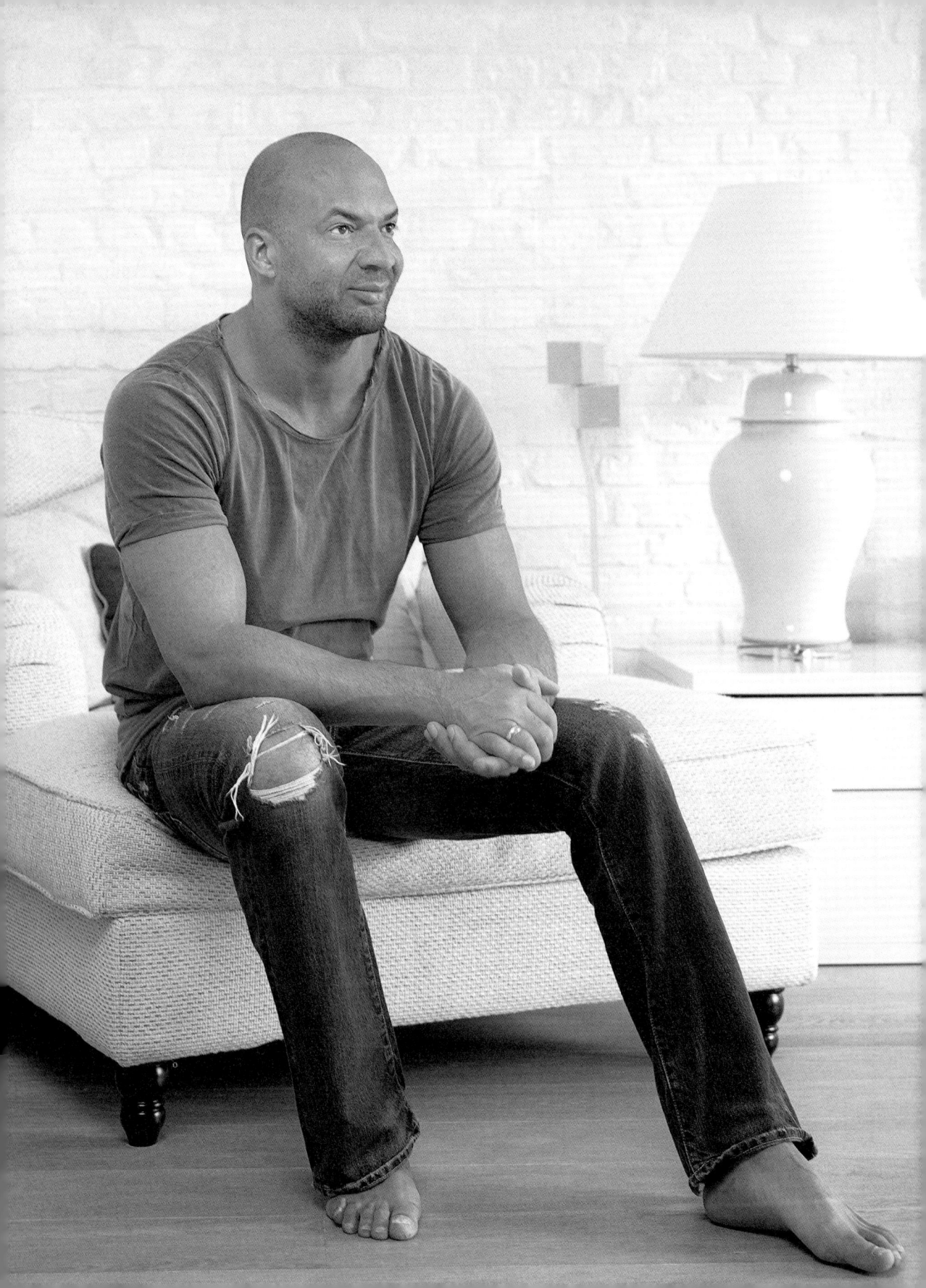

DANKE

Dieses Buch war und ist eine Herzensangelegenheit für mich. Daher möchte ich an dieser Stelle den Menschen danken, die dieses Buch bei der Vorbereitung, Umsetzung und Fertigstellung unterstützt haben: Meiner wunderbaren Frau Kate und meinen drei fantastischen Kindern, die mir seit Jahren zeigen, wohin ich gehöre, meiner Projektleiterin Julia Klopp, die bei diesem Projekt immer Nerven, Ruhe und Geduld bewahrt hat, meinem Produzenten Stephan Strauß, der mir seit Jahren tatkräftig zur Seite steht, Frank Zauritz und Ben Nicolaus, die mich für dieses Buch bildlich perfekt in Szene gesetzt haben, Inez Kerber, die meinem Gesicht seit Jahren das Glänzen nimmt, Mahmoud Karimi, der mich im Bereich Fitness begleitet hat, Florian Fischer, der als Ansprechpartner beim Gräfe und Unzer Verlag immer ein offenes Ohr für uns hatte, Anna Cavelius, die ständig den redaktionellen Überblick behalten hat, sowie Marcel Knopf und Désirée Meuthen, die mich mit dem Team von Fastlane Marketing in Sachen Marketing und Texten in Szene setzen. Nur durch euch konnte dieses Buch zu dem werden, was es jetzt ist – eine Herzenssache. Danke!

ALLE ÜBUNGEN AUF EINEN BLICK

BEINE & PO
Abduktion zur Seite 56
   – mit Kick 57
   – zur Seite gebeugt 58
   – zur Seite gestreckt 58
Ausfallschritt 50
   – versetzt 52
   – zur Seite 53
   – mit Sprung 53
Beinstrecker im Sitzen 62
   – im Stehen 63
Kniebeuge 54
   – mit Kick 54
   – Sumo 55
   – mit Sprung 55
Standwaage 59
Wadenheben 64
   – mit einem Bein 65

RÜCKEN UND SCHULTERN
Hüftrotation 76
Latrudern im Stehen 69
   – auf einem Bein, eng und mit einem Arm 70
   – auf einem Bein, weit und mit einem Arm 70
Latziehen im Stehen 74
   – im Liegen 75
Rumpfheben 84
Rumpfpendeln 85
Rumpfrotation 77
Schmetterling im Stehen 80
   – im Liegen 81
Schwimmer 83
Superman 82

BRUST & OBERER RÜCKEN
Diamant 95
Liegestütz 90
   – auf einem Arm 94
   – auf einem Bein 94
   – im Knien 91
   – versetzt 91
Skorpion 96
Spinne 97
Wandliegestütz 88

BAUCH & CORE
Beinheben zur Seite und gebeugt 110
   – mit gestreckten Beinen 111
Bergsteiger 125
   – diagonal 126
Core-Lift 103
Crunch 100
   – mit Rotation 101
Hochstütz 120
   – dynamisch 122
   – mit einem Bein 121
   – mit Drehung 124
Käfer 108
Klappmesser 104
   – zur Seite 105
Oberkörper-Lift 112
Russian Twist 106
   – mit angehobenen Beinen 107
Säge 116
Seitstütz im Knien 127
   – mit gestreckten Beinen 128
   – dynamisch 129
Sit-ups 102
Soldat 109
Unterarmstütz im Knien 114
   – mit gestreckten Beinen 114
   – diagonal gestreckt 115

UNTERER RÜCKEN
Beckenheben 133
   – mit einem Bein 134
Tisch 137
   – mit gestreckten Beinen 137

ARME
Armbeugen 144
Armstrecken über Kopf 147
Bizeps-Curls im Stehen 145
   – im Sitzen 146
Stirndrücken mit Bank 148
   – auf dem Boden 149
Trizeps-Dips 144
   – mit gebeugten Armen 145

Buchempfehlungen von Detlef Soost

Byrne, Rhonda: **The Secret**, Arkana

Dies.: **The Power**, Knaur

Hicks, Esther und Jerry:
Law of Attraction, Ullstein

Satan, Nicholas D.:
Wie man Feinde gewinnt, Eichborn

Hill, Napoleon:
Denke nach und werde reich, Ariston

Carnegie, Dale:
Sorge dich nicht – lebe!, Fischer

Bimbi-Dresp, Michaela:
Pilates (Buch mit DVD), GU

Cohen, Jennifer/Colino, Stacey:
Strong Is the new skinny. Das Programm für mehr Fitness und eine super Figur, GU

Froböse, Ingo:
Das Muskel-Workout. Über 100 hocheffiziente Übungen ohne Geräte, GU

Ders.: **Das Fitness-Minimalprogramm**, GU

Hohenender, Alexander/Münch, Thomas: **Core Power. Das Training für harte Kerne**, GU

Mouroum, Marie/Kurth, Valerie:
Slim Kick., GU

Petrik, Marco/Dannheimer, Jessica:
Quäl dich. Das Workout, GU

Sperlich, Billy/Dargatz, Thorsten:
Laufen. Das Einsteigerbuch, GU

Bücher von Detlef Soost

Heimkind – Neger – Pionier. Mein Leben, Rowohlt Taschenbuch Verlag

I MAKE YOU SEXY Fitnessbuch, Riva

I MAKE YOU SEXY Kochbuch, Riva

I MAKE YOU SEXY Kochbuch 2, Riva

Bodychange Quickies Kochbuch, Riva

Bodychange Shake Kochbuch, Riva

Tanz dich fit!, Egmont VGS

BODY and MIND, Fit und glücklich. Celebrity Sports Media by DS TV KG

MACH DAS BESTE

Diese DVDs zeigen Dir Deinen Weg zu einem tollen Körper und einem erfolgreichen glücklichen Leben

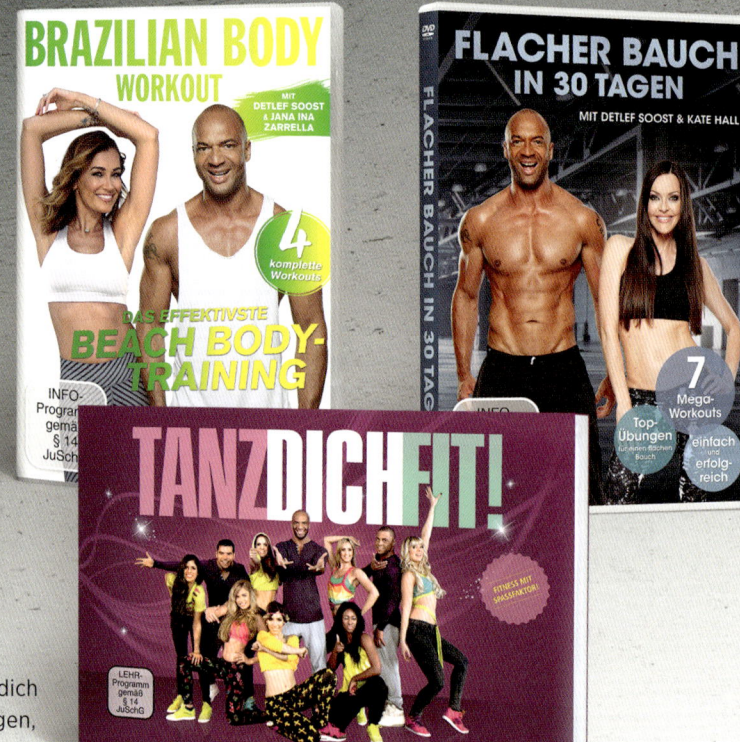

Body & Mind
Detlef Soost & Kate Hall nehmen dich an die Hand und zeigen dir Übungen, die dir zu einem attraktiven Körper verhelfen. Mit diesen Work-outs bekommst du die perfekte Kombination aus Power, Energie und Stärkung. Alle Übungen sind so konzipiert, dass jeder sie einfach mitmachen und von einem gesunden Körpergefühl profitieren kann.

Brazilian Body Workout
Model und Moderatorin Jana Ina Zarrella sowie Fitnessexperte und Motivator Detlef Soost präsentieren vier funktionelle 10-Minuten-Ganzkörper-Work-outs und bringen deinen Körper in Strandform.

Tanz dich fit!
Sei fit wie Detlef D! Soost – probiere es aus! Tanz ist Leben, ist Körper, ist Geist und Seele in perfekter Balance – und damit das optimale Fitnessprogramm für alle, die sich ausgeglichener fühlen wollen. Die Botschaft ist klar: Tanzen macht stark, fit, selbstbewusst, attraktiv und glücklich! Bringe mit Spaß deinen Körper in Shape!

Flacher Bauch
Ob flach oder muskulös, auf dieser DVD erwartet dich ein Training für deinen idealen Bauch. Kate Hall und Detlef Soost zeigen dir, wie du dich mit effektiven Übungen zu deinem flachen, definierten Bauch trainierst oder wie du gezielt Muskeln aufbaust, um dein Sixpack zu formen.

Alle Produkte erhältlich bei HSE24 und Amazon.

AUS DIR!

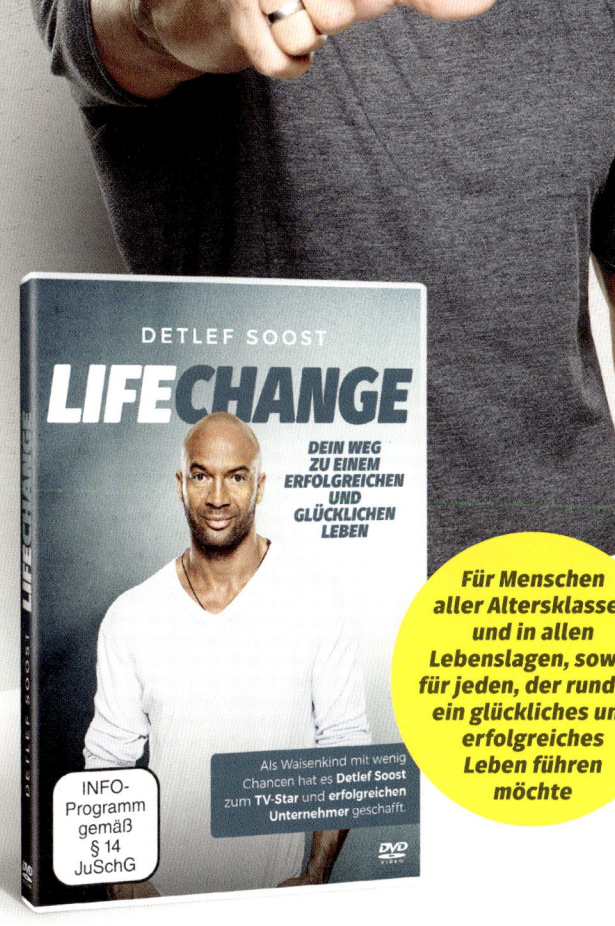

KOSTENLOS:
Ich verschenke meine neue DVD
»LifeChange – dein Weg zu einem
erfolgreichen und glücklichen Leben«!*

»Du verfügst bereits über alles, was du brauchst, um deine Ziele und Träume zu erreichen. Durch diese DVD lernst du, alle Grenzen, Hindernisse und Probleme, die dich bisher von deinem Erfolg abgehalten haben, zu überwinden. Denn du verdienst es, das Leben zu führen, das du dir wünschst.«

Als Waisenkind mit wenig Chancen habe ich es zum TV-Star und erfolgreichen Unternehmer geschafft. Ich zeige damit, dass Voraussetzungen oder Herkunft nicht automatisch ausschlaggebend sind für die eigene Zukunft, sondern vielmehr das Wissen über die Schritte zum Erfolg im Leben. Genau dieses Wissen gebe ich in der DVD an dich weiter.

Mein Erfolgsgeheimnis beruht auf fünf richtigen Schritten, und genau diese Schritte erkläre ich dir ausführlich und verständlich auf dieser DVD – immer gepaart mit konkreten und persönlichen Erfahrungen aus meinem eigenen Leben.

Du bekommst eine nachvollziehbare und praxisnahe Schritt-für-Schritt-Anleitung, mit der du deine eigenen Erfolgserlebnisse konkret umsetzen und erfahren kannst – egal, in welchem Lebensbereich.

Durch die DVD wirst du verstehen, dass nur eine einzige Person deinen Erfolg in der Hand hat: DU selbst. Du erfährst, wie du erfolgreich wirst!

Diese DVD bringt dir:
mehr Erfolg
mehr Motivation
mehr Fokus
mehr Zufriedenheit

Für Menschen aller Altersklassen und in allen Lebenslagen, sowie für jeden, der rundum ein glückliches und erfolgreiches Leben führen möchte

*Du brauchst nur die Versand- und Logistikkosten übernehmen (5,95 €). Besuche mich jetzt auf **www.detlefsoost.de** und sichere dir deine kostenlose DVD.

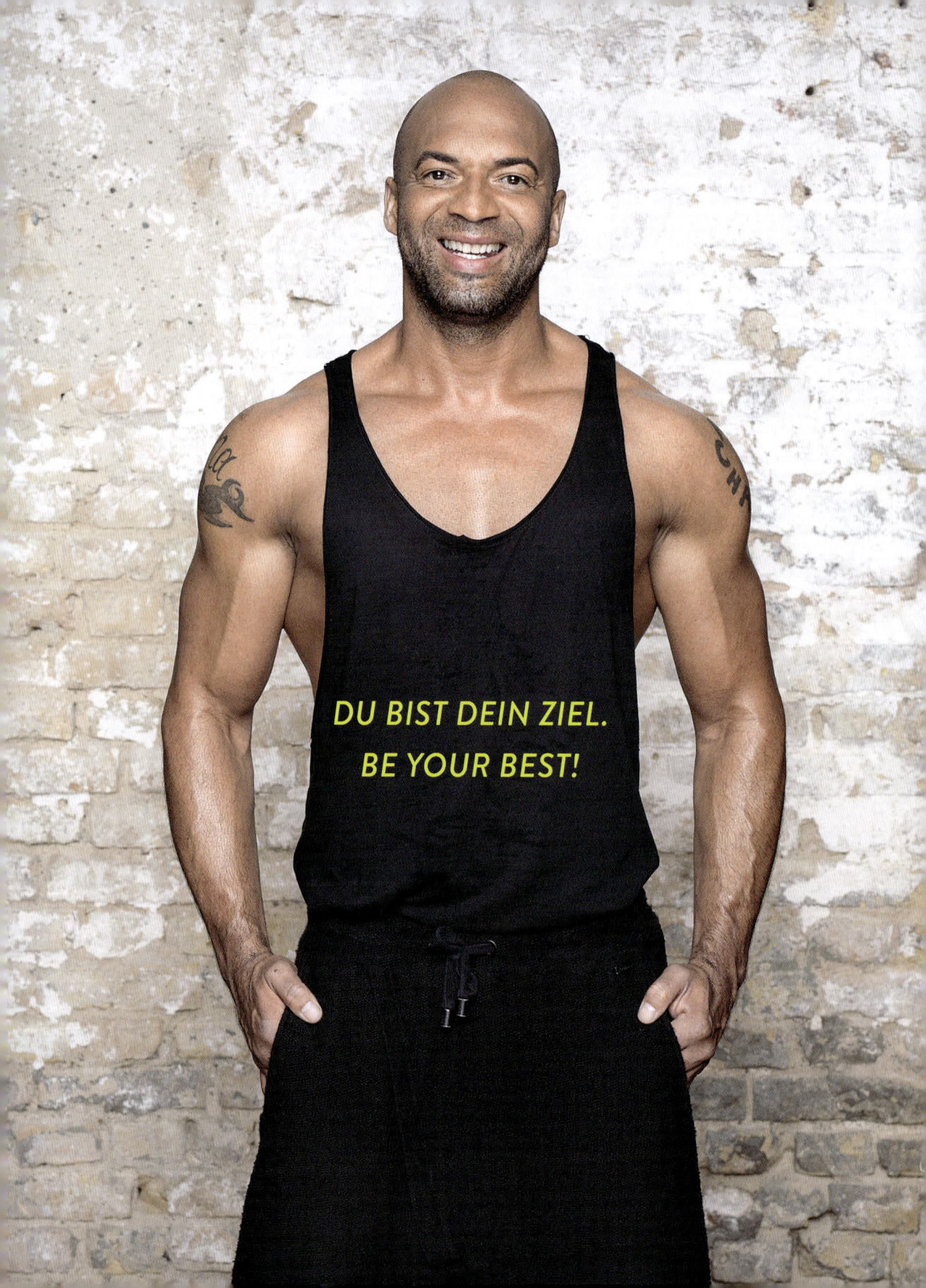